Univ.-Prof. Dr. Siegfried Meryn

Leben bis 100

Unter Mitarbeit von
Dr. Claudia Semrau und Nora Stuhlpfarrer

UEBERREUTER

Inhalt

Vorwort

»Jeder möchte lange leben, aber keiner will alt werden.«
Johann Nepomuk Nestroy

Kann man den Alterungsprozess tatsächlich aufhalten oder rückgängig machen? Könnten wir alle problemlos 100 Jahre alt werden? Wer lebt bis 100 und gibt es hierfür ein Patentrezept? Was haben Persönlichkeiten wie Kardinal König, Marcel Prawy, Simon Wiesenthal oder Jeanne Calment, die im Alter von 123 Jahren starb, allen anderen voraus? Was war das Geheimnis von Michelangelo, der mit 71 Jahren die Bauleitung des Petersdoms übernahm, von Verdi, der mit 80 Jahren seine Oper »Falstaff« vollendete, und von Goethe, der mit 81 seinen »Faust« abschloss?

Noch nie war der durchschnittliche Gesundheitszustand der Menschen – jedenfalls in den Wohlstandsländern – so zufrieden stellend wie heute. Nie zuvor war medizinische Hilfe so kompetent und weitreichend verfügbar. Jedes Jahr steigt die Lebenserwartung der Weltbevölkerung – in den Industrienationen von 46 Jahren im Jahr 1900 auf mittlerweile 78 im Jahr 2002. Und es vergeht kaum ein Monat, ohne dass Sensationsmeldungen einen Durchbruch der Wissenschaft verkünden. Der Wunsch nach einem Leben in ewiger Jugend, das Streben nach Unsterblichkeit, der Kampf gegen Krankheiten und die Angst vor dem Tod sind so alt wie die Menschheit.

Mit diesem Buch möchte ich einerseits darstellen, wie und warum wir altern und dass der Medizin-Nobelpreis 2002 nicht von ungefähr für Forschungen über den programmierten Zelltod und die Entschlüsselung der daran beteiligten Gene vergeben wurde – andererseits, dass zum gelungenen Älterwerden weit mehr gehört! Um alt zu werden und dabei gesund und jugendlich zu bleiben, ist eine Lebens- und Gesundheitsplanung mit einem hohen Maß an Selbstverantwortung notwendig. Es liegt an uns selbst, unsere Gesundheit zu erhalten und den Prozess des Älterwerdens positiv zu beeinflussen. Der Schlüssel dazu ist unsere persönliche Grundhaltung: Eine intelligente Lebensplanung, basierend auf einem positiven Lebensgefühl. Wohlbefinden, Vitalität, Leistungskraft, Gesundheit, geistige und körperliche Fitness sind in jedem Alter von entscheidender Bedeutung und die besten Voraussetzungen für ein erfülltes Leben – vielleicht bis 100.

Siegfried Meryn

KAPITEL 1

Der 8. Tag der Schöpfung

Die nächste Generation

In Zukunft wird die Zeugung eines Kindes so ablaufen, als sei die Schöpfung ein Spiel mit den Bausteinen des Lebens, erfunden von Medizinern. Ein Spiel, das schon heute im Internet zu proben ist, auf der Website www.genochoice.com: Legen Sie Ihren Daumen auf die Scan-Fläche und warten Sie auf Ihr DNA-Profil. Der Computer antwortet: Sie haben eine 98%ige Neigung zu Homosexualität, eine 13%ige Neigung zu unsozialem Verhalten und eine 20%ige Neigung zu Angst. Außerdem beträgt Ihre Empfänglichkeit für Arthritis 76%, für Chorea Huntington 38%, zur Bluterkrankheit 15% und zur Glatzköpfigkeit 3%. Vererben Sie Ihre genetischen Unzulänglichkeiten nicht an Ihre Kinder! Ein Häkchen in dem Feld »Upgrade« genügt – die Preise liegen zwischen 2400 Dollar (Glatzenbildung verringern) und 10565 Dollar (Neigung zu unsozialen Verhalten verringern). Ein Sternchen kennzeichnet die Upgrades, die in dieser Woche im Angebot sind. Nun wählen Sie Haarfarbe, Augenfarbe, Größe und Geschlecht Ihres Kindes. Danke schön. Die Kosten der gesundheitlichen Korrekturen und genetischen Aufwertung für Ihre rothaarige, grünäugige Tochter belaufen sich auf 90028 Dollar. Gratulation! Klicken Sie hier, um Ihr Baby machen zu lassen.
Undenkbar? Unmöglich? Unwirklich? Im Land der unbegrenzten Fortpflanzung ist heute bereits das zu haben, was noch gar nicht existiert. (Originaltext aus »Mein Kind, das Genie«, Spiegel Reporter 01/01 A. Kneip und C. Meyer).

Noch unglaublicher, aber trotzdem wahr: 34% der US-Genetiker gaben bei einer Befragung an, sie würden *sex selection* durchführen. Weitere 28% sagten, sie würden es nicht selbst praktizieren, aber die interessierten Paare an jene Kollegen weiterleiten, die dies tun. Noch nicht überzeugt? Auf die Frage, was sie auswählen würden, wenn sie die Möglichkeit dazu hätten, gaben 12% aller Eltern bei einer Befragung an, dass sie ihr Ungeborenes abtreiben würden, wenn es die genetische Veranlagung zur Fettleibigkeit hätte!
Begonnen hat dies alles indirekt mit dem 25. Juli 1978, und zwar als Louise Brown in Oldham, England, das Licht der Welt erblickte, oder genauer gesagt bereits neun Monate davor, nämlich nachdem das Ehepaar Brown um Hilfe gebeten hatte, weil es auf natürlichem Weg kein Kind zeugen konnte. Neun

Monate später kam die kleine Louise, das erste Retortenbaby, zur Welt. Das bewies, dass Befruchtung im Reagenzglas möglich ist, dass also für die Zeugung – und in der Folge Geburt – eines Kindes keine unmittelbaren biologischen Kontakte vorhanden sein müssen: Eine befruchtbare Eizelle, kombiniert mit befruchtungsfähigen Spermien, und eine beliebige funktionsfähige Gebärmutter reichen. Alle sich daraus ergebenden Beziehungsmöglichkeiten finden sich in der Realität wieder: zum Beispiel ein Kind, das zwei Väter hat, einen genetischen und einen sozialen, und drei Mütter, eine genetische, eine biologische (die es ausgetragen hat) und eine soziale.
Sie glauben, wir sprechen von der Zukunft? Falsch! Ein solches Kind lebt bereits in den Vereinigten Staaten und trägt den Namen Jaycee Buzzanca.
Mittlerweile leben in den USA fast fünf Millionen unfruchtbare Menschen im zeugungsfähigen Alter. Jedes Jahr erblicken 15 000 Reagenzglaskinder das Licht der Welt, werden 60 000 Kinder mit Hilfe einer Samenspende gezeugt und etwa 1000 von einer »Leihmutter« ausgetragen. Doch dies ist erst der Anfang, denn mittlerweile gibt es in Denver, USA, die ersten Adoptionsagenturen – *Creating Families* –, die ihr Angebot auch auf Embryoadoptionen ausgeweitet haben. Insbesondere allein stehende Frauen, die das Klimakterium bereits überschritten haben oder deren Eizellen aus anderen Gründen nicht funktionsfähig sind, zeigen großes Interesse an der Embryonenspende. Vielleicht werden – statt wie heute von Samenbanken – in Zukunft auch im Supermarkt Samen mit entsprechenden Angaben über die genetischen Stärken und Schwächen des anonymen Spenders zu kaufen sein.
Doch noch dramatischer als die anonyme Samenspende auf Bestellung ist die ernst zu nehmende Ankündigung einiger medizinischer Forscherteams: Man könne unreife Eizellen mittels Kälte konservieren und dann bei Bedarf außerhalb eines weiblichen Körpers heranreifen lassen. Das eröffnet völlig neue Perspektiven: Es wäre nicht mehr von Bedeutung, dass die Zeitspanne der Fruchtbarkeit der Frau (von der Menarche bis zum Klimakterium) biologisch begrenzt ist. Und statt wie bisher monatlich einer, stünde eine ganze Batterie an Eizellen zur Verfügung. Frauen könnten also ihre Eizellen konservieren lassen und zu einem späteren Zeitpunkt, an dem ein Kind besser ins Lebenskonzept passt, auf diese »Reserve« zurückgreifen.

Menschen nach Maß?

Als am 12. Februar 2001 die endgültige Entschlüsselung der menschlichen Erbsubstanz feststand, war dies zweifellos ein Jahrtausendereignis. An diesem Tag erschien in den Zeitschriften *Nature* und *Science* detailliert die humane Genomsequenz, unser genetischer Bauplan.
Die gesamte Erbinformation ist auf 23 Chromosomen aufgeteilt gespeichert.

Jedes dieser Chromosomen wiederum setzt sich aus einem stark gewundenen Erbmolekül, der DNS (Desoxyribonukleinsäure), und einer Anzahl von Eiweißmolekülen zusammen.
Alle genetischen Informationen sind in den Erbmolekülen im Zellkern jeder einzelnen Körperzelle verschlüsselt. Die Gesamtheit aller Erbinformationen bilden das Genom. Diese genetische Datenbank umfasst zirka 3 Milliarden Informationseinheiten, die sich aus unterschiedlichen Abfolgen der Basen Adenin, Cytosin, Guanin und Thymin zusammensetzen.
Spezifische Abschnitte auf den 23 Chromosomen enthalten Informationen für je ein vollständiges Eiweiß. Jede dieser Informationseinheiten stellt ein Gen dar. Wir wissen nun endgültig, dass der Mensch über knapp 32000 Gene verfügt. Dass es überraschenderweise »nur« 32000 und nicht, wie ursprünglich erwartet, 100000 sind, ändert nichts an der Tatsache, dass die darin gespeicherten Informationen zum Aufbau eines unvorstellbar komplizierten und komplexen Netzwerks führen und dass wir noch sehr, sehr weit davon entfernt sind, dieses in seiner Gesamtheit – mit allen Verflechtungen und Verzweigungen – zu verstehen. Die rund 32000 Gene des Menschen machen jedoch insgesamt nur 5% des Genoms aus. Dieses besteht darüber hinaus aus Resten uralter Virusgene und aus scheinbar sinn- und funktionslosen Wiederholungen, der so genannten Müll-DNS. Ob diese nicht vielleicht doch eine Funktion hat – und, wenn ja, welche –, wird möglicherweise die Zukunft zeigen.
Was bedeutet nun das derzeitige Wissen für unsere unmittelbare, aber auch weitere Zukunft? Klar ist, dass damit erstmals jeder Mensch anhand seines individuellen genetischen Bauplans identifizierbar ist. Menschen unterschiedlicher ethnischer Herkunft (Rassen) können einander genetisch ähnlicher sein als Individuen innerhalb einer ethnischen Gruppe.
Das Faszinierende ist, dass fast 99,9% des menschlichen Genoms identisch sind und wir uns in nicht viel mehr als einem einzigen Promill der Erbinformation voneinander unterscheiden. Unglaublich, aber wahr: Dieser winzige Unterschied, der so bedeutungslos scheint, wird es in Zukunft ermöglichen, das Vorhandensein eines genetischen Defekts festzustellen und diesen zu identifizieren, so er zu den 5000 derzeit bekannten individuellen genetischen Defekten gehört.
Diese Defekte betreffen glücklicherweise nicht viele Menschen und bedauerlicherweise wird es auch nach deren Identifizierung noch lange dauern, bis sie aktiv therapiert bzw. möglicherweise geheilt werden können. Dennoch stellen die bisherigen Erkenntnisse einen Anfang dar und sind für viele Menschen Anlass zur Hoffnung. Darüber hinaus wird aber die Aufschlüsselung des menschlichen Genoms ungeheuer viele Möglichkeiten bezüglich der Erforschung und Evolution der menschlichen Art eröffnen. Nach unserem bis-

herigen Wissensstand unterscheiden wir uns vom Schimpansen in nur 1,5% unseres Genoms und vielleicht sind es in Wahrheit überhaupt nur einige wenige hundert Gene, die uns vom Urwald trennen.
Die vielleicht größte Überraschung bei der Entschlüsselung des menschlichen Bauplans bereitete die Tatsache, dass das menschliche Erbgut weitaus mehr »Müll« enthält als die bereits entschlüsselte Erbsubstanz einer Reihe anderer Organismen. Offensichtlich kommt es nicht darauf an, wie viele Gene man hat, sondern nur darauf, wie man sie nutzt. Die hohe Komplexität menschlicher Wesen resultiert also eher aus den kombinatorischen Möglichkeiten ihrer Gene denn aus deren Anzahl. Noch sind wir aber unendlich weit davon entfernt, zu verstehen, wodurch die Vielschichtigkeit eines Menschen, seine Emotionen, sein Denken, sein Handeln, insgesamt seine »Menschlichkeit« bewirkt wird.
Von der Steinzeit bis heute haben sich die Erbanlangen des Menschen Jahrtausende hindurch kaum verändert, seine intellektuellen Fähigkeiten jedoch dramatisch. Der amerikanische Biophysiker und Vordenker Gregory Stock prophezeit nun aber auch eine rasante genetische Fortentwicklung des Menschen. So meint er – wahrscheinlich zu Recht –, dass man im Labor der Zukunft Embryonen heranwachsen lassen und mittels DNS-Chips testen können wird. Auf diese Weise wird man schon in absehbarer Zeit nicht nur Tests hinsichtlich erblicher Krankheiten durchführen, sondern auch in Bezug auf genetische Anfälligkeiten für andere Leiden, bevor man sich zur Implantation entscheidet. Damit würden sämtliche derzeit noch rein wissenschaftliche Reproduktionstechnologien – von der Präimplantationsdiagnostik über die Embryonenselektion zur Keimbahnmanipulation –, die alle auf der oben angeführten In-vitro-Befruchtung basieren, zur Alltagsrealität.
Angesprochen auf die damit verbundenen großen Sorgen und die Problematik dieser Fortpflanzungstechnologien – etwa im Fall des jungen US-Amerikaners Jesse Gelsinger (1981–1999), der als erstes Opfer in Folge einer Gentherapie starb –, meint Stock, dass all dies den Durchbruch, mit dem bereits in naher Zukunft zu rechnen sei, nicht aufhalten werde. Auch die heftigen weltweiten Diskussionen um den italienischen Gynäkologen Prof. Severino Antinori, der demnächst das erste Klonbaby zur Welt bringen möchte, schrecken einige Wissenschaftler nicht ab. So meint Stock, vielleicht stellvertretend für diese Gruppe der »Unerschrockenen«, dass die Menschen nun erstmals die Kontrolle über ihre eigene Evolution übernehmen könnten und dass ihre kulturelle Evolution ihnen jetzt auch die Macht verleihe, ihre biologischen Gegebenheiten zu verändern.

Die Wissenschaft indes ruht und rastet nicht und hat schon längst die »Post-Genom-Ära« in Angriff genommen. Denn in Wahrheit sind die drei Milliarden

»Buchstaben« der 23 Chromosomen nichts anderes als in Datenbanken gespeichertes Katalogwissen, vergleichbar etwa mit den ersten anatomischen Studien und Anatomiebüchern, in denen lediglich die Organe, Muskeln und Knochen der Körpers dokumentiert wurden. Doch ähnlich, wie sich darauf basierend die heutige Medizin entwickelt hat, wird die Medizin des 21. Jahrhunderts auf der Entschlüsselung der Erbgutsequenz aufbauen, dessen sind sich die Forscher sicher. Derzeit beschäftigt diese bereits, welche der 210 Zellarten im menschlichen Körper welches Gen verwenden, welche Funktion ein bestimmtes Gen im Stoffwechsel hat und vor allem wie es mit Hunderten anderer Gene im Körper in Wechselwirkung tritt.

Neben der unstillbaren menschlichen Neugier wächst aber auch die berechtigte Angst vor dem Fall des letzten Tabus: Der Herstellung genmanipulierter Menschen. Mittlerweile haben insbesondere in den USA, aber auch in anderen Ländern, Forscher ihre anfängliche Scheu verloren, vom »genetisch veränderten Menschen« zu reden. Seit dem Klonschaf Dolly scheint erstmals – wenn auch noch nicht heute – technisch alles machbar zu sein. Mittlerweile ist es gelungen, einer Maus mit Namen Lucy neben ihren 20 natürlichen Chromosomen ein aus dem Genlabor stammendes künstliches Chromosom einzupflanzen. Lucy ist somit das erste Säugetier mit einem künstlichen Chromosom. Damit eröffnen sich bis dato ungeahnte Möglichkeiten der Erbgutmanipulation, die weitaus vielfältiger sind als alle bisher angewandten Verfahren.
Die Idee dahinter: Schleust man ein einzelnes Gen in fremdes Erbgut ein, so kann es dort irrtümlich andere vitale Gene stören oder hemmen. Beim Einschleusen eines kompletten Chromosoms hingegen dürfte dieses Risiko kaum bestehen. Außerdem bedarf es oft Hunderter Versuche, bis ein einzelnes Gen eingebaut werden kann, während bei Chromosomen die Erfolgsquote viel höher liegt. Eine neue Ära bahnt sich an, die Ära des Menschendesigns!
Was technisch, wissenschaftlich, medizinisch so faszinierend ist, fordert aber, dass wir uns auch mit den moralisch-ethischen Konsequenzen noch weit intensiver als bisher – insbesondere auch politisch – auseinander setzen müssen. Wir müssen uns der Verantwortung bewusst werden, die unsere wachsende Macht über die Umwelt, über unsere Mitmenschen und über uns selbst mit sich bringt, und müssen uns die Frage stellen, wieweit wir berechtigt und in der Lage sind, diese Verantwortung auch tatsächlich zu übernehmen. Hierzu werden weltweit wohl noch unzählige klärende Auseinandersetzungen nötig sein.

Therapie im Genzeitalter

Über viele Jahrzehnte blieb es Ärzten ein Mysterium, warum ein und dasselbe Medikament bei Frau Meier und Herrn Müller unterschiedlich wirken kann; warum Herzinfarkt nicht gleich Herzinfarkt ist; warum eine salzarme Diät bei vielen Bluthochdruckpatienten sehr erfolgreich, bei anderen hingegen gar nicht effizient ist; oder warum tatsächlich die meisten Medikamente nur bei 40% der Patienten so wirken, wie sie es eigentlich sollten.

Seit der Entschlüsselung des Genoms befindet sich die Medikamentenforschung in einer Art Genrausch. Die Suche nach völlig neuen Wirkstoffen, die sozusagen auf das Erbgut des jeweiligen Patienten zugeschnitten sind, läuft auf Hochtouren. Die folgenden Erkenntnisse sind für diesen Genrausch verantwortlich.

Kennen Sie SNPs? SNPs – *Single Nucleotide Polymorphisms* – sind winzige punktuelle Änderungen in der Erbsubstanz DNS, die bei jedem Menschen in großer Zahl auftreten und dramatische Auswirkungen haben: nämlich dass manche Medikamente völlig wirkungslos bleiben oder dass andere wiederum lebensbedrohliche Nebenwirkungen auslösen. Man vermutet, dass etwa jeder tausendste der mehr als drei Milliarden Bausteine der menschlichen DNS ein SNP ist. Mittlerweile arbeiten in den USA führende Pharmafirmen gemeinschaftlich daran, das Genom des Menschen nach SNPs abzusuchen. Ihr Ziel ist es, eine Karte des menschlichen Erbguts zusammenzustellen, auf der alle »kleinen Unregelmäßigkeiten« eingezeichnet sind. Das sollte es möglich machen, für jeden Patienten maßgeschneiderte Pillen zu entwickeln. Die Formulierung »meine Tabletten« wäre dann berechtigterweise wörtlich zu nehmen.

Alles nur Zukunftsmusik? Weit gefehlt! Die deutsche Biotechfirma »Epidaurus« erforscht bereits heute, warum Digitalispräparate bei Herzinsuffizienz (Herzschwäche) wirken, bei bis zu 15% der Patienten jedoch bedrohliche Nebenwirkungen auslösen können. Die ersten Erkenntnisse zeigen, dass jeder Mensch ein »multiples Wirkstoffresistenz-Gen« besitzt, welches unter anderem den Abbau von Digitalis-Medikamenten mit reguliert. Die Forscher haben bisher zwei Varianten dieses Gens entdeckt und festgestellt, dass – je nach Variante – ein und dasselbe Medikament wirkte oder nicht. Mittlerweile werden bereits einfache DNS-Tests in deutschen Spitälern an Patienten erprobt bzw. überprüft – mit dem Ziel, diesen schon von vornherein etwaige Nebenwirkungen ersparen zu können. In Zukunft wird ein einziger Blutstropfen eines Patienten ausreichen, um mit Hilfe von Genchips schon im Vorhinein die positive oder negative Reaktion auf ein Medikament feststellen zu können.

Rettung durch Nanoroboter

Auch die Fortschritte in Chemie und Physik werden die Therapie von morgen grundlegend verändern. Der amerikanische Chemie-Nobelpreisträger Richard Smalley ist davon überzeugt, dass wir in den nächsten Jahren Apparate in der Größenordnung lebender Zellen bauen können werden: Als winzige »Fähren« – nicht größer als einige wenige Moleküle – sollen diese Miniaturinstrumente Arzneimittel in die Zellen bzw. DNS-Bausteine ins Erbgut transportieren können. Illusion einiger wissenschaftlicher Spinner? Keineswegs – die Realität hat schon begonnen!

In den letzten Jahren gelang es Wissenschaftlern, so genannte Nanoröhren – ein Nanometer (nm) ist der milliardste (!) Teil eines Meters (10^{-9} m) – zu einer Faser zu spinnen und diese durch das Anlegen von elektrischer Spannung in Bewegung zu versetzen und zum Wippen zu bringen. Diese Errungenschaft (wippende Nanoröhren) und neueste Erkenntnisse aus dem *Max-Planck-Institut für Festkörperforschung* in Stuttgart schaffen die Grundlagen für die Entwicklung künftiger Generationen von Mini-Endoskopen (Spiegelgeräten für das Körperinnere) und Nanorobotern.
Immer mehr machen sich Forscher dabei die Fertigkeiten der Natur zum Vorbild: So gleiten z. B. Bakterien, meist kleiner als ein Mikrometer, sehr flott durch unseren Organismus. Viele dieser Bakterien erzeugen ihre Energie mit Hilfe des Enzyms Adenosintriphospatase (ATP-ase). Dieses Enzym besitzt als Motor eine Art Rotor, der sich entgegen dem Uhrzeigersinn dreht. Einigen Forschern ist es nun tatsächlich gelungen, diese natürlichen Propeller auf hauchdünne Nanoplatten zu verpflanzen und damit den Prototyp eines Nanomotorboots zu entwickeln.

Vieles aus der Nano-Welt mutet derzeit vielleicht noch futuristisch an und erinnert eher an den Kinohit »Die fantastische Reise«, in dem Raquel Welch in einem Mikro-U-Boot durch die Blutbahn und den Körper eines Professors sauste. Doch da die Nanoforscher mittlerweile tatsächlich über die ersten Prototypen von Nanofähren verfügen, scheint dies erst der Beginn einer langen Zukunft zu sein – einer Zukunft, von der schon Immanuel Kant sagte, sie sei *»das Land der Phantasten«*.

Stammzellen – Superstars der Therapie

Stammzellen sind der Stoff, aus dem die Träume der Mediziner gemacht sind. Die Stammzelle ist wohl das potenziell universelle Medikament und Therapeutikum der Zukunft, gewonnen aus Organen von Erwachsenen (adulte Stammzelle) oder aus sechs Tage alten Embryonen (embryonale Stammzelle).

Aufgrund erster Resultate aus Tierversuchen hoffen Forscher in der ganzen Welt, bisher unheilbare Krankheiten bekämpfen zu können: So sollen maßgeschneiderte Nervenzellen Alzheimer- und Parkinsonpatienten helfen und Herzzellen aus dem Labor könnten zerstörtes Herzgewebe ersetzen. Zuckerkranke hoffen, dass ihnen eine Insulin spendende Bauchspeicheldrüse nachwächst, und Querschnittsgelähmte warten darauf, dass ihnen eines Tages menschliche Nervenzellen aus der Petrischale ermöglichen werden, wieder zu laufen.
Bisher funktioniert all das nur im Tierversuch. Doch in nächster Zukunft sind atemberaubende Erkenntnisse, die sich vermutlich schon bald nutzbar machen lassen, zu erwarten. So wurden mittlerweile embryonale Stammzellen von Mäusen dazu gebracht, Inselzellen zu bilden, die nicht nur das den Zuckerkranken fehlende Insulin produzieren, sondern gleichzeitig auch die Zellstrukturen einer gesunden Bauchspeicheldrüse nachbilden. Damit erreichte man erstmals, dass sich Zellen im Körper eines Versuchstiers selbsttätig zu einem Miniaturorgan zusammensetzten.

Weitere Forschungen in jüngster Vergangenheit zeigten, dass nicht nur embryonale Stammzellen zur Reparatur fähig sind. Man beobachtete z. B. auch Knochenmarkszellen von Erwachsenen, die in das Gebiet eines Herzinfarkts einwanderten, dort ein weit reichendes Gefäßnetz bildeten und somit verhinderten, dass Narben – die typischen Spätkomplikationen eines Herzinfarkts – entstanden. Forscher der *University of California* konnten sogar schon Fettzellen, die z. B. im Zuge von Schönheitsoperationen abgesaugt wurden, in Muskel-, Knorpel- und Knochenzellen umwandeln. Neueste Daten geben Anlass zur Hoffnung, dass sich Stammzellen aus dem Gewebe Erwachsener im Labor womöglich unbegrenzt vermehren lassen und den embryonalen Stammzellen in ihren Fähigkeiten durchaus ebenbürtig sind.

Ein Blick in die Zukunft: Steigende Lebenserwartung

Der Weltgesundheitsbericht der WHO »Leben im 21. Jahrhundert« prognostiziert ein längeres und gleichzeitig gesünderes Leben denn je zuvor. Die Zahl der über 65-Jährigen werde bis zum Jahr 2025 von heute 390 Millionen auf 800 Millionen anwachsen und dann etwa 10% der zu erwartenden Weltbevölkerung ausmachen. Noch unglaublicher: Viele tausend der im Jahr 2002 Geborenen werden das gesamte 21. und noch den Beginn des 22. Jahrhunderts erleben.

Eine der größten Leistungen der Medizin des 20. Jahrhunderts bestand zwei-

fellos in der Verlängerung der Lebenserwartung. Betrug diese im Jahr 1900 für Männer noch 48,3 und für Frauen 46,3 Jahre, so stieg sie bis zum Jahr 2000 auf 74,2 Jahre für Männer und 79,9 Jahre für Frauen an. Geht man von der heutigen Geburten- und Sterbestatistik aus, wird die Welt im Jahr 2050 – selbst ohne eine Zunahme der Lebenserwartung – völlig anders aussehen. Eine Studie von Corinna Mühlhausen vom Zukunftsinstitut *Future Health* spricht sogar von der »grauen Gesundheit in einer Methusalem-Gesellschaft«. Dabei wird eine Vielzahl von Veränderungen im Bereich der Medizin, aber auch der Gesellschaft bereits in realistischen Szenarien entworfen: Als Grundlage der meisten medizinischen Überlegungen steht eine *Anti-Alterungs-Medizin* im Mittelpunkt. Alter wird zunehmend als Erkrankung definiert, die man mit allen Mitteln bekämpfen muss.
Bereits heute erleben ja Enzyme und Hormone gegen das Altern einen ungeheuren Boom. Die Suche nach weiteren Wunder-Wirk-Stoffen und deren kommerzielle Auswertung nehmen explosionsartig zu. Sogar ernst zu nehmende Wissenschaftler wie Univ.-Prof. Michael Fossel, *Michigan State University,* USA, behaupten, dass »wir in zwanzig Jahren das Altern aufhalten und unsere biologische Uhr zurückstellen lassen können«. Im Sinne der neuen *»Mannzipation«* setzen sich besonders Männer mit dem Älterwerden und dem Alter, den Wechseljahren des Mannes und der Langlebigkeit auseinander.

Zukunftsforscher wie Matthias Horx sagen voraus, dass der Sport von einer Domäne der Jüngeren zur Selbstverständlichkeit der »50 plus«-Generation werden wird. Schon heute beteiligen sich immer mehr ältere Menschen an Marathonläufen und Erfolge, wie sie etwa Ulrich Strunz gerade bei der Generation »50 plus« hat, sind kein Zufall. Im Zuge dieser Entwicklung wandelt sich der Sport insgesamt zur Wellnessbewegung und somit vom Nachweis einer erbrachten Leistung zum Element der nachhaltigen Gesunderhaltung. Die Beschäftigung mit dem eigenen Körper verspricht nicht nur Wohlbefinden, sondern auch Glück, Erfolg und soziale Kontakte. Im Mittelpunkt dieses »Megatrends Gesundheit« steht der Wandel vom passiven zum »proaktiven« Gesundheitsbegriff der Individualgesellschaft. Das heißt, die Bedeutung von Gesundheit wandelt sich von »Abwesenheit von Krankheit« zur aktiven Lebenshaltung, die schließlich die Grenzen des Körperlichen überschreitet und zu einem neuen Ganzheitsbegriff des Menschen führt *(100 Top Trends/Zukunftsinstitut 2002).*

In ihrer Studie *Future Health* stellt Corinna Mühlhausen, basierend auf Zahlen des amerikanischen Magazins *Wired,* unter der Annahme einer weiterhin kontinuierlichen Zunahme der mittleren Lebenserwartung Berechnungen für die individuelle Lebenserwartung an. Die Beispiele im Originalzitat:

»Wenn Sie heute 100 Jahre alt sind, schaffen Sie es mit viel Kraft und Durchhaltevermögen vielleicht bis 110.
Wenn Sie heute 70 sind, besonders als Frau, ist Ihre Chance, 100 zu werden, größer als 1%. Das Alter von 98 erreichen Sie schon mit 3% Wahrscheinlichkeit. Und 95 Jahre alt wird jede Zehnte.
Wenn Sie heute 40 sind, werden die meisten von Ihnen das Alter von 85 Jahren erreichen. Mit einer ausgewogenen Lebensweise mit gesunder Ernährung, viel Sport und beherrschtem Stress ist Ihre Chance auf Überschreitung der 100-Jahres-Grenze sehr gut.
Wenn Sie heute 30 Jahre alt sind, werden Sie Ihre Lebensspanne bis ans Ende des 21. Jahrhunderts ausdehnen können – maximal 130, wenn alle Lebensstilfaktoren stimmen. Wahrscheinlich werden in 20 oder 30 Jahren die ersten lebensverlängernden Gentherapien auf den Markt kommen.
Wenn Sie heute 10 Jahre alt sind: Ein tiefer Blick ins 22. Jahrhundert ist für Sie nicht unwahrscheinlich, wenn Sie nicht als 16-Jähriger mit dem Rauchen anfangen und wohlhabend genug sind, sich die lebensverlängernden Therapien ab der Mitte des 21. Jahrhunderts leisten zu können, wird Ihre Lebensspanne weit über 100 liegen.
Wenn Sie 2020 geboren werden, sind genoptimierende Techniken bereits in der Keimbahn verfügbar. Falls Ihre Eltern diese anwenden, werden Sie von Anfang an langsamer altern und mit kontrollierter Ernährung sowie einem vernünftigen Lebensstil könnten Sie vielleicht sogar noch einen Blick ins 23. Jahrhundert werfen.

Graying Revolution

Kennen Sie den zweitmächtigsten Mann in Washington, D. C., USA? Oder vielmehr: Wissen Sie, wen das Magazin *Fortune* als solchen bezeichnet?
Die Rede ist von Horace Deets, dem *Executive Director* der *American Association of Retired Persons* (AART), dem größten Interessenverband der USA. AART wird auch Amerikas grauer Gigant genannt, hat über 34 Millionen Mitglieder und wird in Zukunft noch bedeutender werden als je zuvor.

Während das Durchschnittsalter der Bevölkerung der Vereinigten Staaten 1850 etwa 19 Jahre betrug, lag es 1990 bei 34 und wird sich bis zum Jahr 2050 auf etwa 40 Jahre erhöhen. In Europa wird das Durchschnittsalter dann z. B. in Deutschland bei etwa 54 und in Italien bei 58 Jahren liegen. Besonders gravierend ist die Zunahme des Anteils der älteren Personen, insbesondere der aus dem Erwerbsleben ausgeschiedenen. Der US-Bundesstaat Florida hält derzeit bereits den aktuellen Rekord mit einem 20%igen Anteil an über 60-Jährigen. Der so genannte Altenquotient – das Verhältnis der Anzahl der über 60-Jährigen zu jener der 20- bis 60-Jährigen wird in Deutschland von 36% im Jahr 1989 auf 70% im Jahr 2030 steigen! Bei einem konstanten Verhältnis von Renten- zu Arbeitseinkommen würde das eine Verdoppelung des Beitragssatzes zur Rentenversicherung bedeuten – eine kaum zu realisierende Konsequenz.

Die Dominanz der Älteren wird darüber hinaus auch zu einer Veränderung im kulturellen Wertesystem führen. Das Zukunftsinstitut schreibt in seinen *100 Top Trends 2002,* dass manche Kulturhistoriker bereits von einem kommenden *Age of enlightenment* sprechen, einer kulturellen Ära, in der Kreativität mit Weisheit einhergeht und Reifung zum neuen gesellschaftlichen Ideal wird. Dies könnte den Jugendkult in seine Schranken weisen. Laut Zukunftsinstitut werden die »jungen Alten« im kommenden Jahrzehnt in jeder Hinsicht die Macht ergreifen:

Soziografisch: Sinkende Geburtenraten haben die Generationenpyramide auf den Kopf gestellt. Die Anzahl der Älteren steigt unaufhörlich – ihre Zahl sichert ihnen Dominanz.

Finanziell: Die Neuen Alten verfügen über das höchste Realeinkommen aller Zeiten. Sie haben gewaltige Privatvermögen angehäuft und sind die eigentliche Erbschaftsgeneration. Von den fünf Billionen Euro, die voraussichtlich in den nächsten Jahren vererbt werden, geht der überwiegende Teil von 80-Jährigen auf 50- bis 60-Jährige über.

Politisch: Im Gegensatz zur jüngeren geht die ältere Generation überwiegend zur Wahl. Das heißt, dass ihre politischen Vorlieben die politische Landschaft der Zukunft prägen.

Länger Leben: Die Generation der neuen Alten ist gesünder denn je und damit mobiler. Die moderne Medizin macht immer mehr Handicaps beherrschbar. Die Folgeschäden der industriellen Ära, etwa arbeitsbedingte Gesundheitsschäden, werden seltener.

Wertewandel: Heute 50-Jährige sind mit Rock 'n' Roll, der sexuellen Befreiung und der Bildungsreform der 60er Jahre groß geworden. Ihr Lebensentwurf lässt sich mit der Parole *forever young* beschreiben. Viele von ihnen leiden auch am Peter-Pan-Syndrom – sie weigern sich, erwachsen zu werden.

Die *graying revolution* erzeugt ein neues biografisches Modell: Ein ältere Bevölkerung kann höhere Lebensqualität und ein verbessertes Gesundheitsbewusstsein fördern. Trotz nachhaltigem Wohlstand herrscht heute in den meisten Unternehmen noch der *ageism*, die Diskriminierung der Älteren, vor. Langsam entwickelt sich jedoch eine neue Nachfrage nach *elder potentials*, mit einem zukünftigen Boom des dritten Lebensabschnitts, mit Aufbrechen starrer Strukturen unserer Arbeitswelt, zunehmendem ehrenamtlichen Engagement, neuen Formen von karitativer Tätigkeit, selbst bestimmten Hobbys und einer neuen Engagement-Kultur.

Liebe und Sex in der Welt von morgen

Die steigende Lebenserwartung ist nur ein Teilaspekt der Entwicklung in den Industriestaaten bis zum Ende des 21. Jahrhunderts. Ein anderer wesentlicher Faktor besteht im dramatischen Rückgang der Fruchtbarkeitsraten (Fertilitätsraten). Italien, Spanien oder Japan z. B. weisen eine durchschnittliche Kinderanzahl von 1,1 bis 1,5 pro Frau auf und liegen damit weit unter den notwendigen Geburtenraten von etwa 2,2. Aufgrund des Zusammenspiels von fallenden Geburtenraten und wachsender Lebenserwartung verschiebt sich die Altersverteilung in den entwickelten Ländern dramatisch.

Über die Ursachen des Fertilitätsrückgangs wurde und wird viel diskutiert. Eine der *psychologischen* Interpretationen besagt, dass ein oder zwei Kinder genügen, um die mit Elternschaft verbundenen Werte und emotionalen Befriedigungen zu erfahren. Dies könnte zwar erklären, warum in den letzten Jahrzehnten die Zahl der dritten und weiteren Kinder besonders stark abgenommen hat, nicht aber, warum der Anteil an Kinderlosen auf das Doppelte gestiegen ist. Eine ganz wesentliche Ursache dafür dürfte *ökonomischer* Natur sein und hier wiederum scheinen die so genannten Opportunitätskosten von Kindern – der mit dem Verzicht auf Erwerbsarbeit verbundene Einkommensentgang der Frau – maßgeblich verantwortlich zu sein. Die *soziologischen* Erklärungsversuche bauen auf der Theorie des Wertewandels in unserer Gesellschaft auf. Jüngste *biologische* Studien zeigen, dass die Qualität der männlichen Spermien, aber auch der weiblichen Eizellen 20- bis 40-Jähriger im Vergleich zu früheren Studien abgenommen hat.

Matthias Horx schreibt in »Die acht Sphären der Zukunft«, dass wir gerade eine gewisse Entsexualisierung der Sexualität, eine Entzauberung und Versachlichung, Entdramatisierung und teilweise auch Ironisierung des Sexuellen erleben. Diese Thematisierung des Erotischen bezieht sich zunehmend auch auf bislang scheinbar »asexuelle Gruppen«. In den letzten Monaten geht eine wahre »Sex im Alter«-Welle durch die Medien. Gleichzeitig entwickelt sich aber ein Gegentrend zur Übersexualisierung, die »neue Keuschheit«: Quasi als Umkehrschluss zur Allgegenwart des kommerzialisierten Erotischen suchen die Menschen Antworten auf die Frage, was denn nun tatsächlich der Kern der Sexualität sei.

Rein »technisch« wird sich an der »wichtigsten Nebensache der Welt« auch in Zukunft nichts Wesentliches ändern. Wandeln werden sich aber nach Meinung vieler Zukunftsforscher und Evolutionsbiologen vor allem die Rahmenbedingungen bzw. die emotionalen Voraussetzungen: So wird es zu einem

Trend der Entkopplung von Sexualität und Reproduktion kommen: Sexualität wird in Zukunft einzig der Lust und der Entspannung dienen, Fortpflanzung findet, wie schon oben erwähnt, auf Bestellung und im Reagenzglas statt.

Ein weiterer wesentlicher Faktor sind gesellschaftliche Entwicklungen, die dazu führen, dass sich die Familien der Zukunft in ihrer Zusammensetzung verändern. Bereits jetzt gibt es in manchen europäischen Ländern einen bis zu 25%igen Anteil an Kindern, die bei nur einem Elternteil leben und von diesem erzogen werden! In den USA macht der Anteil der Kinder, die nur einen Elternteil regelmäßig sehen, sogar schon fast 50% aus. Die »klassische« Familie aus Vater, Mutter und zwei Kindern wird von einer zunehmenden Zahl von Alleinerziehern und Lebensgemeinschaften – so genannten Patchwork-Familien, in die die Partner ihre Kinder aus früheren Beziehungen mit einbringen – abgelöst. Die Bindungen werden bei weitem nicht so fest sein, wie im traditionellen Familiengefüge und sich nach einiger Zeit, wenn die Partner sich in unterschiedliche Richtungen entwickeln, wieder auflösen. Dies wird sicherlich auch wesentliche Auswirkungen auf Lust und Sexualität, Partnerschaft und Bodykult haben. Ob Woody Allens Vision des Cybersex zukunftsweisend ist und den Austausch von Berührung und Zärtlichkeit zwischen zwei Menschen ersetzen kann, bleibt mehr als offen.

Trotz mittlerweile rückläufiger Fertilitätsraten und der Zunahme der »Überalterung« der Industriegesellschaften wächst aber die Erdbevölkerung – vor allem in den Entwicklungsländern – weiter an. Die Weltbank prognostiziert für das Jahr 2100 rund 10 Milliarden Menschen und für das Jahr 2150 rund 10,6 Milliarden in den Entwicklungsländern – gegenüber rund 1,5 Milliarden in den Industrienationen. Globale Wanderungsbewegungen werden deshalb künftig die Bevölkerungsverhältnisse beeinflussen, Immigration wird endgültig zu einem Thema in Europa. Länder mit einer immer älter werdenden einheimischen Bevölkerung werden durch eine kulturell andersartige und zahlenmäßig beträchtliche Einwanderungspopulation einen kulturellen Wandel erleben. Hier wird es eine wichtige Aufgabe der Politik sein, schon frühzeitig den vermutlich wachsenden sozialen Auseinandersetzungen mit geeigneten Maßnahmen entgegenzutreten.
Die Welt von morgen und die Zukunft des Menschen wird auch zunehmend von der Bedeutung des biologischen und soziologischen Geschlechts mitbestimmt. In den Bestsellern *EVAlution* von Faith Popcorn und *Auslaufmodell Mann* von Lionel Tiger zeigen sich die weiteren miteinander verflochtenen Auswirkungen der endgültigen *»Mannzipation«* und des »Megatrends Frauen«. Im Zentrum steht der massiv gestiegene Bildungsanteil der Frauen, die erstmals in der Geschichte höhere Bildungsabschlüsse aufweisen als Männer –

und deren eigenes Einkommen sowie deren Anteil im Topmanagement ansteigt. Die Familienstrukturen ändern sich und es entstehen dabei die unterschiedlichsten Lebensmodelle: mit oder ohne festen Partner, frühe oder späte Geburt der Kinder etc. Der Mann erlebt den Verlust des »genetischen Privilegs«, das heißt, auch die letzte Abhängigkeit der Frauen von den Männern löst sich auf, denn mit Hilfe der In-vitro-Fertilisation nehmen die Frauen endgültig auch die Reproduktion in die eigene Hand und haben somit die Kontrolle über die Nachwuchsplanung. Der Mann in diesem Zukunftsszenarium ist mit einigen wenigen, wenig verlockenden Worten umrissen: weniger Arbeit, weniger Macht, weniger Spermien ... *Das Fleisch ist willig, doch der Geist ...*

Während zahlreiche Fortschritte der Medizin in Zukunft die Lebensqualität und Lebenserwartung alter Menschen steigern werden, ist das Nachlassen der Hirnfunktionen ein immer noch besorgniserregender Teilaspekt des Alterns. Menschliche Nervenzellen können sich im ausgereiften Zustand nicht mehr teilen, was also – aus welchen Gründen auch immer – unserem Denkorgan an diesbezüglicher Substanz verloren geht, lässt sich nicht mehr ersetzen. Im Besonderen geht es hier um die noch nicht vollständig geklärten Ursachen von so genannten neurodegenerativen Erkrankungen wie der Demenz und der Alzheimerkrankheit, an der etwa 5% der über 65-Jährigen und bereits 20% der über 80-Jährigen leiden.

In der Folge wird es zwei Phasen des Altseins geben: Die erste, zwischen 60 und 80, geht mit erhaltener Gesundheit, Aktivität und Lebensgenuss einher, falls eine entsprechende ökonomische Sicherheit gegeben ist. Die zweite Phase beginnt mit 80 plus – wenn die allgemeinen geistigen und körperlichen Fähigkeiten nachlassen und man zunehmend auf Hilfe und Betreuung angewiesen ist. Die damit verbundenen gesellschaftlichen Auswirkungen werden in Zukunft von der »Gleichmäßigkeit der Fortschritte der Lebensverlängerung und Gesunderhaltung« abhängen.

Das Ziel kann nicht sein, dem Leben mehr Jahre, sondern den Jahren mehr Leben zu geben!

KAPITEL 2

Wie und warum altern wir?

Die drei Lebensalter des Menschen
da da
bla bla
ga ga
Walter Vogt

Die Zeitspanne, die ein Mensch maximal leben kann, hat sich seit Jahrtausenden im Wesentlichen kaum verändert. Schon in der Bibel werden 80 Jahre als Durchschnitt und 120 Jahre als Maximum genannt – was für die meisten Menschen auch heute noch die obere Grenze darstellt. Was sich – zumindest in den meisten Ländern der westlichen Welt – tatsächlich geändert hat, ist die durchschnittliche Lebenserwartung. Verbesserte Lebensbedingungen und Lebensverhältnisse sowie insbesondere Fortschritte der Medizin, speziell in der Bekämpfung von Infektionen, lassen heute mehr Menschen als früher ein hohes Alter erreichen.
Kaum vorstellbar, aber wahr: Selbst wenn alle zum Tod führenden Krankheiten und Unfälle vermieden werden können, würde unsere maximale Lebensdauer 90 oder 100 Jahre kaum überschreiten! Wieso? Die Funktionsfähigkeit des Körpers erreicht um unser dreißigstes Lebensjahr ihren Höhepunkt und nimmt danach pro Jahr um durchschnittlich 0,8% ab – wir werden also mit zunehmendem Alter immer schwächer und gebrechlicher. Die exponentielle Zunahme der altersspezifischen Sterblichkeit hat 1825 als Erster Benjamin Gompertz erkannt. Um Lebensversicherungsprämien zu berechnen, stellte er die Überlebenstabellen der Bevölkerung einiger englischer Grafschaften zusammen. Die von ihm gefundene Exponentialfunktion und eine einfache Gleichung bilden noch heute die Grundlage für die Analyse von Überlebenskurven. Sein nach wie vor gültiger Schluss: Die Wahrscheinlichkeit, zu sterben, verdoppelt sich nach dem dreißigsten Lebensjahr alle 8 Jahre.

Leben heißt altern. Altern ist individuelles Schicksal vom Augenblick der Zeugung an. Warum?
Altern ist demnach eine unausweichliche Erfahrung, dennoch sind die dafür verantwortlichen biologischen Mechanismen nur schwer zu definieren und trotz der unaufhörlichen Fortschritte der medizinischen Wissenschaften noch unvollständig erforscht. Eine einheitliche Theorie des Alterns, die die unter-

schiedlichen, äußerst komplexen Mechanismen erklärt, konnte bis heute nicht definiert werden. Derzeit werden etwa 300 Theorien diskutiert, die meiner Meinung nach jeweils nur Teilaspekte erklären. Generell kann man eine aktive und eine passive Komponente des Älterwerdens bzw. Alterns unterscheiden und nachweisen. Kurz gefasst lässt sich die aktive Komponente auf genetische Faktoren – quasi auf »Alterns- und Langlebigkeitsgene« – und die passive Komponente auf Stoffwechselveränderungen zurückführen.

Wie definiert man überhaupt Leben? Leben wird auf seiner niedrigsten Stufe von biologisch aktiven Molekülen getragen: den Proteinen, Fettstoffen, Kohlenhydraten und Nukleinsäuren, aus denen jede einzelne Zelle besteht. Die Zelle selbst ist die kleinste Organisationseinheit des Lebens. In Organismen, die aus mehreren Zellen bestehen, gibt es nebeneinander verschiedene Zelltypen, die unterschiedliche Funktionen innehaben. Zellen derselben Art schließen sich zu Zellverbänden, den Geweben oder Organen, zusammen. Die Organe wiederum sind die Funktionsträger des Organismus, also des Individuums. Dies bedeutet, dass auf jeder dieser vier Organisationsstufen – Molekül, Zelle, Organ und Organismus – Altern stattfinden kann.

Wenn unsere Organe altern

Wenn die ersten grauen Haare wachsen, sich kleine Falten um die Mundwinkel oder Krähenfüße um die Augen bemerkbar machen, glauben viele, dies sei der Anfang vom Ende, der Beginn des nicht zu stoppenden körperlichen Verfalls. In einer noch vom Jugendkult dominerten Welt lässt häufig das Überschreiten einer bestimmten Altersschwelle – meist um das vierzigste oder fünfzigste Lebensjahr – die Angst vor dem Alter wachsen. Doch die medizinische Forschung zeigt immer klarer, dass die tatsächlich gelebten Jahre nur bedingt aussagekräftig sind, denn es ist sicher, dass der Mensch nicht in gleichem Maße altert, wie er an Jahren älter wird.

Das amerikanische *National Institute on Aging* kam aufgrund einer Langzeitstudie zu dem Ergebnis, dass zwar bestimmte Körperfunktionen nachlassen, doch gleichzeitig wiederum andere stabil bleiben und manche Mängel sogar wirkungsvoll kompensiert werden. Einige Alterungsprozesse unseres Körpers beginnen schon mit 20 (!), andere erst mit 60 und 70 Jahren: Jedes unserer Organe altert anders – quasi seiner spezifischen biologischen Uhr gehorchend.

Die im Folgenden beschriebenen biologischen Alterungsvorgänge stellen nur einen kleinen, zum Teil noch unerforschten Ausschnitt äußerst komplexer körperlicher Prozesse dar.

Das äußere Erscheinungsbild verändert sich sichtbar, die ersten Falten treten auf und Muskeln wandeln sich langsam in Fettpölster um. Die Haut wird dünn und faltig, sie verliert an Geschmeidigkeit, die elastischen kollagenen Stützfasern ballen sich zusammen. UV-Sonnenlichtstrahlen können diesen Prozess im Lauf des Lebens erheblich beschleunigen. Die Muskelmasse nimmt ab und die Muskelfasern verkürzen sich, zum Teil werden sie durch Binde- oder sogar Fettgewebe ersetzt, sodass sich schließlich zwischen dem 70. und 80. Lebensjahr die Muskelmasse um durchschnittlich etwa ein Drittel reduziert hat und gleichzeitig der Fettanteil um dieses Drittel gewachsen ist. Auch die reine Muskelkraft nimmt um 20 bis 40% ab, wobei dieser Alterungsprozess durch rechtzeitiges Training teilweise kompensiert werden kann. Hier bewahrheitet sich das alte Sprichwort: »Wer rastet, der rostet.«

Wenn uns hören und sehen vergeht

Auch unsere Sinnesleistungen – etwa der Geruchssinn und das Hörvermögen – lassen im Lauf des Lebenszyklus nach. Vor allem höhere Töne (ab einer Frequenz von etwa 2000 Hertz) werden nicht mehr so gut wie früher wahrgenommen. Die Ursache liegt im kontinuierlichen Verlust an Hörzellen, unserer kleinen »Schalldetektoren«, im Innenohr. Je weniger Hörzellen vorhanden sind, desto weniger Schallwellen können über die Nervenzellen ans Gehirn weitergeleitet werden. Etwa ein Drittel aller älteren Menschen, und zwar mehr Männer als Frauen, sind von der die Lebensqualität stark beeinträchtigenden so genannten Alterschwerhörigkeit betroffen. Meist ist sie die Folge jahrzehntelanger extremer Lärmbelastung oder spezifischer Erkrankungen, manchmal auch Nebenwirkung diverser Medikamente.

Schon ab dem 40. bis 50. Lebensjahr kann sich die »Altersfehlsichtigkeit« bemerkbar machen: Unsere Augen verlieren langsam die Fähigkeit zur Scharfeinstellung, da die Augenlinse ihre Elastizität langsam einbüßt und – soweit bekannt ist – über die Jahre an Schichten zunimmt, sich also verdickt und schließlich zu einem relativ starren Körper wird. Außerdem beginnt die Linse – normalerweise ein glasklares Gebilde, zu zwei Dritteln aus Wasser und zu einem Drittel aus Eiweißstoffen bestehend – sich einzutrüben. Ab dem 50. Lebensjahr leidet fast jeder Zweite, häufiger Frauen als Männer, an dieser langsam zunehmenden Trübung.

Ab dem 80. Lebensjahr ist schon fast jeder vom grauen Star, auch Katarakt genannt, betroffen. Abhängig davon, wo die Trübung der Linse beginnt, wird das Bild am Rand oder in der Mitte des Gesichtsfelds unscharf. Die Betroffenen haben das Gefühl, dass sich über alles ein Schleier legt. Typische Phänomene: Nachts erscheinen insbesondere beim Autofahren Lichtquellen

als sternförmig. Manche Betroffene sehen auch Doppelbilder bzw. Schatten um jede Kontur.
Auch hier zeigt sich der individuell unterschiedliche Verlauf des Alterns, denn bei manchen kann es innerhalb von wenigen Monaten zu dramatischen Verschlechterungen kommen, bei anderen dauert es oft 10 Jahre und länger, bis die Trübung der Linse als störend empfunden wird.

Der Wechsel ist nicht das Ende

Auch die Geschlechtsorgane von Mann und Frau kommen in die (Wechsel-) Jahre, wobei Frauen von abrupteren und stärkeren Veränderungen betroffen sind als Männer. Im Klimakterium (der Menopause, den Wechseljahren) der Frau bilden sich die Eierstöcke allmählich zurück, die monatlich produzierte Eizelle degeneriert langsam und die Produktion der weiblichen Haupthormone Östrogen und Progesteron wird schwächer. Frauen bemerken zunächst Unregelmäßigkeiten, was Zyklus, Dauer und Intensität der Monatsblutung anbelangt – bis zum endgültigen Ausbleiben der Menstruation. Durch diese hormonelle Umstellung kommt es auch zu Veränderungen an den weiblichen Geschlechtsorganen – an der Gebärmutter, der Schleimhaut der Scheide, am äußeren Genitale und an den Brustdrüsen. Trotz der häufig in zunehmendem Maß trockeneren Scheidenschleimhaut ist die Sexualität, das sexuelle Empfinden, meist kaum beeinträchtigt. Im Gegenteil: Die sexuelle Aktivität der Frau kann sich ab dem 30. bzw. 40. Lebensjahr bis ins höhere Alter sogar noch steigern.

Im Gegensatz zu dieser relativ abrupten »Pause« der wesentlichen Keimdrüsenproduktionen kommt es beim Mann nicht zum völligen Verlust der Funktionsfähigkeit. Die Produktion des männlichen Geschlechtshormons Testosteron nimmt zwar ab dem 30. Lebensjahr langsam und kontinuierlich ab, auch werden im Alter in den Hoden weniger Spermien und solche von schlechterer Qualität erzeugt, aber dennoch bleibt die Zeugungsfähigkeit bis ins hohe Alter prinzipiell erhalten. Männer registrieren aber – mit großen individuellen Unterschieden – nicht nur eine Abnahme in der Frequenz und Qualität der Erektionen, sondern auch Orgasmusempfindung und Samenerguss werden über die Jahre etwas schwächer. Die Sexualität von Männern in höherem Alter nimmt meist an Aktivität ab, wobei es hier eine Vielzahl an Auslösern gibt. Auffallend sind folgende Beobachtungen: Wer in jungen Jahren sexuell aktiv war oder wer im hohen Alter noch in einer festen Partnerbeziehung lebt, dessen sexuelle Aktivität bleibt mit großer Wahrscheinlichkeit länger erhalten.

Was uns nicht erspart bleibt

Ein weiteres Symptom des Alterungsprozesses: Langsam ergrauen auch die Haare, da sich aufgrund der nachlassenden Aktivität der Haarwurzelzellen in die Hornsubstanz Luft einlagert. Die Hornschuppen werden kleiner, die Haare dünner, sie wachsen langsamer und verlieren, insbesondere bei Männern, infolge der nachlassenden Produktion an Geschlechtshormonen im Bereich der Kopfhaut ihre Dichte – bis hin zur gefürchteten Glatze.

Auch das Gedächtnis, die Konzentration sowie die geistige (kognitive) Leistungsfähigkeit unterliegen einem Alterungsprozess. Das gelegentliche Vergessen von Namen, Gesichtern, Telefonnummern und anderen alltäglichen Dingen nimmt mit fortschreitendem Lebensalter zu und ist innerhalb gewisser Grenzen ganz normal, d. h., es findet sich bei der Mehrzahl der Gleichaltrigen. Das Altern der geistigen Leistungsfähigkeit ist nicht gleichbedeutend mit einem allgemeinen Funktionsverlust, einzelne Fähigkeiten altern auf verschiedene Weise. Darüber hinaus gibt es eine beträchtliche stille Reserve. Intellektuellen Fähigkeiten können jedoch durch Förderung und Training weitgehend erhalten werden und damit auch die Lebensqualität und Kompetenz im höheren Alter.
Eine Unterscheidung von normalen, altersbedingten Veränderungen der Hirnleistung und verschiedenen, häufig mit höherem Alter auftretenden krankhaften Prozessen in einem frühen Stadium vergrößert, abhängig von der Erkrankung, die Chancen gezielter, therapeutischer Maßnahmen, so z. B. sind 5% aller Menschen über 65 und etwa 20% der 80-Jährigen vom gefürchteten schleichenden Verfall des Gehirns, der Alzheimerkrankheit, betroffen. Diesem Krankheitsbild liegt keine Alterserscheinung im eigentlichen Sinn zugrunde, sondern eine Erkrankung des Gehirns. Tatsache ist, dass eigentlich ausschließlich ältere Menschen betroffen sind, da es meist zwanzig und mehr Jahre dauert, bis sich die ersten Krankheitssymptome bemerkbar machen. Eine wirklich typische Veränderung des alternden Gehirns ist lediglich die allmähliche Minderung des Gesamtgewichts unseres Denkorgans, wobei hier vor allem die so genannte weiße Gehirnsubstanz mit ihren Nervenfasern betroffen ist. Die Nervenzellen der so genannten grauen Substanz der Hirnrinde bleiben anscheinend erhalten, zeigen aber auch alterstypische Veränderungen.

Weiters beobachten wir »Altersleiden«, die im Wesentlichen durch über die Jahre andauernde Abnutzung entstanden sind. Dazu zählen in erster Linie die Verminderung der Knochendichte (Osteoporose) und der Abbau der Gelenksknorpel (Arthrose). Bis zum 30. Lebensjahr wird die maximale Knochendichte und Knochenmasse unseres Skeletts aufgebaut. Danach beginnt bereits ein »Alterungsprozess«: der Verlust an Knochensubstanz, der aber nicht wie bisher angenommen nur bei Frauen, sondern durchaus auch bei Männern einsetzt. Bei Frauen treten die Symptome nur früher, stärker und – bedingt durch die fehlende Östrogenproduktion – direkt im Anschluss an die Wechseljahre auf.

Meist beginnt die Osteoporose an der Wirbelsäule, an den Unterarm- oder Oberschenkelknochen. Arm- oder Oberschenkelhalsbrüche aufgrund einfacher und unspektakulärer Stürze sind typisch – und häufig die erste Manifestation dieser Erkrankung, die selten Frühwarnzeichen aussendet. Häufiger betroffen als andere sind schlanke, hellhäutige Menschen, die sich in ihrer Jugend eher kalziumarm ernährt haben und deren Lebensstil sich durch wenig Bewegung, aber dafür erhöhten Alkohol- und Zigarettenkonsum auszeichnet.
Mit zunehmendem Alter wird auch die Gelenksflüssigkeit – insbesondere im Bereich der Knie- und Hüftgelenke – wässriger und schmiert das Gelenk nicht mehr entsprechend. Das hat zur Folge, dass sich der die Gelenksflächen schützende Knorpel abnutzt und deutlich dünner wird. Der Bewegungsablauf wird dadurch »holprig«, die Gelenke entzünden sich zum Teil und verschleißen zunehmend. Das Resultat: die gefürchtete Arthrose. Mit verantwortlich sind neben einer erblichen Veranlagung u. a. auch übermäßige Beanspruchungen – etwa durch Leistungssport (Kniegelenke bei Fußballern, Hüftgelenke bei Marathonläufern), vor allem aber schwere körperliche Arbeit sowie Übergewicht.

Übermäßige Belastung – etwa durch Arbeit am Computer oder an der Schreibmaschine – kann massive Arthrosen im Bereich der Fingerendgelenke hervorrufen. Erste Zeichen einer Arthrose sind die typischen »Anlaufschmerzen« beim Aufstehen nach langem Sitzen oder auch beim Treppensteigen, die sich – ist man erst einmal in Bewegung – dann langsam bessern.

Aber auch unsere lebenswichtigen inneren Organe verändern sich. So geht z. B. ein kleiner Anteil der Millionen Lungenbläschen mit der Zeit verloren. Die Bläschen werden insgesamt unelastischer, erweitern sich, ihre Wand verdickt sich und wird schlechter durchblutet. Dadurch wird der Gasaustausch immer schwieriger und es verringert sich auch die Oberfläche, über die Sauerstoff in die Lunge gelangt. Gleichzeitig verliert auch der Brustkorb aufgrund starrerer Rippen und schwächerer Atemmuskeln seine, für das Ein- und Ausatmen so wichtige Beweglichkeit. Auch die uns schützenden Flimmerhärchen in den Bronchien, die Staubpartikel und Krankheitserreger wieder nach außen befördern, verlieren langsam ihre Leistungsfähigkeit, sodass gewisse Atemwegsinfekte im höheren Alter häufiger auftreten.

Auch die Leistung von Leber und Nieren lässt bei vielen älteren Menschen langsam nach. So werden unter anderem Medikamente langsamer abgebaut und folglich mit Verzögerung aus dem Blut filtriert. Daher ist es von ausschlaggebender Wichtigkeit, bei der Verschreibung von Medikamenten bezüglich der Dosierung das Alter des Patienten zu berücksichtigen.

Auch das Durstempfinden wird bei älteren Menschen schwächer, weshalb viele von ihnen meist zu wenig trinken. Gleichzeitig nimmt die Elastizität und Speicherfunktion der Harnblase sowie die Kapazität des Blasen- und Harnröhrenmuskels ab. Auch die Verdauungsorgane bewegen sich träger, Magensaft und Enzyme der Bauchspeicheldrüse sowie des Dünndarms werden in geringeren Mengen produziert, sodass die Nahrung langsamer verarbeitet und weniger gut durch die Darmwand aufgenommen wird. Insgesamt ist der Stoffwechsel – von der Schilddrüse bis zur Bauchspeicheldrüse – verlangsamt und geschwächt.

Der »Alterszucker«, Diabetes mellitus oder Typ-2-Diabetes, entsteht durch einen »relativen« Mangel an Insulin. Die Hauptrisikofaktoren sind erbliche Veranlagung und vor allem Übergewicht. Schon einige Kilo zu viel erhöhen die Empfindlichkeitsschwelle der Zellen für Insulin. Somit müsste die ohnehin bereits geschwächte und gebremst arbeitende Bauchspeicheldrüse eigentlich noch mehr Insulin produzieren.
Das Herz wiederum kann sich auf körperliche Belastungen nicht mehr so schnell einstellen und diese auch nicht mehr so leicht kompensieren wie früher, sodass insgesamt die Herz-Kreislauf-Leistungsfähigkeit im Alter abnimmt. Meist wird die Wand der linken Herzkammer etwas stärker (Linksventrikelhypertrophie). Dies ist vor allem bei Menschen mit erhöhtem Blutdruck festzustellen, der unter anderem durch verhärtete (sklerotische) Arterien hervorgerufen wird.
In den westlichen Industrieländern stellen Herzinfarkt und Schlaganfall die häufigste Todesursache dar. Hauptauslöser ist die Verhärtung (Sklerose) der Arterien durch fett- und kalkhaltige Ablagerungen, die meist zu Verschlüssen führen. Zur Arteriosklerose trägt in erster Linie ungesunder Lebensstil bei: zu fett- und fleischreiche Ernährung, Übergewicht, Nikotinkonsum, Bewegungsarmut. Hoher Blutdruck, Zuckerkrankheit und hohe Blutfettwerte sowie lokale Entzündungen an der Gefäßwand sind die Folgen. Üblicherweise entwickelt sich diese Erkrankung über viele, viele Jahre hinweg und bleibt an-

fänglich symptomlos – und daher auch von den Betroffenen unbemerkt. In Familien mit einschlägiger erblicher Belastung und Fettstoffwechselstörungen kann es sogar schon bei 20- bis 30-Jährigen zur frühzeitigen Alterung und Verkalkung der Gefäße kommen.

All das bedeutet aber nicht, dass zwangsläufig jeder Mensch, der von Arteriosklerose betroffen ist, einen Herzinfarkt oder Schlaganfall erleidet. Entscheidend ist das Ausmaß der Verkalkung und der dadurch hervorgerufenen Gefäßverengung und Verminderung des Blutflusses. Auch die Lokalisation ist von Bedeutung: Dramatisch und gefährlich wird es vor allem dann, wenn die Herzkranzgefäße, die Halsarterien oder aber die großen Schlagadern in den Beinen betroffen sind. Erste Frühwarnzeichen, wie etwa Schmerzen in den Waden, sind daher unbedingt ernst zu nehmen. Symptome wie die so genannte Schaufensterkrankheit – die einen jeweils nach kürzeren Gehstrecken zum In-die-Auslagen-Schauen zwingt – sind dann ohnehin nicht mehr zu übersehen.

Vorübergehende Bewusstseinsstörungen, Schwindel, für Sekunden auftretende verwaschene Sprache bzw. gestörte Sensibilität in Armen und Beinen sind Ausdruck einer kurzfristigen Minderdurchblutung des Gehirns. Krampfartige Schmerzen, beklemmende Enge oder Druckgefühl in der Brust – mit gelegentlicher Ausstrahlung in den Kiefer oder den Hals und in den linken Arm – sind oft Symptome einer zu geringen Durchblutung des Herzens, der Angina Pectoris.

Mehr als die Hälfte aller Männer über 50 und 80% der 70-Jährigen klagen über das »Altherrenleiden«. Durch eine gutartige Vergrößerung der Vorsteherdrüse (Prostata) und des die Harnröhre umgebenden Gewebes kann die ansonsten kastaniengroße Drüse bis zur Größe eines Apfels anwachsen. Aufgrund der von außen eingeengten und gequetschten Harnröhre müssen die Betroffenen nicht nur häufiger auf die Toilette, sondern sind auch gezwungen, dort länger zu verweilen, da anstatt des vollen Strahls plötzlich nur noch spärlich Harn tröpfelt. Oft entleert sich die Harnblase nicht mehr vollständig, dies kann zu einem Harnrückstau bis in die Harnleiter und in die Nieren führen.

Von dieser gutartigen Form der Prostatavergrößerung (der benignen Prostatahypertrophie, BPH) zu unterscheiden ist die bei Männern häufigste Form des Krebses: das Prostatakarzinom, welches auch zu den typischen Alterskrebsformen gezählt wird. Im Zuge der intensiver werdenden Vorsorgeuntersuchungen, da diesbezüglich mehr öffentliches Bewusstsein herrscht als früher, werden jedoch immer mehr jüngere Männer – so um die 50 – als Träger dieser Erkrankung identifiziert.

Prinzipiell ist zu sagen, dass es einen reinen »Alterskrebs« nicht gibt, da fast jede Karzinomart sowohl bei jüngeren als auch bei älteren Menschen auftreten kann. Mit zunehmendem Alter erhöht sich allerdings generell die Wahrscheinlichkeit, dass sich in bestimmten Organen Tumoren entwickeln, so z. B. in der Prostata, in der Brust oder im Dickdarm. Bestimmte Krebsformen wie die akute Leukämie bilden sich häufiger bei Jugendlichen, chronische Leukämien wiederum eher bei älteren Menschen.
Aber auch Tumoren der Haut, wie Basaliome und Melanome, treten bei älteren Menschen häufiger auf als bei jüngeren. Altersbedingte Unterschiede zeigen sich auch in Bezug auf die Verträglichkeit und Ansprechrate der derzeit noch herkömmlichen Chemotherapeutika und Zytostatika. Jüngere Menschen sprechen in der Regel besser an, da sie die Belastung von Leber, Nieren und Herz sowie des Blut bildenden Systems und des Immunsystems leichter verkraften.

Veränderungen von Laborparametern im Alter

Minimale Veränderungen finden sich bei den Leberfunktionsparametern (Bilirubin, AST (GOT), ALT (GPT), Gamma-GT), Gesamt Eiweiß, Blutgerinnung, Blutfetten (Triglyzeride, Cholesterin), Nierenwerten (Kreatinin), bei Elektrolyten und Knochenstoffwechsel (Kalzium, Phosphor).
Eine Abnahme kann bei Eiweiß (Albumin, Immunglobuline), Hormonen, Zuckertoleranz, Nierenfunktion (Kreatinin-Clearance), Vitamin B_{12}, Blutbild (Hämatokrit, Hämoglobin, weiße Abwehrzellen) beobachtet werden.
Eine Erhöhung kann u. a. bei der Blutsenkung (BSG), Entzündungsindikatoren (CRP), Harnsäure, Blutgerinnung (Fibrinogen) und Bauchspeicheldrüse (Amylase) bestehen.
(Nach A. Lapin. F. Böhmer, Laborbefunde bei Älteren)

Altern – ein rätselhafter Vorgang

Lässt sich nun das Rätsel des Zerfalls lösen? Wenn wir uns von den Organen den Zellen zuwenden, so stellen wir fest, dass Informationen über deren Altern noch schwerer zugänglich sind. Dies hat mit der Kleinheit der Zellen, aber vor allem mit der Komplexität der Abläufe in diesen zu tun – nur ein Bruchteil der Zellstoffwechselvorgänge ist bekannt. Unklar ist auch, inwieweit sich z. B. Nervenzellen und Leber- oder Nierenzellen in ihrem Stoffwechsel unterscheiden. Auch die neuesten Erkenntnisse hinsichtlich embryonaler und adulter Stammzellen haben neben vielen neuen Informationen noch mehr Fragen gebracht. Unklar ist noch immer, wieso hoch spezialisierte Zellen eines Organs, obwohl sie in ihrem Zellkern sämtliche das Organ betreffenden Informationen enthalten, diese bezüglich einer bestimmten Funktion – und wieso gerade hinsichtlich dieser – nutzen.

Nachfolgend einige der wesentlichsten Theorien des Alterns.

1912 begann Alexis Carrel Bindegewebszellen – so genannte Fibroblasten – im Reagenzglas zu züchten. Sie teilten sich, »gefüttert« mit einer speziellen Nährlösung, viele Jahre lang scheinbar ohne Anzeichen von Alterungsprozessen. Daraus leitete der französische Forscher den Schluss ab, Zellen seien an sich unsterblich, wenn sie sich in einer geeigneten Umgebung befänden. Und darauf gründet quasi das erste allgemein gültige Modell der Alternsforschung – mit der Kernaussage: Die Ursache für das Altern von Lebewesen könne nicht in deren Zellen verankert sein.

Das Märchen von den unsterblichen Zellen wurde von einem Pionier der Alternsforschung, Leonard Hayflick, mit seinem zum Klassiker gewordenen Artikel »Zellbiologie des Alterns« in Frage gestellt, wenn nicht gar zerstört. Als Hayflick begann, Bindegewebszellen in Kulturen zu züchten, verhielten sie sich völlig anders als jene von Carrel. Sie begannen nicht nur, sich allmählich langsamer zu teilen, sondern starben sogar nach etwa 50 bis 70 Verdopplungen ab. Außerdem stellte Hayflick fest, dass Zellen junger Menschen sich im Labor häufiger teilten als jene älterer Menschen.
Das nach Hayflick benannte Phänomen zeigte, dass normale, vermehrungsfähige Körperzellen in Zellkulturen nur eine begrenzte Zahl von Teilungen durchführen können, und zwar entsprechend der potenziellen Lebenserwartung der Art sowie dem Alter des Individuums, dem sie entstammen. Hayflick glaubt heute noch, ungeachtet zunehmender Skepsis anderer Wissenschaftler, dass in den Zellen, jenen kleinsten Einheiten des Lebens, eine Art biologischer Uhr – ein unbestechlicher molekularer Mechanismus – eingebaut sei. Diese Uhr definiere, ab wann die Lebenszeit abgelaufen sei, indem sie zwar nicht Minuten oder Stunden, stattdessen aber die Zellteilungen zähle. Unbestechlich deshalb, da auch Zellen, die jahrelang eingefroren waren, nach dem Wiederauftauen noch wissen, wie oft sie sich vorher schon geteilt haben. Hayflicks Theorie zufolge hat jede Zellart eine ganz spezifische, für sie signifikante Lebensdauer. Demnach ist die Häufigkeit, das Ausmaß der Teilungsfähigkeit von der Evolution festgesetzt und genauso wie die maximale Lebensdauer der jeweiligen Arten vorprogrammiert. So werden Mäuse im Durchschnitt höchstens 4 Jahre alt, Elefanten 70 und Menschen maximal 120, aber offensichtlich nie älter.

Zwar herrscht weiter noch keine Einigkeit, doch sind die Forscher mittlerweile davon überzeugt, dass die Zellalterung nicht auf nur eine Ursache zurückzuführen sei. Es gibt immer mehr Hinweise darauf, dass dabei viele Prozesse parallel ablaufen und häufig miteinander in Wechselwirkung stehen. Immer eindeutiger wird auch klar, dass viele Veränderungen im Laufe des Alterns offenbar genetisch gesteuert sind, dass also spezifische, für einen bestimmten Lebensabschnitt zuständige Gene dann eingeschaltet, andere wiederum unterdrückt werden.

Existiert die »Hayflick-Grenze« tatsächlich? Bedeutet sie unentrinnbares Schicksal oder können die genetisch-biologischen Uhren manipuliert werden? Haben Sie schon einmal von *Drosophila melanogaster* gehört? Die Rede ist von der kleinen Essigfliege aus der Familie der Taufliegen. Evolutionsbiologen haben durch fortgesetzte Auslese und Paarung der jeweils langlebigen Weibchen und Männchen Stämme erhalten, die fast doppelt so lange leben wie ihre ohne Zuchtwahl oder Einschleusung von Erbgut im Labor fortgepflanzten Artgenossen. Mindestens genauso bemerkenswert war auch, dass diese »Superfliegen« nicht nur doppelt so alt wurden wie ihre gewöhnlichen Artgenossen, sondern auch in jedem Lebensalter vergleichsweise robuster und widerstandsfähiger gegenüber Stress waren als diese. Oder *Caenorhabdites elegans*, ein Fadenwurm der mittlerweile Berühmtheit erlangt hat und *Caenorhabdites Methusalem* genannt wird: Seine Lebensspanne verlängerte sich nach dem Ausschalten nur eines Gens (Daf) auf mehr als das Doppelte. So lange hatte sich noch bei keinem anderen Lebewesen zuvor die Alterung künstlich hinauszögern lassen. Dass eine einzige Mutation die Lebensspanne eines Organismus derart erhöht, ist selbst für die eingefleischtesten Altersforscher eine Sensation. Den gängigen Theorien zufolge dachte man, dass viele verschiedene Veränderungen an mehreren Genen nötig seien, um den Alterungsprozess zu beeinflussen – und nicht wie bei *C. Methusalem* eine einzige. Nach weiteren Manipulationen am Gen *Daf-2,* das wiederum eine Reihe anderer Gene beeinflusst, die alle Auswirkungen auf die Alterung der Dauerlarve des Fadenwurms haben, erreichte diese ein für *C. elegans* geradezu biblisches Alter von bis zu 75 Tagen – statt der üblichen 20.
Manipulationen an einem weiteren Gen *(Daf-16)* hoben die lebensverlängernde Wirkung des manipulierten Daf-2-Gens wieder auf und ließen die Würmer im üblichen Zeitrahmen altern. Somit erscheinen diese Gene als Teile eines molekularen Schaltsystems, das über die Lebensdauer des Fadenwurms entscheidet. Diese Untersuchungen an der Taufliege bzw. am Fadenwurm sind aber fürs Erste nur als eine Art Probelauf für Experimente an Säugetieren zu sehen – beginnend mit Mäusen, von denen sich auch konkrete Aufschlüsse über das menschliche Altern erwarten lassen.

Die »Radikale«-Lösung

Der »Theorie der freien Radikale« zufolge verfällt der menschliche Körper mit der Zeit, da er im Rahmen der Energiegewinnung andauernd zerstörerische oxidative Substanzen – aggressive Sauerstoffverbindungen, auch freie Radikale genannt – produziert. Durch diese aggressiven freien Radikale kann die Integrität der Außen- und Innenmembran von Zellen verändert und sogar verletzt werden, sodass diese Zellen zerfallen. Außerdem können freie Radikale die Proteine (Eiweiße) inner- und außerhalb von Zellen schädigen und dadurch viele Enzyme inaktivieren. Letztendlich können sie die Chromosomen, unser Erbgut, direkt an der DNS angreifen und somit die Herstellung von Proteinen – was die Menge wie auch die Genauigkeit der Zusammensetzung betrifft – beeinträchtigen.

Allerdings hält unsere Erbsubstanz chemischen Aggressionen erstaunlich gut stand: Die meisten untersuchten Gene des Zellkerns produzieren Eiweiß mit korrekter Aminosäuresequenz, obwohl sie täglich rund 10 000 oxidativen Angriffen ausgesetzt sind. Aber an der DNS der Mitochondrien – den »Energiefabriken« unserer Zellen – treten nach und nach nicht wieder gutzumachende Veränderungen auf. Forscher vermuten, dass bei älteren Menschen zirka 50% der Proteine inklusive vieler Enzyme oxidativ geschädigt sein dürften und daher nicht mehr die ursprüngliche Leistung erbringen. Dadurch wird in weiterer Folge der Stoffwechsel nachhaltig beeinflusst und mit großer Wahrscheinlichkeit das Altern beschleunigt. Den Theorien über die Wirkung freier Radikale zufolge altern und sterben wir also, weil Verschleißerscheinungen nicht mehr zur Gänze repariert werden können.

Eine Frage der Reparatur

Generell beruhen die Reparaturtheorien auf der Tatsache, dass Enzyme Schäden beheben, die das Erbgut der Zellen ständig erleidet. Die Telomerasetheorie: Bei der Verdopplung der Erbsubstanz vor einer Zellteilung verlieren die Enden der Chromosomen, die Telomere – griechisch: *telos* = Ende, und *meros* = Teil – jeweils etwas an Substanz. In manchen Zellen des Körpers, vor allem auch in vielen Krebszellen, ist ein Enzym aktiv, das diesen Substanzverlust und damit möglicherweise einen späteren Zelluntergang aufzuhalten vermag, die Telomerase. In einer Reihe von Versuchen an verschiedenen Lebewesen konnte gezeigt werden, dass das Blockieren dieser Telomerase ein wirksames Mittel gegen das Altern darstellt.
Welche Bedeutung hat aber die Telomerase potenziell im menschlichen Körper? Ganz bestimmte Zellen eines Neugeborenen verdoppeln sich in Zellkulturen noch etwa 80 bis 90 Mal, entsprechende Zellen eines 70-Jährigen nur

noch 20 bis 30 Mal. Außerdem ändert sich sowohl das Aussehen als auch die Funktionsfähigkeit dieser Zellen, bevor sie aufhören sich zu vermehren. Möglicherweise können Körperzellen die Anzahl der bisher stattgefundenen Teilungen an der Anzahl verlorener Telomer-Einheiten erkennen und in der Folge, wenn die Länge auf ein kritisches Maß geschrumpft ist, die Vermehrung einstellen.

Mit großer Wahrscheinlichkeit ist aber die Verminderung der Telomer-Länge und des Zellteilungsvermögens nicht die Hauptursache unseres Alterungsprozesses. Die meisten Forschungen weisen darauf hin, dass sich Zellen generell öfter teilen, als dies für die Lebensdauer des jeweiligen Organismus erforderlich wäre. Demnach ist anzunehmen, dass im Verlauf unseres Alterungsprozesses einige Zellgruppen, was die Anzahl und die Funktionsfähigkeit der Zellen betrifft, Einbußen erleiden. So könnte eine Verminderung der weißen Blutkörperchen die altersabhängige Schwächung des Immunsystems und der Abwehrkräfte mit beeinflussen. Gleichfalls vorstellbar ist, dass aufgrund des schwindenden Reparaturpotenzials der Gefäßinnenwand – wie aus neuesten Forschungen gesichert bekannt – schadhafte Stellen an dieser bestehen bleiben, in die sich unerwünschte Zellen einlagern (Fett, Kalk) und so zu Arteriosklerose und Gefäßverengung führen.

Weniger ist mehr

Andere derzeit gängige Theorien besagen, dass sogar harmlose Stoffe wie Zucker (Glukose), die bei allen älteren Menschen im Blut in höherer Konzentration vorkommen, nachhaltige Schäden verursachen können. Glukose, ein Traubenzucker, hat unter anderem die negative Eigenschaft, sich mit Eiweißen zu verglykosylisieren, zu vernetzen und zu verklumpen und in weiterer Folge an die Erbsubstanz zu heften und so Mutationen zu verursachen. Was könnte man dem entgegensetzen?

Das Konzept der *dietary restriction* ist schon fast 70 Jahre alt und bedeutet im Wesentlichen eine Verringerung der Kalorienzufuhr – unter Berücksichtigung aller wichtigen Nährstoffe sowie Vitamine und essenziellen Aminosäuren. Auf diese Weise konnte man die Lebensdauer von Ratten und anderen Versuchstieren um bis zu 60% verlängern. Möglicherweise gilt Vergleichbares auch in Bezug auf den Menschen, doch endgültige Daten liegen bislang nicht vor und werden wegen unseres doch relativ langen Lebens noch Jahre auf sich warten lassen.

Und dann ist da noch die Theorie vom »globalen Versagen«: So sei möglicherweise eine Störung des körpereigenen Abwehrsystems ein »Schrittmacher des Alterns«, denn die Funktionstüchtigkeit dieses Systems lässt in den höheren Lebensjahren nach und die Autoimmunreaktionen nehmen dramatisch zu. Dies hat zur Folge, dass die Abwehr den Körper zum einen nicht mehr so gut schützt und zum anderen ihn sogar aktiv zerstört. Die Theorie des »globalen Versagens« – vom Scheitern des gesamten Systems aufgrund des Nachlassens der sinnvollen Wechselwirkungen zwischen allen Körperteilen und -funktionen besagt also, dass die Kommunikation zwischen den einzelnen Teilen des Organismus zunehmend schlechter funktioniert. In der Folge altern wir und beim letzten, dem »globalen« Versagen kommt es zum Tod.

Viele angesehene Wissenschaftler bezweifeln, ob die *in vitro* (im Reagenzglas) ablaufenden Experimente bezüglich des Alterns tatsächlich aussagekräftig und mit den *in vivo* (im lebenden Organismus) ablaufenden Prozessen vergleichbar seien. Vielleicht altern ja alle Zellarten, alle Organe, alle Individuen nach unterschiedlichen Mechanismen.

Tage, die doppelt zählen – Progerie

Die Krankheit des beschleunigten Alterns, auch Progerie (griechisch: vorzeitiges Altern) oder – nach ihrem Erstbeschreiber – Werner-Syndrom genannt, lässt Menschen ihr Leben gleichsam im Zeitraffertempo durchrasen. Dabei unterscheidet man zwei Formen: die kindliche Progerie und die Progerie der Erwachsenen. Als Erste haben die englischen Forscher Hutchinson und Gilford die kindliche Progerie beschrieben, und zwar Ende des 19. Jahrhunderts. Seit damals haben weltweit mehr als hundert Mädchen und Knaben das so genannte Hutchinson-Gilford-Syndrom – auch *Progerie infantilis* oder »greisenhafter Zwergwuchs« – erlitten.

Erste Anzeichen der kindlichen Progerie zeigen sich im Alter von acht bis zehn Monaten: Die Haut wird dünn und schuppig, das Wachstum stagniert. Spätestens ab dem dritten Lebensjahr sind die Symptome unübersehbar: Sämtliche Haare fallen aus, das Unterhautfettgewebe verschwindet, auf dem ausgemergelt wirkenden, kahlen Schädel treten die Venen hervor. Viele Organe altern im Zeitraffertempo, bedingt durch krankhafte Veränderungen der Zellen: die Extremitäten versteifen, auf der Haut zeigen sich braune Altersflecken, die Augen treten hervor. Die Kinder bilden keine Sexualhormone, kommen daher nie in die Pubertät. Sie werden selten größer als einen Meter (greisenhafter Zwergenwuchs) und selten älter als 14 Jahre. Die häufigste Todesursache ist Herzinfarkt.

Die Erwachsenenform der Krankheit wird von zwei gesunden Eltern mit normaler Lebenserwartung vererbt. Die Betroffenen haben, im Gegensatz zur oben beschriebenen kindlichen Progerie, eine durchschnittliche Lebensdauer von etwa 47 Jahren, sind aber auch schon als Kinder und junge Menschen von typischen »Altersleiden« – etwa vom grauen Star (Trübung der Augenlinse) oder von einer Verkalkung der Gefäße (Arteriosklerose) – betroffen.

Die derzeit noch spärlichen Erkenntnisse deuten darauf hin, dass es sich bei beiden Formen um eine genetische Erkrankung handelt. Da in fast allen Fällen gesunde Geschwister vorhanden sind, vermutet man, dass es sich um eine spontane dominante Mutation – eine bedauerliche und folgenreiche Veränderung des Erbmaterials, die während oder kurz nach der Befruchtung stattfindet – handelt. Innerhalb von fünf Jahren, prophezeit der holländische Genetiker Peter de Boxer, werde man die Ursache von Progerie gefunden haben. Beim systematischen Abgleich zwischen kranken Zellen von Patienten und gesunden Zellen, wie er inzwischen in mehreren großen Laboratorien durchgeführt werde, sei es nur eine Frage der Zeit, bis man das krankheitsauslösende Gen (oder die krankheitsauslösende Gene) entdecken werde. Tatsache ist aber auch, dass es keine wirksame Therapie gibt. Alle bisherigen Therapieversuche mit Medikamenten, Wachstumshormonen und anderen Wirkstoffen haben noch keine wesentlichen Aufschlüsse oder Verbesserungen gebracht. Für Progerie-Patienten aber zählen die Tage, die ohnehin gezählt sind, doppelt.

Die Wissenschaft ist bemüht, im Zuge der Beobachtung dieses beschleunigten Alterungsprozesses ein generelles Modell für das Altern abzuleiten. Die Auseinandersetzung mit dieser Erkrankung und vor allem die Konfrontation mit den von diesem Schicksal betroffenen Menschen zwingen wohl jeden dazu, innezuhalten und sich der Vergänglichkeit noch bewusster zu werden.

Eines steht fest, nämlich dass wir trotz intensivster Forschungen und einer Vielzahl an faszinierenden Ergebnissen immer noch wenig über die tatsächlichen Ursachen des Alterns wissen. Weiters ist gewiss, dass keine der oben genannten Theorien allein für sich die Antwort sein kann. Das Altern dürfte kein einheitlich gesteuerter Prozess sein, sondern ein höchst komplexer Vorgang mit vielen differenzierten Ursachen, der mit Sicherheit sowohl von inneren als auch von äußeren Faktoren, wie Umweltbedingungen, beeinflusst wird.

KAPITEL 3

100 plus – Die Superalten

Die älteste Amerikanerin, eine Einwanderin von den Kapverdischen Inseln, ist in einem Pflegeheim in Kalifornien gestorben. Adelina Domingues wurde 114 Jahre alt. Die bis ins hohe Alter geistig rüstige Frau soll am 19. Februar 1888 geboren worden sein. Sie war damit auch der zweitälteste Mensch der Welt. Sie überlebte ihren Mann und ihre vier Kinder. Domingues trank weder, noch rauchte sie und sie aß täglich Gemüse.
Kurier, 25. 8. 2002

Mit wie vielen Jahren auf dem Buckel Delphine noch durch die Meere schwimmen oder bis zu welchem Alter Adler sich noch in die Lüfte schwingen, ist nicht exakt bekannt. Genaue Daten über maximale Lebensspannen und Alterungsprozesse im Reich der frei lebenden Flora und Fauna sind rar. Die bekannten Zahlen stammen meist von Haus-, Zoo- und Labortieren bzw. -pflanzen. Fest steht, dass Pflanzen eindeutig die Rekorde halten. In den kalifornischen *White Mountains* bezeugen Grannenkiefern seit 4900 Jahren, trotz all der Trockenperioden und Stürme, Steh- und Durchhaltevermögen.

Manche Evolutionsbiologen und Botaniker halten Bäume für »potenziell unsterbliche« Wesen, die dank ihrer teilungsfähigen Zellschicht selbst in hohem Alter noch wachsen. Bambus vegetiert mehr als 100 Jahre, bevor er alle Kraft für ein einmaliges Blühen zusammennimmt und dann stirbt. Die Wiesenglockenblume hat eine durchschnittliche Lebenserwartung von 2 Jahren, bei Heidelbeeren sind es schon 28 und bei Apfelbäumen 400. Fichten können bis zu 500, Eichen bis 1300, Zypressen bis 2000 und Mammutbäume nachgewiesenermaßen bis zu 4000 Jahre alt werden. Die Samen der Lotosblume können nach tausend Jahren noch aufgehen und Wurzeln treiben und einzellige Lebewesen wie Blaualgen pflanzen sich schlicht durch Zweiteilung fort. Somit kann man sie im biologischen Sinn streng genommen als »unsterblich« bezeichnen.

Warum leben Säugetiere unterschiedlich lang? Zoologen haben hierfür zwei Theorien parat: Die maximale Lebensspanne steigt mit der Gehirngröße – »intelligentere« Tiere können Gefahren besser ausweichen bzw. besser darauf reagieren – und sie sinkt mit der Schnelligkeit des Stoffwechsels. Schneller Stoffwechsel könnte zu mehr Betriebsstörungen im Organismus führen (siehe Kapitel »Wie und warum altern wir?«).

Ökologen unterscheiden zwei weitere Theorien. Tiere, die viele Feinde haben, Mäuse z. B., zeugen möglichst rasch viele Nachkommen. Tiere mit nur wenigen Feinden können es sich leisten, eine geringe Anzahl von Babys in aller Ruhe zur Welt zu bringen und großzuziehen.

Im Folgenden einige – zum Teil recht widersprüchliche – Beispiele zur »Stoffwechseltheorie«: Die Bienenkönigin z. B. lebt etwa sechs Jahre. Arbeitsbienen hingegen – obwohl mit denselben Erbanlangen ausgestattet – schaffen nur einige Monate. Dies hängt nach Ansicht der Wissenschaftler mit dem Gelée royale zusammen, dem Futtersekret für die königlichen Larven. Die durchschnittliche Lebenserwartung einer Maus beträgt vier Jahre, die eines Hundes 15 Jahre. Kolibris weisen zwar eine sehr hohe Stoffwechselrate auf, dennoch schaffen sie es, bis zu zwölf Jahre alt zu werden. Grund dafür ist eine tägliche Erholungsphase, in der ihr Organismus eigentlich nur »im Leerlauf« weiterarbeitet – ähnlich wie bei einem Winterschlaf. Ganz anders wiederum der Lebensverlauf der in ihrem Stoffwechsel hoch aktiven Fledermäusen, die bis zu 30 Jahre alt werden können, und von pazifischen Lachsen. Letztere setzen nach einer kräftezehrenden Reise zu ihrem Geburtsort in einer Art Kamikaze-Akt alles aufs Spiel, denn nach der Befruchtung ereilt Männchen wie Weibchen massenhaft der Tod. Ausgelöst wird dieser vermutlich von einem »Killerhormon«. Kakadus, Esel, Geier und Wale werden angeblich bis zu 100 Jahre alt und Riesenschildkröten haben in Gefangenschaft 150 bis 170 Jahre überlebt. Die maximale Lebensspanne der Spezies Mensch beträgt (noch) 100 bis 120 Jahre.

Kennen Sie Tom Lane oder Jeanne Calment?

Tom Lane nahm 1994 im Alter von 100 Jahren an der Senioren-Olympiade in San Diego – und zwar in den Bewerben Speerwerfen, Kugelstoßen, Bowling, 100 Meter Rückenschwimmen und Golf – teil. Die Französin Jeanne Calment verstarb 1997 im Alter von 122 Jahren als der älteste Mensch mit belegtem Geburtsdatum.

Hochrechnungen zufolge werden in den Vereinigten Staaten im Jahr 2040 zwischen 30 und 40 Millionen Menschen 85 oder mehr Jahre alt sein. Laut Weltbevölkerungsbericht der Vereinten Nationen rechnet man damit, dass zu diesem Zeitpunkt weltweit 2,2 bis 4 Millionen Menschen über 100 Jahre alt sind. Im »Methusalem-Trend« zeichnet sich das ständige Älterwerden unserer Gesellschaft ab. Aber nicht nur die Zahl der Centenarians, der über 100-Jährigen, sondern auch der 80- bis 100-Jährigen nimmt stetig zu.

Damit wandelt sich auch die Grundhaltung der Menschen zu den Alterungsprozessen. Während in den diversen Abschnitten der Menschheitsgeschichte (siehe Kapitel »Ein Exkurs in die Menschheitsgeschichte«) viele erst gar nicht so alt werden wollten, hat die Revolution in der medizinischen Versorgung das Selbstwertgefühl der Älteren stark verändert. Dazu kommt noch deren größere finanzielle Sicherheit und Unabhängigkeit – all das hat die Lust auf die »neue Langlebigkeit« stark gesteigert. Das deutsche Institut für Wirtschaft und Gesellschaft prophezeit mittlerweile, dass sich bis zum Jahr 2030 die so genannte Jugendphase bis zum 26. Lebensjahr erstrecken wird und der Beginn des Alters nicht vor dem 74. Lebensjahr anzusetzen sein wird.

Wie machen sie es?

Wer lebt bis 100?
Worin liegen die Geheimnisse der »Superalten«?
Wie machen sie es?
Was unterscheidet sie von allen anderen?
Ist ein so langes Leben überhaupt wünschenswert?

Alt werden heißt nicht zwangsläufig krank werden! Dass sich die durchschnittliche Lebenserwartung vom Jahr 1900 zum Jahr 2000 verdoppelt hat, liegt daran, dass wir im Allgemeinen heute weit gesünder als noch vor 100 Jahren sind und dass wir diese verbesserten Voraussetzungen auch auf unsere späteren Lebensjahre übertragen können. Der Schlüssel zur Erhaltung der Gesundheit und der Vitalität liegt also nicht nur in den Bemühungen, Menschen möglichst lang jung zu erhalten, sondern vor allem auch in gezielten Überlegungen zur Frage, wie sie gesund und zufrieden älter werden können.

Die meisten Studien über Octogenarians (Menschen im Alter von 80 bis 89 Jahren), Nonagenarians (Menschen zwischen 90 und 99) und Centenarians (100-Jährige) haben gezeigt, dass sich die Betroffenen – mit wenigen Ausnahmen – auch nach ihrem 80. bzw. 90. Geburtstag immer noch wohl fühlen und vielen Tätigkeiten nachgehen. Bewegung und Aufenthalt in der Natur, Beschäftigung mit Kunst und Kultur und sogar sexuelle Aktivitäten sind Elemente ihres täglichen Lebens. Sie leben einfach weiter wie früher und die Vergangenheit spielt für sie keine Rolle! Viele der Hundertjährigen erfreuen sich unglaublicherweise besserer Gesundheit als die meisten der 80- bis 90-Jährigen.

Die Altersforscher vermuten, dass manche Menschen – aus bisher noch ungeklärten Gründen – gegen die typischen Altersfolgen und Alterskrankheiten immun sind. Diese »Parade-Alten« erreichen nicht nur ein ungewöhnlich hohes Alter, sondern – was noch viel wesentlicher ist – sie überleben ihre Jahrgangskollegen, ohne von all den chronischen Leiden, an denen die meisten Menschen schon vor ihrem 90. Lebensjahr sterben, betroffen zu werden. Sie scheinen eine eigene Bevölkerungsgruppe darzustellen, bei der sich rätselhafterweise – entweder aufgrund bestimmter glücklicher Veranlagungen oder infolge günstiger Eigenschaften bzw. Umstände, vielleicht aber auch aufgrund einer Kombination all dieser Voraussetzungen – die üblichen Probleme entweder überhaupt nicht oder erst sehr spät einstellen. Es hat den Anschein, dass eine Art Ausleseprozess es manchen Menschen ermöglicht, gesund und ohne die typischen Altersleiden ein sehr hohes Alter zu erreichen.

6 aus 45?

Ihre Langlebigkeit bei guter Gesundheit verdanken viele Octogenarians, Nonagenarians und Centenarians sicherlich dem Zusammenwirken unterschiedlichster biologischer, aber auch exogener Faktoren. Die Altersforscher diskutieren, inwieweit spezifische »Jugend-« bzw. »Altersgene« vor den typischen Verschleißerscheinungen schützen können. Darüber hinaus können auch andere vorteilhafte genetische Voraussetzungen sowie besonders günstige soziale Umstände den Körper vor Überbelastungen und anderen Einflüssen mit krank machenden bzw. lebensbedrohenden Folgen schützen – oder ihn zumindest dabei unterstützen, besser damit fertig zu werden. Fast alle Studien und Erkenntnisse untermauern auch die Forderung der in den letzten Jahren propagierten gesunden Lebensführung: Nicht rauchen, bewusst ernähren, gezielt genügend Bewegung machen! Immer ist aber neben dem biologischen Schicksal auch eine Riesenportion Glück im Spiel – fast wie bei »6 aus 45« –, wenn jemand bis ins hohe Alter weitgehend gesund bleibt.

Alzheimerkrankheit – wen trifft es?

Eine kürzlich in Boston, USA, durchgeführte Studie befasste sich mit der Häufigkeit der Alzheimerkrankheit bei älteren Menschen. Das Ergebnis, das die meisten Wissenschaftler überraschte, zeigte, dass die Erkrankungsrate erst bei Menschen über 65 exponentiell stieg. In der Gruppe der 65- bis 74-Jährigen wurde eine Rate von 3% festgestellt, im Vergleich zu 18,7% bei den 75- bis 84-Jährigen und 47% bei den über 85-Jährigen.

Manche Forscher meinen sogar, dass annähernd 50% der 90-Jährigen und 70% der 100-Jährigen von Alzheimerkrankheit und nahezu 100% von zumindest einer Art von Demenz betroffen sein müssten. Völlig überraschend und im starken Widerspruch zu diesen voraussagenden Berechnungen waren die Ergebnisse zweier Studien an tatsächlich noch lebenden 100-Jährigen. Von ihnen waren nämlich lediglich 25% von der Alzheimerkrankheit betroffen. Im Verlauf der Studien konnte auch gezeigt werden, dass die Alzheimerrate zum Teil auch von einer bestimmten Variante des Gens für ein Apolipoprotein (apo E) abhängt. Menschen mit einem doppelten Satz von E4, denen also von beiden Elternteilen diese Genvariante vererbt wurde, trifft die Krankheit statistisch achtmal so häufig wie den Durchschnitt der Bevölkerung – und auch besonders früh. Es steht nahezu außer Zweifel, dass die genetischen Voraussetzungen mitbestimmen, wie gefährdet wir hinsichtlich mancher Krankheiten sind und welches Kräftepotenzial unserem Organismus zur Verfügung steht, um diese zu bekämpfen bzw. um zu genesen und sich wieder zu erholen. Ausschlaggebend dafür, wie rasch und wie einschneidend Alterungsprozesse ablaufen, sind sowohl die *Anpassungskapazität* (die Fähigkeit, Belastungen auszuhalten) als auch die *funktionellen Reserven* (der Leistungsspielraum der Organe). Es ist kaum zu glauben, doch die meisten Untersuchungen zeigen, dass bei Menschen jenseits des 95. Lebensjahrs die Pflegebedürftigkeit geringer ist als bei den 85-Jährigen. Für diese vitalen Hochbetagten gilt, dass sie bis ins hohe Alter rüstig sind und vor ihrem Tod eine nur kurze Leidenphase, in der sie auch erstmals intensiv betreut werden müssen, durchmachen.

Es ist zu hoffen, dass wir, wenn es uns gelingt, das Geheimnis der Nonagenarians und Centenarians zu lüften, auch allgemein gültige Erkenntnisse gewinnen, die es vielen Menschen ermöglichen werden, unbeschwert und gesund ein hohes Alter zu erreichen.

KAPITEL 4

Anti-Aging: Länger leben – Später altern

*»In der ersten Hälfte unseres Lebens opfern wir unsere Gesundheit,
um Geld zu verdienen.
In der anderen Hälfte opfern wir unser Geld,
um unsere Gesundheit wiederzugewinnen.«*
F. M. Voltaire

Ein Exkurs in die Menschheitsgeschichte

»Ich will ihm als Lebenszeit geben hundert und zwanzig Jahre.« (I. Mose 6,3; Altes Testament)
Das Alte Testament führt unsere Sterblichkeit auf Adam und Eva zurück: Gott erklärte nach der Ansiedelung von Adam und Eva im Paradies, dass dieser die Früchte aller Bäume – mit Ausnahme des Baums der Erkenntnis – essen dürfe. Die Früchte des Baums des Lebens könnten ihm Unsterblichkeit verleihen, esse er aber vom Baum der Erkenntnis, würde er mit dem Tod bestraft werden. Eva, von der Schlange zur Übertretung des Verbots verführt, veranlasste Adam, es ihr gleichzutun. So kam der Tod über die Menschen.

Verehrung und Verdammung des Alters, diese Ambivalenz zieht sich – ähnlich der Suche nach ewiger Jugend und Unsterblichkeit – durch die Menschheitsgeschichte. Die Grundeinstellung bzw. -haltung zu Jugend und Alter, zu Leben und Tod lässt auch Rückschlüsse auf den Grundcharakter einer Gesellschaft bzw. auf den jeweiligen Zeitabschnitt in der Menschheitsgeschichte zu.

»Das Alte Testament erzählt von einer Zeit, als die Menschen weder Krankheit noch Alter kannten. In den Midraschim, einer 2000 Jahre alten Auslegung der Bibel, berichten jüdische Gelehrte über die Ära der Stammesväter, als die Menschen erwachsen wurden und dann während ihres ganzen weiteren Lebens körperlich jung blieben. Wenn sie schließlich starben, geschah es plötzlich und ohne Schmerzen, der Tag war durch göttlichen Beschluss vorherbestimmt.

Nach dem ersten Buch Mose (24,l) und seiner Deutung in den Midraschim lässt sich der Ursprung des Älterwerdens auf Abraham zurückführen. Abrahams Frau Sarah wurde von dem Felisth des Königs Abimelech aus Gerar gefangen genommen, und kurz nach ihrer Rückkehr stellte sich heraus, dass sie schwanger war. Die Bibel stellt aber ausdrücklich fest, Abimelech habe Sarah nicht angerührt. Um allen Gerüchten der Vaterschaft entgegenzutreten, machte Gott das Kind Isaak zu einem genauen Abbild seines Vaters Abraham. Den Midraschim zufolge war Isaak als Erwachsener äußerlich nicht von seinem Vater zu unterscheiden, da es ja später keine Alterung mehr gab. Das wurde für Abrahams Volk zum Problem. Die Leute verehrten den Patriarchen nicht mehr gebührend, weil sie Vater und Sohn nicht auseinander halten konnten. Gott sorgte für eine Lösung, indem er Abraham anders aussehen ließ als Isaak, und dann führte er für alle Menschen eine Unterscheidungsmöglichkeit ein, indem er den Alten wallende weiße Haare und ein im Laufe der Zeit veränderliches Äußeres verlieh.
Dem Alten Testament zufolge gab es einen Zeitabschnitt in der Menschheitsgeschichte, in der das Höchstalter eines Menschen wesentlich höher war als in allen nachfolgenden Generationen. Zweifellos wird in der Bibel das höhere Lebensalter umso mehr nach unten korrigiert, je näher die geschilderten Ereignisse dem Zeitpunkt der Niederschrift rücken. Methusalem brachte es auf legendäre 969 Jahre und hält damit einen einzigartigen und sicher nicht erreichbaren Rekord. Adam soll etwa 930 Jahre und Noah 950 Jahre gelebt haben. Abraham starb mit 175, Moses musste schon mit 120 Jahren sterben. Es lässt sich darüber diskutieren, ob diese Altersangaben wörtlich zu nehmen sind oder lediglich als Metapher gelten. Ausdrücklich sagt das Alte Testament, dass Gott allein über Alterung, Krankheiten und Lebensdauer aller Lebewesen bestimmt. Dem 90. Psalm zufolge »währet [unser Leben] 70 Jahre, und wenn es hoch kommt, so sind's 80 Jahre«.
Mit der Unsterblichkeit der Seele und der Hoffnung auf ein ewiges Leben eröffnet das Neue Testament den Christen eine andere Perspektive: »Denn wenn durch die Sünde des Einen die Vielen gestorben sind (…), so ist auch durch die Gerechtigkeit des Einen für alle Menschen die Rechtfertigung gekommen, die zum Leben führt (…), zum ewigen Leben durch Jesus Christus (…).« (Römer 5, 15-21). Das Neue Testament verspricht die Unsterblichkeit der Seele durch Tod und Wiederauferstehung. Damit gilt der Tod nicht nur als unvermeidlich, sondern sogar als erstrebenswert.« (Gekürzter Originaltext aus *Ewig jung?, 2002 von S. J. Olshansky und B. A. Carnes)*

Auch im berühmten babylonischen Gilgameschepos wird das Thema Unsterblichkeit bzw. ewiges Leben behandelt. Gilgamesch, halb Mensch und halb Gott, ist besessen von dem Wunsch, Unsterblichkeit zu erlangen. Der

Verheißung, diese zu erreichen, wenn er sechs Tage und sieben Nächte seinen Schlaf überwinde, wird er gegen seinen Willen nicht gerecht, da er, von seiner langen Reise müde und erschöpft, einschläft. Auch sein Versuch, durch eine Pflanze in den Genuss ewiger Jugend zu gelangen, scheitert: Während er badet, frisst eine Schlange das wundertätige Gewächs auf. Selbst Gilgamesch, ausgestattet mit übermenschlichen Kräften, muss sich dem unentrinnbaren Zyklus aus Werden, Altern und Vergehen ergeben.
In den ägyptischen Hochkulturen gab es völlig unterschiedliche Wertungen bezüglich des Alters und des Sterbens. Frühe Aufzeichnungen aus dem dritten vorchristlichen Jahrtausend mahnen: »Sei ehrfürchtig! Sitze nicht, wenn ein anderer steht, der älter ist als du!« Die Hieroglyphe für »Alter« und »altern« – eine gebeugte, auf einen Stab gestützte Figur – bedeutet zugleich »groß«, »bedeutend« und »Haupt«. Gänzlich im Widersprich dazu die Worte des ägyptischen Dichters Ptahhotep: *»Wie qualvoll ist das Ende eines Greises! Er wird jeden Tag schwächer«*, ist auf Papyrus zu lesen. *»Das Alter ist das schlimmste Unglück, das einem Menschen widerfahren kann«*, setzt er fort. Dennoch genossen alte Menschen in der damaligen ägyptischen Hochkultur durchaus den Respekt ihrer Mitmenschen. Die Bewohner der Nillandschaft wurden im Durchschnitt 20 Jahre alt. Natürlich gab es auch 80-Jährige und überhaupt vermuteten die Ägypter das Höchstalter eines Menschen bei etwa 110 Jahren. Aufgrund der harten Lebensbedingungen, der Infektionen und Epidemien und einer entsprechend hohen Säuglingssterblichkeitsrate wurde aber die mittlere Lebenserwartung auf knapp über 20 gedrückt. Zum Vergleich: Im antiken Griechenland, etwa um 500 v. Chr., lag die Lebenserwartung ebenfalls knapp bei 20 und im alten Rom um das Jahr 0 bei 23 Jahren.

Die ambivalente Haltung gegenüber dem Alter, die durch alle Epochen hindurch und auch heute noch anzutreffen ist, findet sich auch in der griechischen Antike – dafür gibt es in Mythologie und Literatur die unterschiedlichsten Zeugnisse. In der Sage von Prometheus und Pandora etwa stiehlt Prometheus – ungeachtet der vom Göttervater Zeus angedrohten Strafe – das Feuer und bringt dieses auf die Erde. Zeus übt Rache und erschafft Pandora, die in ihrer legendären Büchse eine Menge übler Dinge – Krankheit, Seuchen und Alter – über die Menschen bringt und unmissverständlich klar macht, dass diese Übel unwiderruflich seien und ausschließlich dem Willen der Götter unterlägen.
Homer hingegen liefert uns mit Odysseus einen immer noch beeindruckenden Helden, der mit seinem triumphalen Sieg über Penelopes Freier ein nach wie vor gültiges Exempel statuiert: Die in mühevollen Irrfahrten des Lebens erworbene Erfahrung und die daraus resultierende Gewitztheit und

Weisheit befähigen ihn sehr wohl, seine jugendlich-kräftigen Konkurrenten aus dem Feld zu schlagen – zumal diese durch übermäßiges Essen und Trinken geschwächt sind.

Auch in der griechischen Philosophie finden sich – von Platon bis Aristoteles – völlig unterschiedliche Grundhaltungen. Platon, der mit 80 Jahren stirbt, verteidigt das Alter. Er beschreibt die Jahre jenseits der 50, wenn der Mensch in den Besitz der Wahrheit gelange, positiv. Er ist auch ein starker Befürworter der Gerontokratie: *»Die Ältesten müssen befehlen, die Jungen gehorchen!«*

Der wesentlich jüngere Aristoteles indes sieht die Rolle der Älteren völlig anders und meint, sie seien von der Macht fern zu halten. Aristoteles modifiziert auch die Sichtweise der Ärzte aus der Schule des Hippokrates, die das Leben des Menschen in vier Abschnitte – Kindheit, Jugend, Erwachsenen- und Greisenalter – einteilen, indem er die beiden letzteren zu einem einzigen zusammenfasst. Für ihn, den Lehrer Alexanders des Großen, waren dies irdische Phänomene und damit natürliche Folgen des unausweichlichen Wandels und Zerfalls unseres Lebens. Andererseits erhoben die Griechen – sinnenfroh, sportlich und körperbewusst – Schönheit, Spannkraft und Tatendrang zum Ideal. Strahlender Star dieses Jugendkults war Alexander der Große, der – beginnend als 22-Jähriger – in knapp elf Jahren sein Reich bis nach Indien ausdehnte.

Der griechischen Arzt Galen wiederum vertrat bereits im zweiten Jahrhundert vor Christus die Meinung, dass die Alterung schon mit der Empfängnis beginne. Er hielt sie nicht nur für unvermeidlich, sondern auch für einen natürlichen, für die Aufrechterhaltung der Ordnung innerhalb des Universums wichtigen Vorgang. Älterwerden war folglich seiner Überzeugung nach durchaus keine Krankheit.
Auch der römische Dichter Lucretius vertrat im ersten Jahrhundert vor Christus die Auffassung, dass das Leben, ganz gleich, wie lange es währe, bedeutungslos sei – im Vergleich zu der riesigen Zeitspanne, die wir tot sind. Vor dem Hintergrund dieser Erkenntnis vertrat Lucretius die Ansicht, das Leben solle nicht ein ständiger Kampf gegen den Tod sein, sondern vielmehr die nie endende Suche nach immer neuen Wegen, um jeden Tag zu würdigen, den wir am Leben sind.

Ursprünglich zeigten die Römer gegenüber den *seniores* – sowohl im Privaten als auch in der Politik – eine sehr positive Grundhaltung und räumten ihnen sogar eine privilegierte Stellung ein. Der »Pater familias«, das Familienoberhaupt, hatte innerhalb dieser nahezu unumschränkte Macht. Ohne die Zustimmung des Vaters oder Großvaters durfte ein junger Mann unter anderem nicht heiraten. Die Alten wurden als ein wesentlicher Faktor für die Stabilität der Gesellschaft angesehen und sicherten sich ihrerseits durch die Oligarchie, die kaum junge Aufsteiger zuließ, ihre Vorrechte und ihre überragende Position. So wird Cicero folgende Feststellung zugeschrieben: *»Die Staaten wurden stets von jungen Leuten ruiniert, gerettet und wieder aufgebaut aber von den Alten.«* Auch Seneca lobt noch hundert Jahre später die Vorzüge des Alters: *»Die Früchte erlangen ihren vollen Geschmack erst in dem Augenblick, da sie vergehen.«*

Doch ab dem dritten vorchristlichen Jahrhundert bröckeln mit der Vorherrschaft der Reichen auch zunehmend das Ansehen und der Einfluss der Alten. So schreibt damals der römische Dichter Juvenal: *»Furchtbarer als der Tod ist das Alter.«*

Völlig anders, nämlich als höchste Stufe der Reife, schätzte und schätzt man das Alter in der chinesischen Kultur. So schreibt Konfuzius (551–479 v. Chr.): *»Mit 15 Jahren bemühte ich mich um das Studium der Weisheit; mit 30 gewann ich Sicherheit darin; mit 40 hatte ich keine Zweifel mehr; mit 60 konnte mich nichts auf der Welt erschüttern; mit 70 vermochte ich den Wünschen meines Herzens zu folgen«.*

Der arabische Philosoph und Arzt Ibn Sina (Avicenna) vertrat bereits im 10. bzw. 11. Jahrhundert die Ansicht, dass die Kunst, die Gesundheit zu erhalten, nicht mit der Kunst, den Tod abzuwenden oder ein möglichst langes Leben zu sichern, gleichzusetzen sei. Er meinte vielmehr, Gesunderhaltung bestehe darin, den Körper bzw. den Menschen nach bestem ärztlichen Wissen durch die von der Natur vorgesehene Lebensspanne zu führen.

Roger Bacon hingegen, der im 13. Jahrhundert in Oxford lebte und auch Doctor Mirabilis genannt wurde, war der Meinung, dass es für die Lebensdauer keine vorgegebenen Beschränkungen gäbe und dass das zu seiner Zeit relativ kurze Leben der Menschen ausschließlich auf deren ungesunde, insbesondere aber unmoralische Lebensweise zurückzuführen sei. Tatsächliche Ursachen waren die harten Lebensbedingungen im Mittelalter. Kriege, Hungersnöte und immer neue Pestwellen sowie andere Epidemien rafften die Menschen dahin. Ein Bauer mit 30 Jahren galt bereits als alter Mann und selbst Angehörige privilegierter Schichten erreichten kein wesentlich höheres Lebensalter. So wurden im altersfeindlichen Mittelalter nur wenige wie Karl der Große 72 oder wie Friedrich I., genannt Barbarossa, 65 Jahre alt.

Davon nicht unbeeinflusst blieb auch die Kunst. So stellten die Ausnahmekünstler Michelangelo und Tizian, die beide fast 90 und somit ungewöhnlich alt wurden, den Schöpfer grauhaarig und -bärtig dar, gaben ihm aber gleichzeitig den straffen, durchtrainierten Körper eines Athleten – eine bildhafte Synthese von Weisheit und Stärke.
Gleichzeitig erlebt auch die Alchimie ihren absoluten Höhepunkt. Vielerlei Wundermittel, Tinkturen und Elixiere standen gegen das Alter im Einsatz. Aderlässe, Schlangenfleisch, Ginsengwurzeln, glühende, mit spanischem Wein abgelöschte Goldblättchen und Geheimmischungen, bei Greisen sollte die gelegentliche Umarmung eines jungen Mädchens das Alter besiegen.
Neben dem Alchimisten Paracelsus war Luigi Cornaro, ein italienischer Adeliger, der im 15. Jahrhundert in Padua lebte, mit seinem Buch *La vita sopra* Proponent eines 100 Jahre währenden Lebens. Er vertrat die Auffassung, dass jeder Mensch mit einer festgelegten Menge eines »Lebensprinzips« geboren werde, das er dann im Laufe seines Lebens verbrauche. Bemerkenswert auch, dass zu dieser Zeit Shakespeare eines der wenigen Werke der Weltliteratur mit einem Greis als Protagonisten, nämlich »König Lear«, schrieb.

Im 16. und 17. Jahrhundert ging die mittlere Lebenserwartung aufgrund der desaströsen hygienischen Verhältnisse und der überall wütenden Epidemien, gegen die die Ärzte machtlos waren, zurück, 80% der Menschen ereilte – auch infolge von Hungersnöten und Kriegen – der Tod vor dem 30. Lebensjahr und nur knapp 6 % wurden älter als 60. Der Mangel an Lebensperspektiven führte zu einer dramatischen Veränderung, ja zu einem Verfall der Werte und der Moral und somit zu einer allgemeinen Verrohung der Gesellschaft.

Zur Zeit des 30-jährigen Kriegs – den Tod vor Augen – stand das Vergnügen, ohne Rücksicht auf Verluste, im Mittelpunkt. Ein Menschenleben, insbesondere ein älteres, war »nichts mehr wert«.

Typisch für die Menschheitsgeschichte und das Auf und Ab historischer Zyklen kam es nach dem Westfälischen Frieden zu einer völligen Änderung der Werthaltung: Wahrhaftigkeit und Bescheidenheit, Ordnung und Selbstzucht waren angesagt. Durch eine positive Wendung der allgemeinen Lebensbedingungen verbesserte sich der Ernährungszustand – und damit vor allem auch der Gesundheitszustand der Menschen. Ihre Lebensaussichten und ihre Lebenserwartung stiegen.

In Lessings »Nathan der Weise« kommt den Alten auch gesellschaftlich wieder eine höhere Wertigkeit – im Sinne des Vorbilds und des weisen Ratgebers – zu. 1764 erschien sogar eine Wochenschrift mit dem Titel »Der Greis«, die riet, bei Geschäften sowohl alte als auch junge Leute zu beteiligen, denn beider Fehler hielten einander zum Besten der Gesellschaft im Gleichgewicht.

Der bekannteste Vertreter der Aufklärung, Voltaire, der sich von Jugend an todkrank fühlte und ewig über allerlei Krankheiten jammerte, vollendete dennoch 84 Lebensjahre und kommentierte das Alter mit der lakonischen Formulierung: *»Im Alter erträgt man das Leben, in der Jugend missbraucht man es.«* Mittlerweile hatten in nur wenigen Generationen die Alten wieder ein Ansehen erreicht wie seit Jahrhunderten nicht. Erst später, im Sturm und Drang, kam es zur Wiederauflage des Generationenkonflikts, zum Aufbegehren der Jugend im Kampf gegen Konvention und Patriarchat. 1788 wies Freiherr von Knigge darauf hin, dass es lächerlich sei, *»wenn ein Greis so sehr Würde und Anstand verleugnet, dass er in Gesellschaft den Stutzer oder den lustigen Studenten spielt; wenn die Dame sich wie ein junges Mädchen kleidet, kokettiert (...) oder gar anderen Generationen Eroberungen streitig machen will«.*

Im 19. Jahrhundert kam es endgültig zu nachhaltigen, tief greifenden medizinischen und sozialen Fortschritten und Umwälzungen. Aufgrund verbesserter Hygienemaßnahmen und folglich auch effizienterer Bekämpfung von Seuchen sank die Kindersterblichkeitsrate in der westlichen Welt. Unter anderem trug die Einführung der Kanalisation in Großstädten und geschlossener Senkgruben auf dem Land zu einer massiven Verbesserung der allgemeinen Volksgesundheit bei. Die mittlere Lebensdauer stieg von etwa 30 Jahren um das Jahr 1800, auf knapp 40 um das Jahr 1900 an.

Die zunehmende Industrialisierung löste eine Verschärfung des Konflikts zwischen Jungen und Alten und zwischen Armen und Reichen aus. Die zum Teil menschenverachtenden Arbeitsbedingungen ließen Arbeiter schneller altern und früher sterben als Angehörige anderer Berufe. Um das größte Elend und die härtesten sozialen Folgen der Industrialisierung zu lindern bzw. abzuschwächen, entwickelte sich in Deutschland eine Art Sozialversicherungssystem, das zum Vorbild für ähnliche Einrichtungen in vielen anderen Ländern wurde. Gleichzeitig wurde damit erstmals von staatlicher Seite definiert, wann jemand für das Arbeitsleben unbrauchbar bzw. alt ist.

Die Technisierung mit ihrem sich rasch erweiternden, immer neuen Wissen machte den Erfahrungsvorsprung der Alten nahezu bedeutungslos. Die Massenmedien, aber auch die Literatur, verstärkten – ähnlich wie heutzutage – die Verklärung der Jugend.

Forever young? Kein Problem, wenn man Dorian Gray heißt und Held eines Romans von Oscar Wilde ist. Dorian, Anfang 20 und schön wie Apoll, lässt sich porträtieren und ist vom vollendeten Werk überwältigt: »Könnte ich doch ewig so jung bleiben wie auf dem Gemälde«, fleht er den Himmel an, »und könnte doch statt meiner das Bildnis altern! Dafür würde ich sogar meine Seele hingeben!« Der Vorschlag wird von höchster Stelle angenommen und Dorian Gray bleibt, zumindest in den folgenden 20 Jahren, unverändert jung. Oscar Wildes Roman »Das Bildnis des Dorian Gray«, vor knapp 100 Jahren veröffentlicht, ist unter anderem auch Ausdruck der Jugendverehrung. *»Jugend!«*, schwärmt darin ein Mann, der diesen Lebensabschnitt schon hinter sich weiß, *»In der Welt zählt nichts als Jugend!«*

Gegen Ende des 19., Anfang des 20. Jahrhunderts machte die Medizin entscheidende Fortschritte. So veröffentlichte 1898 Jules Bordet das erste Lehrbuch über Immunologie (Lehre von der Körperabwehr) und darin die Erkenntnis, dass *»Leben die Aufrechterhaltung eines Gleichgewichts ist, das ständig bedroht wird«.* Erstmals wurde festgestellt, dass das Erkennen und Unterscheiden von »körpereigen« und »körperfremd« eine der wesentlichen Funktionen des menschlichen Organismus ist – noch dazu verbunden mit einem Lern- und Merkmechanismus. Oder anders gesagt: Das Immunsystem reagiert auf körperfremde Eindringlinge, z. B. Viren oder Bakterien. Sind ihm diese schon von früher bekannt, kann es aufgrund der gespeicherten Informationen rascher Gegenkräfte mobilisieren. Diese Erkenntnis war unter anderem Grundvoraussetzung für das Verstehen von Infektionskrankheiten wie Grippe, Masern und Kinderlähmung. In weiterer Folge entwickelten sich daraus unsere heutigen Schutzimpfungen.

Unglaublich, aber wahr: Erstmals wurde 1909 von J. L. Masher die »Geriatrie« als eigene Fachrichtung installiert, die sich auf die Erforschung der Krankheiten alternder und alter Menschen spezialisiert.

Die mittlere Lebensdauer von ca. 40 Jahren um 1900 und einem 5%-Anteil an über 65-Jährigen stieg unaufhaltsam weiter an. Dies war unter anderem auf das im Jahr 1952 entdeckte Penicillin zurückzuführen und in der Weiterentwicklung auf andere Antibiotika, die vielen Menschen im Kampf gegen bakterielle Infektionen das Leben retteten.

Von nun an stand das Thema »Alt sein« auch auf der politischen Tagesordnung. Bis dato in der Geschichte der Menschen eine Minderheit, werden die Alten zu einem zunehmend wesentlichen gesellschaftlichen und politischen Faktor.

Der amerikanische Präsident John F. Kennedy erkannte als einer der Ersten die gewichtige Bedeutsamkeit dieser Tatsache und fungierte 1961 als Gastgeber einer Konferenz, die sich mit den Rechten der »alten Staatsbürger« beschäftigt. Er war damit möglicherweise indirekt auch einer der Mitbegründer der Bewegung der »Grauen Panther« die nach amerikanischem Vorbild Mitte der 70er Jahre auch in Europa auf die Nöte älterer Menschen aufmerksam machten und für diese Bevölkerungsgruppe mehr Rechte erkämpften.
Mit ihrem Essay »Das Alter« brachte auch Simone de Beauvoir die skandalöse Lage der Alten ins Bewusstsein einer breiteren Öffentlichkeit und löste damit eine allgemeine Diskussion aus.
In den 60er Jahren kam es zu einem spürbaren Wandel vieler Werte. Nie zuvor in der Geschichte waren so viele junge Menschen so früh in Positionen von so großem Einfluss gelangt. Studentenrebellion und sexuelle Revolution, *Sex, Drugs and Rock 'n' Roll* erweiterten den Begriff Jugend um viele neue Inhalte und führten förmlich zu einem Jugendkult. Die Schwelle zum Alter verschob sich kontinuierlich im Verlauf der nachfolgenden Jahrzehnte um etwa 20 Jahre. Eine geradezu »alterslose Gesellschaft«, für die es keine Reifungsprozesse mehr gab und in der sich zunehmend die traditionellen Alters- und Geschlechterrollen sowie die Generationsgrenzen verwischten, entstand.

Die heutige Realität sieht jedoch anders aus: Mittlerweile verbringt in der westlichen Welt ein Drittel der Menschen mehr Jahre im so genannten Ruhestand, als vor noch nicht allzu langer Zeit ein ganzes Menschenleben dauerte. Tendenz: weiterhin steigend.
Niemals zuvor in der Geschichte hatten die Alten so viel Zukunft wie heute.

Die Suche nach dem Jungbrunnen

Seit ewigen Zeiten träumen die Menschen von einem Wundermittel, das die Jugend erhält. Immer wieder behaupteten Wissenschaftler, ein solches Mittel entdeckt zu haben. Doch tatsächlich gelungen ist es bisher keinem. Das könnte sich allerdings bald ändern. Seit Beginn des 21. Jahrhunderts sind wir dem Geheimnis der ewigen Jugend auf der Spur. Wir haben heute das theoretische Know-how, Menschen zu er-zeugen, die länger leben. Die Suche nach der biologischen Unsterblichkeit hat begonnen. Experten glauben mittlerweile, dass die Lebensspanne eines Menschen verdoppelt werden kann – 120 bis 150 Jahre als Maximum sind eine vorsichtige Schätzung. Wir leben mehr als 30 Jahre länger als unsere Großeltern und unsere Lebenserwartung hat sich innerhalb der letzten 100 Jahre verdoppelt. Erstmals gibt es Beweise dafür, dass man den Alterungsprozess hinauszögern kann. Medikamente, die die Lebenszeit von Tieren verdoppeln, sollen bald an Menschen getestet werden.

Diese Erfolge – und derzeit auch noch der Gewinn an Lebenszeit – täuschen jedoch teilweise darüber hinweg, dass wir von Natur aus nur etwa bis zum 30. Lebensjahr frei von Alterserscheinungen bleiben und bereits dann der tatsächliche Alterungsprozess einsetzt. Lediglich die Errungenschaften der modernen Medizin und tief greifende soziale und gesellschaftliche Veränderungen ermöglichen es uns, ein höheres Alter zu erreichen als unsere Ahnen. Mit der zunehmenden Zahl an Jahren müssen wir uns aber auch mit einer wachsenden Anzahl von altersbedingten Veränderungen und Erkrankungen auseinander setzen. Ein neuer Zweig der Medizin, die »Biogerontologie«, glaubt, dass sich durch eine Verringerung der Alternsrate – also der Geschwindigkeit des Alterns – bereits innerhalb der nächsten 20 Jahre der Lebensabschnitt, in dem jugendliche Gesundheit vorherrscht, verlängern lässt und dass zugleich der Zeitpunkt für das Auftreten von Alterserkrankungen hinausgezögert werden kann. Die Natur scheint im menschlichen Organismus keine Schutzmechanismen gegen das Altern an sich eingebaut zu haben, sondern lediglich solche für unseren reproduktiven Lebensabschnitt. In der Evolution war ja bisher ein Schutz vor dem Altern – oder anders gesagt: eine spezielle Resistenz gegen das Altern – auch nicht Inhalt bzw. Kriterium der natürlichen Selektion. Die Möglichkeit des Menschen, langsamer zu altern, ist, wie oben ausgeführt, eine Errungenschaft der modernen Zivilisation. *Quo vadis?*

Unser Körper – unser Kapital

Gibt es irgendetwas, das wir selbst tun können, um die Zeit anzuhalten?
Die Entschlüsselung des Genoms, des kompletten menschlichen Erbguts, und die neuesten Fortschritte der Biogenetik und Proteomforschung (Untersuchung aller in einer Zelle vorhandenen Proteine) in Verbindung mit der rasant wachsenden Biotechnologie – all das zusammen bedeutet, dass auf den Menschen von heute und morgen völlig neue Angebote, neue Erwartungen, aber auch neue Herausforderungen zukommen.

Bis vor kurzem herrschte noch eine ausgeprägte Ignoranz gegenüber den eigenen Lebensprozessen vor. Diese Unwissenheit und Nichtbeachtung war teilweise durch unsere Konsumgesellschaft und unsere Umwelt bedingt, zum Teil auch gewollt. Wenn wir heute von einer explosionsartigen Zunahme individualisierter Therapien auf nahezu allen Gebieten – von der Herzschwäche über Bluthochdruck bis zu Krebs – und von individualisierter Risikodiag-

nostik mittels Genchip vor und direkt nach der Geburt sprechen, so bedeutet dies: Es werden immer mehr Lebensprozesse kontrollierbar!
Schon aus diesem Grund kann es uns allen, jedem Einzelnen von uns, nicht mehr erspart werden, die Verantwortung für unser Leben, unsere Gesundheit und unser Altern zum entscheidenden Teil selbst zu übernehmen. Der biomedizinische Fortschritt zwingt uns Mündigkeit förmlich auf. Wir müssen mit unserem Körper – unserem Biokapital – extrem vernünftig, also sparsam und rational, umgehen. Durch die veränderten Möglichkeiten zur Kontrolle in Eigeninitiative hat in den letzten zehn Jahren auch unsere Selbstverantwortung zugenommen. Konstante Vorsorge ist für jeden von uns nicht nur möglich, sondern auch notwendig! Wenn der französische Genetiker und Forschungsplaner Daniel Cohen erwartet, dass in zwei bis drei Jahrzehnten vier Fünftel aller ärztlichen Leistungen aus Vorsorgemaßnahmen bestehen werden, so ist das nur vorstellbar, wenn der Patient aktiv daran mitwirkt bzw. auch mitwirken kann, weil er sein »physisches Kapital« genau kennt.

In einer Erfolgsgesellschaft voller Jugendkult wundert es nicht, dass die Angebote im Anti-Aging-Markt boomen und Jung und Alt den Verlockungen und Versprechungen der *»Forever-young-Manie«* erliegen. Ein mittlerweile kaum noch überschaubares Angebot angeblich wissenschaftlich geprüfter Pillen, Säfte, Verjüngungsmittel, Lebenselixiere und Kuren überflutet den Medizin- und Wellnesssektor. Allein im Internet werden auf mehr als zwei Millionen (!) – zum Großteil nicht auf Qualität geprüften – Gesundheitsseiten Angebote und Versprechungen gemacht. Aber auch viele Wissenschaftler bewerten die derzeitige Entwicklung der Alternsforschung sehr optimistisch.

Ziel der nachfolgenden Kapitel ist es, Sie nach bestem Wissen und Gewissen über die *Anti-Aging-Blockbuster* zu informieren und deren Für und Wider abzuwägen, und zwar aufgrund von Evidenz und nicht aus einem Wunschdenken heraus. Im Interesse der oben angeführten neuen Lebenshaltung – Verantwortung für die eigenen Lebensprozesse und Self-Management-Intelligenz – werden sowohl die diversen »Super-Anti-Aging-Präparate« als auch die tatsächlich wirksamen Maßnahmen diskutiert. Dies vor allem in Hinblick darauf, da manche der derzeit propagierten Produkte nicht nur zu teuer sind, sondern auch gesundheitliche Schäden anrichten können.

Adam und Eva – Das Ende der Unisex-Medizin

Louis XVI: C'est une revolte?
La Rochefoucauld-Liancourt: Non, Sire, c'est une révolution.
1789, als die Nachricht vom Fall der Bastille Versailles erreichte.

Seit Urzeiten stand für die meisten Gesellschaften fest, dass der Mann wichtiger sei als die Frau. Es hieß bisher, dass das ungeborene Leben sich ausschließlich in den Spermien befinde und der Bauch der Frau nur der Boden sei, auf dem sich alles entwickelt. Anfangs bemühten sich die Biologen diese Theorie zu untermauern. Je mehr sie jedoch herausfanden, desto deutlicher wurde, dass die Frau wichtiger ist als der Mann. Und die wichtigste und bedeutendste Entdeckung war, dass nur ein Chromosom, nämlich das Y-Chromosom, fehlen muss, und man kommt nicht als Junge, sondern als Frau zur Welt. Die Bibel irrt also in diesem Punkt gründlich und die Geschichte von der Erschaffung Evas aus Adams Rippe hat damit endgültig ausgedient. Denn das, was die Männlichkeit ausmacht, ist nicht mehr und nicht weniger als eine Adaptierung des Weiblichen.

Schon auf den ersten Blick fällt auf, dass das männliche Geschlechtschromosom, das Y-Chromosom, nicht besonders groß ist. Es bietet nur Platz für 60 Gene, während auf dem X-Chromosom zirka 3000 Gene Platz haben. Doch nicht genug, dass das Y-Chromosom das kleinste aller menschlichen Chromosomen ist, nur ein sehr kleiner Teil davon enthält Informationen – der Rest ist schlichtweg leer. Das kürzlich entdeckte SRY-Gen sitzt auf dem Y-Chromosom und spielt eine Schlüsselrolle bei der Entwicklung zum Mann: Es sorgt ganz alleine dafür, dass Embryos zu Knaben werden. Besonders groß ist es deshalb allerdings auch nicht. Die DNA ist, ähnlich einem Knäuel, im Zellkern jeder Zelle aufgerollt. Würde sie, vergrößert dargestellt, im ausgerollten Zustand etwa der Entfernung von Wien bis Sankt Petersburg entsprechen, hätte das Y-Chromosom auf dieser Strecke eine Länge von maximal 30 Kilometer, das SRY-Gen wäre jedoch nicht mehr als der erste Schritt auf dem Weg nach Sankt Petersburg.

Etwa 32000 Gene sind nötig, um einen Menschen zu schaffen, doch nur ein einziges Gen macht ihn zum Mann. Das SRY-Gen wird aktiviert, wenn ein Fötus etwa sechs bis sieben Wochen alt ist. Bis zu diesem Zeitpunkt könnte das Ungeborene sowohl ein Mädchen als auch ein Junge werden. Erst das SRY-Gen sorgt für die Herausbildung männlicher Geschlechtsorgane. Es gibt also nur einen einzigen – überdies winzigen – genetischen Unterschied, der wiederum zu einem grundlegenden Unterschied führt: Jungen entwickeln Hoden, Mädchen Eierstöcke. Die Hormone, die von den Hoden bzw. den Eierstöcken produziert werden, bewirken letztlich den Unterschied zwischen Mann und Frau.

Laut Bericht des *Institute of Medicine* in den USA zum Thema »*Untersuchung des biologischen Anteils an der menschlichen Gesundheit: Macht das Ge-*

schlecht einen Unterschied?« sind Wissenschaftler fast aller medizinischen Fachrichtungen davon überzeugt, dass sämtliche Organe des Menschen – nicht nur jene der Reproduktion – die Fähigkeit besitzen, aufgrund des biologischen Geschlechts unterschiedlich zu reagieren. Diese Erkenntnis beruht zum einen auf der Analyse von bekannten Beobachtungen – dass z. B. das Risiko von Frauen, an einer Autoimmunerkrankung wie Polyarthritis zu erkranken, höher ist als das von Männern, dass wiederum Männer im Durchschnitt früher einen Herzinfarkt erleiden als Frauen – und zum anderen auf völlig neuen Entdeckungen der Mikrobiologie, insbesondere des Humangenomprojekts.

Zellen in weiblichen bzw. männlichen Körpern differenzieren sich nicht allein aufgrund der unterschiedlichen Hormone, sondern auch durch die Chromosomen! Dies bedeutet z. B., dass nicht einmal einfache Hautzellen bei Mann und Frau identisch sind. Ursprünglich nahm man an, dass auf dem männlichen Y-Chromosom nichts anderes definiert sei als der »Startschuss« zur Herausbildung des männlichen Geschlechts. Neueste Forschungen im Rahmen des Humangenomprojekts und die Entschlüsselung des Y-Chromosoms haben jedoch gezeigt, dass auf dem Y-Chromosom Gene lokalisiert sind, die auch in anderen Zellen vorhanden sind und daher potenziell Unterschiede in diesen, z. B. in Hautzellen, bewirken können.

Frauen besitzen im Gegensatz zu Männern – die ein X- und ein Y-Chromosom aufweisen – zwei »gleiche« Geschlechtschromosomen, nämlich XX. Lange wurde gemutmaßt, dass Frauen eines ihrer beiden X-Chromosomen in jeder Zelle »abschalten«. Mittlerweile steht jedoch fest, dass Frauen nicht alle Gene auf diesem »ruhenden« X-Chromosom außer Funktion setzen. Daher gibt es einige Unterschiede im genetischen Aufbau von gewöhnlichen Haut-, Leber- und allen anderen Zellen – je nachdem, ob sie von einem »XY-Individuum« oder einem »XX-Individuum« abstammen. Wenngleich derzeit noch nicht völlig klar ist, welche Funktion all diese Gene besitzen und wie wichtig sie für unsere Entwicklung, unsere Gesundheit, aber auch für unseren Alterungsprozess sind, so machen doch die bisherigen Erkenntnisse eine Revision unseres Wissens hinsichtlich der Sexualhormone und der geschlechtsspezifischen Unterschiede notwendig.

Es zeichnet sich immer deutlicher ab, dass neben dem biologischen Geschlecht auch das »soziokulturelle Geschlecht« für unsere Gesundheit und den medizinischen Alltag von großer Bedeutung ist. Ob es sich um Pubertät, Berufskrankheiten, Stress, Älterwerden oder Meno- bzw. Andropause handelt, Frauen und Männer haben geschlechtsspezifische Bedürfnisse!

Das Geschlecht entscheidet

Nicht nur in der Grundlagenforschung, sondern auch im medizinischen Alltag werden in naher Zukunft die behandelnden Ärzte das Geschlecht ihrer Patienten in diagnostischen und therapeutischen Belangen in höherem Maß berücksichtigen: So wird es etwa in der Frage, welches Antidepressivum oder welches Schmerzmittel zu wählen sei, darauf ankommen, ob es einer Frau oder einem Mann verschrieben werden soll. Ebenso bei der Entscheidung, welche diagnostische Maßnahme oder Intervention bei Angina Pectoris oder bei einem Herzinfarkt speziell bei einer Frau bzw. einem Mann angezeigt ist. Aber selbst bei Spezial-Diäten, Bewegungstherapien und Ähnlichem wird man überlegen, ob sie für beide gut geeignet sind.

Rund um das Akutereignis eines Herzinfarkts schneiden Männer entgegen der landläufigen Meinung nicht unbedingt schlechter ab als Frauen. Bei den unter 50-Jährigen ist die Frühsterblichkeit im Rahmen eines Herzinfarkts bei Frauen sogar mehr als doppelt so hoch. Mit zunehmendem Alter spielt das Geschlecht hinsichtlich der Prognose bei Herzinfarkt eine immer geringere Rolle, bei über 74-Jährigen finden sich schließlich keine signifikanten Sterblichkeitsunterschiede mehr. Untersuchungen zeigen, dass – auch nach Einbeziehung von Faktoren wie klinischer Schwere des Infarkts und Frühtherapie – die Wahrscheinlichkeit, daran zu sterben, für Frauen höher lag als für Männer, und zwar umso deutlicher, je jünger sie waren. Offensichtlich spielt auch die Art der Therapie eine nicht unbedeutende Rolle.

Auch bei den Charakteristika eines depressiven Zustands zeigen sich geschlechtsspezifische Unterschiede: Die Kernsymptome einer Depression sind bei Männern und Frauen ähnlich. Frauen berichten aber signifikant häufiger über so genannte atypische vegetative Symptome, wie z.B. gesteigerten Appetit, mit Zunahme des Körpergewichts als Folge, sowie über Ängste und somatische Beschwerden. Bei Männern hingegen kommen häufiger Symptome wie Ärgerlichkeit, Irritabilität, Reizbarkeit, Missmutigkeit, Verbitterung, Neigung zu Vorwürfen und nachtragendem Verhalten vor. Zusätzlich besteht bei Männern eine Tendenz zum »Ausagieren« von Aggressionen, was mit erhöhter Risikobereitschaft – und in der Folge oft mit selbst verschuldeten »Unfällen« – einhergeht. Viele depressive Männer finden im Gegensatz zu Frauen, die meist eher zur Krankheitseinsicht gelangen, nicht sofort den Weg zum Arzt. Zudem präsentieren sich depressive Männer oft nicht als krank, sondern projizieren ihre Problematik eher in die Umwelt, was die Diagnose erschwert.

Auch Fruchtbarkeit ist nicht mehr nur ein Problem der Frau.
»Der Mann der Zukunft: weniger Arbeit, weniger Macht, weniger Spermien.«
Spiegel 01/2000
Bis zu 20% aller Paare weltweit sind unfruchtbar, wobei dies in 30 bis 50% aller Fälle am männlichen Partner liegt. Die Fertilitätskurve neigt sich bei Männern genauso wie bei Frauen mit zunehmendem Alter rascher nach unten, als früher angenommen wurde. Beim weiblichen Geschlecht beginnt dies schon Mitte der Zwanziger, beim männlichen in den späten Dreißigern. In groß angelegten europäischen Fruchtbarkeitsstudien wurde ein Vergleich zwischen Partnerschaften mit 40-jährigen Männern und solchen mit 35-jährigen angestellt. Dabei konnte bei ersteren eine 40%ige Reduktion der Zeugungsrate festgestellt werden. Zahlreiche – auch umweltbedingte – Faktoren spielen eine Rolle: Neben dem Zustand von Eileiter und Eizellen können Gesundheit und Mobilität der Spermien die Chancen auf eine Schwangerschaft in jedem Alter drastisch verändern.
Frauen und Männer unterscheiden sich in ihren Bedürfnissen, ihren Krankheitsrisiken und in ihrer Lebenserwartung. Leider stehen ihnen – selbst heute noch – ein unterschiedliches Maß an gesellschaftspolitischen Einflussmöglichkeiten sowie ein unterschiedlicher Zugang zu Ressourcen der Gesundheitsversorgung zur Verfügung. Diese Unterschiede müssen wahrgenommen und thematisiert werden, um das Ungleichgewicht zwischen den Geschlechtern auszugleichen.
Für Frauen und Männer gelten nicht dieselben gesundheits- und krankheitsbestimmenden Faktoren. Frauen und Männer haben in unterschiedlichen gesellschaftlichen Kontexten unterschiedliche Rollen. Diese Rollen werden unterschiedlich bewertet – normalerweise werden die Rollen, die Männern zugeordnet werden, höher eingeschätzt. Dies hat Auswirkungen darauf, in welchem Ausmaß Frauen bzw. Männer Zugang zu und Kontrolle über die Ressourcen und Entscheidungsprozesse haben, die sie zum Schutz ihrer Gesundheit benötigen. Dies wiederum führt zu einem Ungleichgewicht, und zwar nicht nur hinsichtlich der Gesundheitsrisiken, sondern auch bei der Inanspruchnahme von gesundheitlichen Versorgungsleistungen und bei Behandlungsergebnissen. Das Geschlecht ist noch immer ein die Gesundheit mitbestimmender Faktor und ebenso relevant wie der gesellschaftliche, der wirtschaftliche und der ethnische Hintergrund.

Die Macht der Hormone

Die Entwicklung aller Menschen – gleich ob sie eine XX- oder eine XY-Geschlechtschromosomenkombination haben, d. h. egal ob männlich oder weiblich – beginnt mit demselben Start: Nach der Befruchtung bleiben in der

Frühphase der Schwangerschaft die Keimdrüsen des Fötus undifferenziert. Das heißt: Fötale Genitalien sind alle gleich und entsprechen in ihrem Erscheinungsbild eigentlich dem weiblichen Geschlecht. Ab etwa der sechsten bis siebenten Schwangerschaftswoche kommt es, wie vorher beschrieben, durch Wirksamwerden des SRV-Gens auf dem Y-Chromosom zu Veränderungen, die in der Entwicklung der männlichen Keimdrüsen, der Hoden, münden. Ab der neunten Schwangerschaftswoche kommt es dann durch die Produktion von Testosteron zur Herausbildung des Genitaltrakts und zur Maskulinisierung des Fötus im Bereich des Gehirns und des Genitales.

Im Gegensatz zur geschlechtsdifferenzierenden Wirkung der fötalen Hoden ist für die weibliche sexuelle Entwicklung im Mutterleib eine Hormonausschüttung aus den fötalen Eierstöcken noch nicht erforderlich. Unsere Geschlechtsentwicklung und -differenzierung beginnt somit schon in den ersten Wochen nach der Befruchtung in der mütterlichen Gebärmutter. Auch in den nächsten Wochen bis zur Geburt kommt es immer wieder zu deutlichen Schwankungen bei der Ausschüttung von Geschlechtshormonen. Nach der Geburt steigt deren Spiegel steil an – drei bis vier Monate alte Säuglinge haben erstaunlich hohe Werte. Beim Mädchen liegt der Östradiol-, bei Jungen der Testosteronspiegel fast so hoch wie bei Erwachsenen. Nach etwa einem halben Jahr ist dieses erste Geschlechtshormon-Hoch jedoch zu Ende und die Kinder weisen dann bis zur Vorpubertät einen minimalen Östrogen- bzw. Testosteronspiegel auf. In dieser Zeit bremst das Gehirn mittels übergeordneter Hormone die Aktivität von Hoden und Eierstöcken. Statt daher mit einem halben Lebensjahr bereits geschlechtsreif zu werden, haben die Kinder nun Zeit, sich zu entwickeln. Erst wenn sie zirka ab dem 10. Lebensjahr langsam in die Vorpubertät kommen, steigen die Östradiol- bzw. Testosteronwerte wieder heftig an und in einem einige Jahre dauernden Entwicklungsprozess nähern sie sich den Werten der Erwachsenen an. Beim Mann bleiben sie dann in einem eher konstanten statischen Zustand, bei der Frau hingegen weisen sie die typischen monatlichen zyklischen Schwankungen auf.
Die Folgen dieser Veränderung sind uns allen wohl vertraut: In der Pubertät wachsen die Brüste und der Penis, die Regelblutung setzt ein, die ersten nächtlichen Samenergüsse treten auf, auf der Haut blüht die Akne und der Körper wächst schneller. Das bisher gewohnte Leben entspricht Buben und Mädchen nicht mehr wirklich. Sie beginnen ihm zu entwachsen und dies ist wahrlich kein einfacher Prozess. Mit 18, 19 ist es endgültig so weit: Sehschärfe, Hörfähigkeit und Gesundheit sind optimal, Gehirn und Skelett ausgewachsen. Muskelkraft und -schnelligkeit, Koordinationsfähigkeit, Ausdauer und Knochendichte werden in den nächsten Jahren ihr jeweiliges Maximum erreichen. Um all das werden die jungen Erwachsenen von den älteren oft

beneidet. Auch die Hormonspiegel haben den Gipfel des Mount Everest erklommen – es gibt keinen weiteren Aufstieg mehr. Dieses Hoch der Hormone hält etwa bis zum 50. Lebensjahr an. Danach wird die Produktion allmählich reduziert bzw. zum Teil eingestellt. Das Resultat: Menopause, Andropause, Somatopause ...
»Von nun an ging's bergab« Hildegard Knef, Chansontext
Die Taille wird dicker, die Haare dünner, die Muskeln weniger, dafür das Fett mehr ...
Wieso und warum? Grund ist die Evolution, sagen die Biologen. Nach den Spielregeln der stammesgeschichtlichen Entwicklung komme es ausschließlich darauf an, möglichst viele gesunde Nachkommen zu erzeugen. Danach sollte der Körper noch 10 bis 20 Jahre relativ problemlos funktionieren, eben so lange, bis die Kinder aus dem Gröbsten heraus sind. Danach bestehe im Sinne der Evolution eigentlich kein Grund mehr, uns funktionsfähig zu erhalten. Wieso sollte das Leben Energie darauf verschwenden, Gene für ein verdientes Pensionistendasein zu entwickeln? Je mehr wir wissen, desto komplizierter wird es ...

»Die meisten Menschen brauchen sehr lange, um jung zu werden.«
Pablo Picasso
Was nun?

Das Hormon, das die Zeit zurückdreht

Das Wachstumshormon (Somatotropes Hormon, STH, oder Growth Hormone, hGH) wird vom Menschen nicht nur in der Wachstumsperiode, sondern während seines gesamten Lebens produziert. Es wird in der Hypophyse in einem 24-stündigen Rhythmus hergestellt, tagsüber nur in geringen Mengen und vorwiegend nachts, wenn der Wachstumshormonspiegel am höchsten ist, ausgeschüttet. Es beeinflusst das Wachstum der Organe (Herz, Nieren etc.) und der Knochen. Außerdem steigert es den Fettabbau und hemmt die Fettsynthese, ermöglicht das Zur-Verfügung-Stellen von Energie für Wachstumsprozesse, beeinflusst den Kohlenhydratstoffwechsel, den Wasserhaushalt und den Allgemeinzustand.

Kommt es bei Erwachsenen zu einem Mangel an Wachstumshormon, so nimmt die Fettmasse deutlich zu, vor allem am Unterbauch, das Körpergewicht steigt, die Muskelmasse nimmt ab, die Blutfettwerte steigen an. Es kommt zu Hauttrockenheit und Durchblutungsstörungen, die oft mit Kältegefühl in den Händen und Füßen einhergehen. Weitere Folgen sind vermehrtes Schlafbedürfnis, verminderte Vitalität und Energie, eingeschränktes Wohlbefinden; trockene, leicht faltige Haut, reduzierte Knochendichte, Bluthochdruck und Herzkranzgefäß-Durchblutungsstörungen. Viele Symptome des STH-Mangel-Syndroms beim Erwachsenen sind also mit den typischen Beschwerden älterer Menschen identisch.

Die Ausschüttung von Wachstumshormon, die in der Pubertät und der Adoleszensphase am stärksten ist, fällt bis zum sechsten Lebensjahrzehnt exponentiell ab. Ein Phänomen, das analog zur Meno- und Andropause als Somatopause bezeichnet wird. Die klinische Erfahrung hinsichtlich der Behandlung von älteren Gesunden mit Wachstumshormon ist noch begrenzt. Nicht jeder Patient, der den Wunsch nach einer »Verjüngungskur« verspürt, sollte auch behandelt werden. Nachfolgend die wesentlichen Voraussetzungen für eine Substitutionstherapie, herausgegeben von der deutschen Gesellschaft für angewandte Endokrinologie (Details siehe »Wachstumshormon-Therapie in der Somatopause«/Richtlinien der DGAE 2000).

Wer soll behandelt werden – Voraussetzungen:
Es sollte ein ausgeprägtes klinisches Beschwerdebild vorliegen. Typische Anzeichen sind: Ermüdungszustände und Abgeschlagenheit, mangelnde körperliche Leistungsfähigkeit. Weitere Symptome, die auf ein Wachstumshormondefizit hinweisen, sind: reduzierte Muskelmasse, erhöhter Körperfettanteil und verminderte Lebensqualität.
Die IGF-I-Konzentration im Blut (Insulin like Growth Factor, IGF-I ist eine Untergruppe des Wachstumshormons) sollte mindestens zwei Standardabweichungen unter dem Mittelwert eines gesunden 40-Jährigen gleichen Geschlechts liegen. Ausschließlich ein Endokrinologe (Facharzt für Hormone) sollte behandeln und entscheiden, ob auch bei nur geringfügigem Mangel eine Therapie begonnen werden darf. Therapieziel ist die Anhebung der IGF-I-Konzentration in den Normbereich von gesunden 40-Jährigen gleichen Geschlechts. Supraphysiologische (höhere als von der Natur vorgesehene) Werte sollten vermieden werden. Nach einer Wachstumshormontherapie von sechs Monaten sollten bereits erste Verbesserungen vom Patienten beschrieben werden. Die Therapie sollte auf alle Fälle unter regelmäßiger ärztlicher Beobachtung durchgeführt und durch Untersuchungen im Labor überprüft werden. Patienten mit einer bösartigen Tumorerkrankung – entweder in der Vorgeschichte oder in einer aktiven Form – aber auch solche mit schweren Organerkrankungen oder Zuckerkrankheit dürfen unter keinen Umständen behandelt werden. In den letzten Jahren wurde bei den Kongressen der *American Academy of Anti-Aging-Medicine* mehrfach über die Superwirkung des »Jungbrunnenhormons STH« berichtet: Nach sechs Monaten Therapie wurde eine signifikante Verbesserung der Körperzusammensetzung beobach-

tet (Fettverminderung und Zunahme der Muskelmasse), 75% Zunahme von Potenz und sexueller Lust – auch bei Frauen; um mehr als 80% gesteigerte Vitalität, zwei Drittel der Behandelten fühlten sich durchsetzungsfähiger und wiesen verbesserte Gedächtnisleistungen auf. Neben einer positiven Wirkung auf die Herz- und Lungenfunktion stellten viele Frauen auch einen erstaunlichen Einfluss auf die Hautalterung fest (Verminderung der Faltenbildung im Gesicht, Straffung schlaffer Hautpartien am gesamten Körper, Kräftigung von dünnem, brüchigem Haar, leichte Rückbildung von Tränensäcken).

Das Wachstumshormon ist auch der wesentliche Bestandteil der *Total Hormone Replacement Therapy*, einer umfassenden Hormonkur, die von Dr. Edmund Chein am *Palm Springs Life Extension Institute* in Palm Springs, USA, verabreicht wird. Mit Hilfe einer Mixtur von bis zu neun Hormonen – inklusive des gesundheitlich nicht genügend erforschten und daher nicht unbedenklichen Wachstumshormons – versucht Chein die natürlichen Alterungsprozesse des Körpers zu verlangsamen. Chein verteidigt seinen Hormon-Cocktail: »Wenn die Hormone im Gleichgewicht sind, gibt es keine Nebenwirkungen.«
Jedoch muss ausdrücklich auf die Gefahr hingewiesen werden, dass diese Wachstumshormone z. B. auch bislang unentdeckte Krebsherde zum Wachsen anregen können.

Östrogen – Die Quelle weiblicher Jugend

Ohne Östrogene ist eine Frau keine Frau und ein Mann kein Mann. Stammesgeschichtlich betrachtet ist Östrogen weitaus älter als das Testosteron. Östrogen, dessen Produktion von der Hirnanhangsdrüse (Hypophyse) gesteuert wird, ist eines der vielseitigsten Hormone überhaupt.
Beim Mann wird Östrogen in den Hoden, im Gehirn, aber auch im Fettgewebe in sehr kleinen Mengen gebildet und ist vor allem bezüglich Energie, Ausgeglichenheit und Belastbarkeit sowie für Gehirn, Knochen, Haut, Haare und Herz-Kreislauf-System wichtig. Entscheidend ist, dass Östrogen für die männliche Fruchtbarkeit und die Beweglichkeit der Samenzellen verantwortlich ist. Je mehr Fettgewebe ein Mann hat, desto mehr Östrogen produziert er, denn durch das Enzym Aromatase wird im Fett das Testosteron des Mannes zu Östrogen umgewandelt.

Wird die Balance zwischen Testosteron und Östrogen gestört, treten Beschwerden wie Schweißausbrüche, Schlafstörungen und Aggressivität, verbunden mit geringerer Belastbarkeit und erhöhter Sensibilität, auf. Auch in der männlichen Sexualität spielt Östrogen eine wesentliche Rolle. Testosteron ist zwar der Auslöser für Libido und Erotik, für die sexuelle Kraft, das »Durchhaltevermögen« im Rahmen des sexuellen Akts, ist Östrogen jedoch gleichfalls wichtig.

Das Östrogen der Frau wird in den Eierstöcken gebildet und versiegt allmählich im Verlauf der Wechseljahre. Sowohl beim Mann als auch insbesondere bei der Frau hat Östrogen eine ganz entscheidende Wirkung auf die Knochendichte und -stabilität. Sexualhormone, speziell Östrogene, sind aber auch für die Schönheit der Frau – etwa für die Fülle, die Zusammensetzung und das Wachstum der Haare – wesentlich. Außerdem beeinflussen sie die Stärke, die Elastizität und insgesamt die Qualität des Bindegewebes und der Haut der Frau. Darüber hinaus senken Östrogene den Cholesterinspiegel, stellen die Blutgefäße weit und beeinflussen das Gehirn, das vegetative Nervensystem, die Regulation der Körpertemperatur und die Gefäßdurchblutung. Und sie stellen die Brustdrüsen auf Milchproduktion ein.

In den letzten 20 Jahren wurde die Verabreichung der weiblichen Hormone Östrogen und Gestagen gegen die fallweise lästigen Wechseljahrbeschwerden – Hitzewallungen, Schweißausbrüche, Schlafstörungen und andere – massiv propagiert. Ziel der Hormonersatztherapie mit Sexualhormonen war zunehmend aber auch »die Erhaltung des allgemeinen körperlichen und seelischen Wohlbefindens«. Die Langzeitverabreichung von Östrogenen und Gestagenen wurde aber nicht nur als eine Art Jungbrunnen gegen Alterserscheinungen, sondern auch als Schutz vor Alzheimerkrankheit, Herzinfarkt und Knochenschwund gepriesen. Mittlerweile nehmen in den westlichen Industrieländern rund dreißig Millionen Frauen in der Lebensmitte Hormone.

Wie steht es jedoch um die Nebenwirkungen der Hormonpillen, Hormonspritzen und Hormonpflaster? 1999 wurde unter der Leitung von Umberto Veronesi, dem Direktor der *European School of Oncology*, Italien, in Zusammenarbeit mit Experten aus vielen anderen Ländern, erstmals eine kritische Sichtung aller vorliegenden Daten vorgenommen. Die weltweit renommiertesten Forscher kamen damals zu dem Ergebnis, dass die Auslegung der zahlreichen Studien aufgrund ihrer Heterogenität mit äußerster Vorsicht erfolgen müsse. Neben der unbestritten hochgradigen Wirkung bei Hitzewallungen und Osteoporose wurde z. B. die vorbeugende Wirkung gegen Herzinfarkt skeptisch beurteilt. Die Experten wiesen außerdem auf ein geringfügig erhöhtes Risiko hinsichtlich der Bildung von Blutpfropfen (Thrombosen) und erstmals auf eine erhöhte Brustkrebsgefahr hin. Es gäbe lediglich vage Hinweise darauf, dass Hormongaben als Schutz gegen Alzheimerkrankheit relevant seien.

Im Sommer 2002 platzte eine wissenschaftliche Bombe, die als Topnachricht über CNN lief und es zur Schlagzeile auf der Titelseite nahezu jeder internationalen Tageszeitung brachte: Die nach fünf Jahren vorzeitig abgebrochene erste randomisierte Primärpräventionsstudie, ein Projekt der hoch angesehenen *Women's Health Initiative* (WHI), hatte ergeben, dass die in dieser Langzeitstudie untersuchte Hormontherapie mehr schaden als nützen kann. Herz-Kreislauf-Erkrankungen nahmen nicht nur nicht ab, sondern zu (Herzinfarkt und Schlaganfall um etwa ein Drittel). Zusätzliche Komplikationen wie Beinvenenthrombosen und Lungenembolien, aber auch das relative Brustkrebsrisiko stiegen um 25% an (Writing Group for the WHI Investigators. JAMA 2002, 288: 321–333).

Selbstverständlich sagt diese Studie nichts über andere Hormonkombinationen aus, es ist aber anzunehmen, dass sich die Ergebnisse nicht grundsätzlich unterscheiden. Zu ähnlichen, aber aufgrund des Studiendesigns nicht direkt vergleichbaren Ergebnissen kam nämlich auch die Studie HERS I und die nach sieben Jahren ebenfalls abgebrochene Nachfolgestudie HERS II (Arznei-Telegramm 8/2002).

Die vorläufigen Konsequenzen aus den publizierten Hormonersatztherapie-Interventionsstudien HERS, WEST und WHI lauten: Grundsätzlich sollten nur jene Medikamente präventiv verwendet werden dürfen, deren Wirksamkeit und Sicherheit durch ausreichende, kontrollierte Studien belegt ist. Vorläufig sollten gesunden Frauen auch keinerlei Sexualhormone zur Krankheitsverhütung nach den Wechseljahren verordnet werden. Eine Substitutionstherapie zur Linderung von Wechselbeschwerden sollte – nach strenger Prüfung des Sachverhalts – nur auf Indikation eines mit Hormonen vertrauten Facharztes für Frauenheilkunde durchgeführt werden. In diesem Fall sei auch eine eingehende Aufklärung der Frauen hinsichtlich der Risiken unerlässlich, das heißt, man müsse ihnen die möglicherweise auftretenden Beschwerden klar vor Augen führen. Bei allen Frauen mit Brustkrebs bzw. Herz-Kreislauf-Erkrankungen in der Vorgeschichte ist aufgrund der derzeitigen Studienlage eine Hormontherapie kontraindiziert, also nicht anzuwenden.

Designer-Östrogene: Neben den synthetisch hergestellten Östrogenen eroberten in den letzten Jahren zunehmend auch pflanzliche Hormone den Markt. Eine neue Klasse sind die »Designer-Hormone«. Die so genannten SERMs (selektive Östrogen-Rezeptor-Modulatoren – z. B. Raloxifen) setzen an den Andockstellen (Rezeptoren) des Östrogens an. Das Positive an diesen Substanzen ist, dass sie den Knochenabbau bremsen dürften und das Risiko, an Gebärmutter- bzw. Brustkrebs zu erkranken, nicht steigern. Allerdings sind auch diese Designer-Östrogene nicht gänzlich frei von Nebenwirkungen: Sie erhöhen zum Teil das Thrombosenrisiko und können die typischen Wechselbeschwerden – wie Hitzewallungen und Schweißausbrüche – nicht effizient mildern.

Absolut Mann

Der Stoff wirkt im Manneskörper wahre Wunder: Testosteron, das wichtigste der männlichen Sexualhormone, kurbelt das Liebesleben an, macht Knochen hart wie Kruppstahl, lässt Muskelpakete schwellen und Konkurrenten alt aussehen. Doch wehe, wenn der Traumstoff versiegt … Der Spiegel 36/2001

Testosteron ist jenes Hormon, das den Mann zum Mann macht. Es findet sich aber auch im Körper der Frau – allerdings in einer deutlich geringeren Konzentration als beim Mann. Wie »typisch männlich« ein Mann ist, hängt nicht nur von den im Blut zirkulierenden, sondern vielmehr von den an den Andockstellen (Androgenrezeptoren) und in den Zellen wirksamen Testosteronmengen ab. Androgene – die männlichen Sexualhormone – sind für die Entwicklung der männlichen Geschlechtsorgane verantwortlich, somit also eine Grundvorrausetzung für die männliche Identität, Sexualität und Fruchtbarkeit. Die Androgene der Frau (ca. 0,3 mg Testosteron) stammen aus der Nebennierenrinde, die Androgene des Mannes (ca. 7 mg) zu zwei Dritteln aus den Hoden und zu einem Drittel aus der Nebenniere. Das Testosteron wird dann in bestimmten Geweben durch Enzyme in andere aktive Hormone umgewandelt, deren wichtigstes das Dihydrotestosteron (DHT) ist. Es wirkt vor allem auf Haut, Haar und Prostata, ist verantwortlich für das Wachstum und die Ausbildung der sekundären Geschlechtsmerkmale, sorgt für den Muskelauf- und Fettabbau, beeinflusst den Sexualtrieb und steigert das Leistungsvermögen des Mannes wie auch seine Aggressivität. In Form so genannter Anabolika werden diese Hormone wegen ihrer muskelaufbauenden Wirkung von Bodybuildern leider immer wieder missbräuchlich verwendet.

Die Androgenproduktion beginnt beim Mann bereits ab dem 25. Lebensjahr abzunehmen. 20 bis 30% der männlichen über 50-Jährigen haben nachweislich ein partielles Androgendefizit (PADAM) – ihr Blutspiegel weist eine verminderte Konzentration von bioaktivem Testosteron auf. Aber auch die Hormonproduktion des Nebennierenhormons DHEA (siehe Kapitel »DHEA – das Powerhormon?«) und des aus Testosteron gebildeten Östrogens verringert sich. Diese hormonellen Veränderungen werden heute einerseits als Ursache der männlichen Form des Wechsels (Andropause/Androclise/PADAM) angesehen, andererseits können sie auch zu verminderter Fruchtbarkeit führen.

Testosteronersatz – ja oder nein? Für einen Testosteronmangel kann es drei Ursachen geben. Erstens können die Hoden – die Hauptproduktionsstätte des Testosterons – durch Infektionen wie etwa Mumps oder infolge einer Verletzung, aber z. B. auch nach einer Leistenoperation dermaßen geschädigt sein, dass die Testosteronproduktion vermindert ist. Die zweite mögliche Ursache liegt in der mit zunehmendem Alter des Mannes physiologisch bedingten Reduktion des Testosterons und anderer Androgene. Die dritte und altersunabhängige Ursache kann ein »komplexer Androgenmangel« als Folge starker psychischer und körperlicher Belastungen, die den gesamten Regelkreis zwischen Hypothalamus, Hirnanhangsdrüse und Hoden stören, sein.

Eine Testosteronersatztherapie ist medizinisch dann indiziert, wenn bei jungen Männern »hypogonadale« (durch verminderte Testosteronproduktion bedingte) Krankheitsbilder vorliegen, z. B. nach der Entfernung beider Hoden aufgrund von Hodenkrebs. Kontrovers diskutiert wird die Testosteronersatztherapie beim alternden Mann mit nur grenzwertig verminderten Testosteronwerten und Erektionsschwächen (erektiler Dysfunktion). Erste Ergebnisse zeigen, dass diese Ersatztherapie günstige Auswirkungen auf den Körperfettindex, die Muskelkraft, die Libido sowie den allgemeinen Antrieb hat und zugleich auch der Osteoporosevorbeugung dient, ohne einen signifikanten Effekt auf die Prostatagröße zu haben.

Für die Ersatztherapie stehen zurzeit vier Darreichungsformen zur Verfügung: Testosteronpflaster oder -tabletten, intramuskuläre Injektionen sowie Implantate, die unter die Haut des Oberarms eingesetzt werden. Sollte bereits die Vorstufe eines Prostatakrebses im Körper schlummern, könnte das Wachstum der Krebszellen durch die Hormongabe möglicherweise angeregt werden, daher muss die Therapie durch einen Facharzt für Urologie überwacht werden, das heißt, der Patient – und vor allem dessen Prostata – muss regelmäßig untersucht werden.

Um das Testosteron auf ganz natürliche Weise länger im grünen Bereich zu halten, helfen meist schon Ausdauersport »light« (Marathon senkt den Spiegel!), regelmäßiger Sex (stimuliert die Produktion) und Entspannung (Stress ist ein Testosteronkiller).

DHEA – das Powerhormon?

Das Steroidhormon DHEA (Dihydroepiandrosteron) ist ein natürliches Androgen, das in der Nebenniere von Mann und Frau produziert wird. Im menschlichen Körper dient es als Vorstufe von Östrogen und Testosteron.

In zwei großen internationalen Studien wurde eine Reihe von positiven Effekten des DHEA beschrieben: Es bringt mehr Power und Energie, da es die verminderte Ausschüttung des Stresshormons Cortisol, das den Blutdruck und die Pulsfrequenz in die Höhe katapultiert, reduziert. Es hilft im Kampf gegen Übergewicht, da es den Abbau von Fettgewebe unterstützt. Es erhöht – insbesondere bei Frauen – die Belastbarkeit, wirkt luststeigernd und zusätzlich antidepressiv.

Bei Zwanzigjährigen werden die höchsten DHEA-Konzentrationen gemessen. Ein behandlungswürdiger DHEA-Mangel tritt in der Jugend, außer im Falle eines Nierenversagens, praktisch nicht auf. Im weiteren Lebensverlauf sinken die DHEA-Konzentrationen langsam und erreichen oft nur noch 20% der Ausgangswerte. Die Nebenniere produziert stattdessen mehr Cortisol. Fest steht, dass das in den USA als Anti-Aging-Wunderdroge gefeierte DHEA die propagierten Versprechungen nicht erfüllt. Es kann jedoch ab etwa dem 50. Lebensjahr, wie schon erwähnt, insbesondere bei Frauen das Leistungsvermögen wiederherstellen und die Lust steigern. Darüber hinaus weist vieles darauf hin, dass ein niedriger DHEA-Spiegel ein erhöhtes Herzinfarktrisiko darstellen könnte. Nachhaltige Nebenwirkungen im Rahmen einer einjährigen Verabreichung konnten in den bisherigen Studien nicht festgestellt werden.

Melatonin: das Gute-Nacht-Hormon

Melatonin wird in der Zirbeldrüse unseres Gehirns gebildet. Wie ein Vampir kommt es nur bei Nacht und schwindet am Tag. Erst wenn es dämmert, beginnt die Melatoninproduktion, die bei völliger Dunkelheit am stärksten ist. Tagsüber wird kaum Melatonin synthetisiert. Die Ausschüttung des Hormons geht zyklisch – im 24-Stunden-Rhythmus – vonstatten. Im Laufe unseres Lebens verändern sich die Melatoninkonzentrationen im Blut. Die höchste Ausschüttung erfolgt vom ersten bis zum dritten Lebensjahr. Bei Kindern und auch noch bei Jugendlichen in der Pubertät steigt die Melatoninproduktion bei Nacht – im Vergleich zum Tag – auf etwa das Zwölffache, bei älteren Menschen danach nur noch auf das Dreifache an. Je älter wir werden, desto weniger Melatonin produzieren wir. Die Melatoninwerte von 80-Jährigen machen nur noch ungefähr 10% der Werte von 20-Jährigen aus. Möglicherweise liegt darin der Grund, warum im Alter der Körper nachts seine Temperatur nicht mehr absenken kann und ältere Menschen so oft unter Schlafstörungen leiden. Zudem senkt Melatonin den Blutdruck und wirkt wie eine Art Prellbock gegen Stresshormone.

Aber es gibt noch weitere Gründe, warum Melatonin als neues »Anti-Aging-

Hormon« an Bedeutung gewinnt: In Tierversuchen zeigte sich, dass es das Leben der Versuchstiere durch Zerstörung freier Radikale um 25% verlängerte. Angeblich konnten noch weitere Studien belegen, dass es unsere Körperzellen als Antioxidantium noch effektiver als Vitamine vor dem Angriff der freien Radikale schützt. Die Hauptursache für einen Mangel an Melatonin ist die ungenügende Lichtexposition, wie man sie an Crews von Transatlantikflügen, an Bergleuten und an Bewohnern skandinavischer Länder beobachten kann. Ein nachweisbarer Mangel führt zu Schlaflosigkeit und einer Störung des Tag-Nacht-Rhythmus. Zur Behandlung von Jetlag oder von Schlafstörungen bei älteren Menschen ist Melatonin absolut tauglich. Seriöse Hinweise auf einen nachhaltig verjüngenden »Anti-Aging-Effekt« gibt es derzeit aber nicht.

Neue Chancen für Frau und Mann

Menopause, Andropause, Wachstumshormonpause – Männer und Frauen erleben zwar unterschiedliche, aber durchaus auch parallele Auswirkungen von Alternsprozessen und von Veränderungen im Hormonhaushalt.

Menopause

Die Wechseljahre der Frau werden in drei Abschnitte – die Prämenopause oder das Präklimakterium, die Perimenopause und die Postmenopause – eingeteilt. In der Prämenopause, die ungefähr ab dem vierzigsten Lebensjahr beginnt und bis zu den ersten unregelmäßigen Monatsblutungen dauert, kommt es durch eine Reduktion der Hormonproduktion in den Eierstöcken (Gelbkörperhormonabfall bei meist noch normalen Östrogenmengen) zu ersten, für die Wechseljahre typischen Veränderungen. Es treten – vor allem vor der Regel – zyklusabhängige Beschwerden wie Migräne oder Spannungsschmerzen in den Brüsten auf. Und trotz unveränderter Essgewohnheiten gelingt es kaum noch, das Körpergewicht zu halten. Aber auch bei konstantem Gewicht verändert sich langsam die Figur. In der Perimenopause, die sich über ein, zwei Jahre bis nach dem Ausbleiben der Regel erstreckt, kommt es durch einen gewissen Östrogenabfall zum Ausbleiben der Monatsblutung. Dieser Östrogenabfall kann nun zu den charakteristischen vegetativen Störungen, den typischen Wechselerscheinungen, führen: plötzlich auftretende Hitzewallungen, einige Minuten dauernde Schweißausbrüche, Durchschlafstörungen, Gereiztheit, Antriebslosigkeit, schwankender Blutdruck, Schwindelanfälle, starkes Herzklopfen, Gewichtszunahme, Haarausfall am Kopf, hingegen aber verstärkter Haarwuchs im Gesicht und an den Beinen.

Die Postmenopause setzt etwa ein bis zwei Jahre nach der letzten Regel ein und dauert bis zu etwa fünfzehn Jahren. Durch den anhaltenden Östrogenmangel kommt es vorwiegend zu Veränderungen im Gewebe – z. B. zur Austrocknung der Schleimhaut in der Scheide, der Mundschleimhaut und der Augenbindehaut – sowie zu den gefürchteten Knochenbrüchen infolge Osteoporose. Eine streng kontrollierte Östrogentherapie nach Erlöschen der zyklischen Östrogenausschüttung im Wechsel kann viele der oben angeführten Symptome lindern, zur Verbesserung einer beeinträchtigten Stimmungslage in der Menopause sowie zur Prophylaxe der in der Postmenopause auftretenden urogenitalen Alterungsvorgänge beitragen.

Jede Hormonsubstitution muss individuell erfolgen und bedarf – wie im Abschnitt Östrogene (siehe Seite 59 ff.) ausführlich erläutert – einer Indikation und deren regelmäßiger Überprüfung durch den Hormonspezialisten. Eine Östrogentherapie erhöht das relative Risiko hinsichtlich Brustkrebs in direkter Abhängigkeit von der Dauer der Therapie: Anstieg der Inzidenz um zwei, sechs bzw. zwölf Karzinome pro jeweils tausend Frauen nach 5, 10 bzw. 15 Jahren Hormontherapie. Welche Rolle Gestagene in diesem Zusammenhang spielen, ist derzeit noch unklar. Die *American Heart Association* hat 2001 davon abgeraten, eine Hormonsubstitution als primäre bzw. sekundäre Vorsorge für Herzinfarkte und Schlaganfälle bei Frauen einzusetzen.

Phytoöstrogene, Bestandteil vieler Nahrungsmittel, werden als »natürliche« Alternative zur Hormonersatztherapie eingesetzt. Sojaprodukte (Isoflavone) können möglicherweise Hitzewallungen positiv beeinflussen. Mit der Überprüfung der Effekte auf andere Organsysteme wird erst begonnen. Nach Empfehlungen der nordamerikanischen Menopausegesellschaft gibt es derzeit – aufgrund fehlender gesicherter Erkenntnisse oder inkonsistenter Ergebnisse von Kurzzeitstudien – keine Grundlage dafür, den regelmäßigen Genuss phytoöstrogenreicher Nahrungsmittel oder ebensolcher Extrakte als gesundheitsfördernd zu propagieren. Tatsache ist, dass die individuelle Nutzen-Risiko-Abwägung bei der Entscheidungsfindung hinsichtlich einer Hormonersatztherapie immer komplexer wird und ein diesbezüglicher Entschluss letztendlich nur von den betroffenen Frauen nach eingehender Beratung über diese komplexen Zusammenhänge getroffen werden kann.

Andropause

Andropause, Androclise, Klimakterium virile, männliches Klimakterium, männliche Menopause, Penopause, Viropause, Testosteronsyndrom ... Auch Männer werden älter!

Das Älterwerden gesunder Männer ist normalerweise nicht durch eine abrupte oder drastische Veränderung der Keimdrüsenfunktion charakterisiert. Im Gegensatz zur weiblichen Menopause gibt es keinen definierten Zeitpunkt für den Beginn des so genannten Klimakterium virile. Sowohl die Androgenproduktion als auch die Fruchtbarkeit kann, zumindest bei einigen Männern, bis ins hohe Alter erhalten bleiben. Daher ist der Ausdruck »Andropause«, definiert als das männliche Äquivalent zur Menopause, sowohl aus sprachlicher (griechisch: andro = Mann, pausis = Ende) als auch aus hormonell-physiologischer Sicht falsch. Die exokrine (Spermienproduktion) wie die endokrine (Hormonproduktion) Hodenfunktion nimmt langsam und progressiv mit dem Älterwerden ab, man spricht hierbei vom so genannten relativen Hypogonadismus (Keimdrüsenunterfunktion), wobei besonders darauf hinzuweisen ist, dass große individuelle Unterschiede bestehen.

Die häufigsten Beschwerden, die das so genannte partielle Androgenmangelsyndrom des alternden Mannes (PADAM) hervorruft, bestehen in Depressionen, Nervosität, Wallungen, Schweißausbrüchen, verminderter Libido, Erektionsschwäche, rascher Ermüdbarkeit, verminderter Konzentrationsfähigkeit und Gedächtnisstörungen. Neben den stark subjektiv empfundenen Beschwerden kommt es auch zu einer Reihe sichtbarer körperlicher sowie organischer Veränderungen, wie z. B. Nachlassen des Haarwachstums, Reduktion der Hautdicke, Verminderung der Knochendichte (Osteoporose) sowie der Muskelkraft und Muskelmasse, veränderte Verteilung des Körperfetts – mit Zunahme des Bauchfettes – und Veränderungen im Blutbild und im Immunsystem.
Selbstverständlich ist der Alterungsprozess nicht nur einem Hormonmangel zuzuschreiben, oft aber werden »Beschwerden des Älterwerdens« durch das Fehlen von Hormonen mitbestimmt. Das für die Aufrechterhaltung notwendige biologisch aktive Testosteron zeigt im Mittel einen allmählichen Abfall, der durch steigende Konzentrationen des Transporteiweißes SHBG (Serum Hormone Binding Globuline) und durch individuell determinierte Aktivitäten der Androgenrezeptoren an und in den Zellen noch verstärkt werden kann. Wenn die Testosteronwerte in den »hypogonadalen Bereich« fallen, Symptome des Androgenmangels (siehe oben) vorliegen und ein Prostatakrebs ausgeschlossen wurde, ist beim älteren Mann eine Hormonersatztherapie unter ärztlicher Kontrolle, am besten mit Hilfe kurz wirkender Testosteronpflaster oder -gels sinnvoll (Details siehe Testosteron, Seite 62).

Somatopause
Altern ist ein Prozess, der mit einem fortschreitenden Funktionsverlust, welcher eine Vielzahl physiologischer Systeme betrifft, einhergeht. Altersbedingte Veränderungen des Nervensystems, des Immunsystems und des endokri-

nen Systems beeinflussen einander in komplexer Wechselbeziehung. Die Produktion von Hormonen der hypothalamisch-hypophysären Achse – wie z. B. Wachstumshormon, DHEA, Sexualsteroide und Schilddrüsenhormone – nimmt im Mittel mit den ansteigenden Lebensdekaden deutlich ab. Bereits 1985 hat A. Rudmann auf die Parallelen von Alternsprozess und Wachstumshormondefizit im Sinne einer Wachstumshormonpause (Somatopause oder »GH-Menopause«) hingewiesen: die Verminderung der Muskelmasse, der Hautdicke, der Kraft, Lebergröße, das Abnehmen kognitiver Funktionen sowie der Knochendichte, der wachsende Körperfettanteil und die zunehmende Häufigkeit von Depressionen.

Die Hormonersatztherapie mit DHEA, Wachstumshormon oder Melatonin kann eindeutig positive Effekte bei Patienten mit pathologisch verringerter Ausschüttung und gut charakterisierter Symptomatik haben. Zweifelhaft ist jedoch der Effekt einer Therapie, die allein wegen subjektiver Alternsprozesse erfolgt! Fraglos besteht noch erheblicher Studienbedarf zur klinischen Bedeutung der Hormonsubstitution im Alter. Da mit steigender Lebenserwartung auch die Morbidität (Krankheitshäufigkeit) zunimmt, sollte man als Ziel erfolgreichen Alterns nicht ausschließlich eine Verlängerung der Lebenserwartung, sondern vielmehr eine Verlängerung der in Gesundheit verbrachten Lebensspanne sehen.

Die Evolution des Sex

Sexualität ist eines der größten Mysterien des Lebens. Seit Jahren streiten Wissenschaftler über die Frage, wie Sex überhaupt entstehen konnte. Vor allem jene Lebewesen, die – zumindest zeitweise – auf Sex verzichten können, verwirren die Evolutionsbiologen. Durch Knospung oder Jungfernzeugung oder aber durch Teilung, wie dies z. B. Bakterien machen, kann Erbmaterial ausgetauscht werden. Hier findet sozusagen eine Art Ur-Sex statt.

Warum ist Sex überhaupt entstanden? Wozu ist Sex gut – so gut, dass er sich im Laufe der Evolution nicht nur halten, sondern sogar über die ganze Erde ausbreiten konnte? Teilung, Jungfernzeugung, Knospung – es geht offensichtlich auch ohne Sex. Bei manchen Eidechsen etwa entwickeln sich die Eier tatsächlich ohne Samen. Weibchen produzieren Eier, aus denen wiederum Weibchen hervorgehen, die Eier produzieren ... Das Weibliche kann somit auch hier als kontinuierlich, als ursprünglich angesehen werden. Damit drängt sich aber schon die Frage nach dem Sinn des Mannes auf. Nach ungefähr drei Milliarden Jahren auf unserem Planeten ohne »richtigen« Sex – also ohne Männchen – entwickelten sich dann doch schlussendlich auch die »höheren« Lebewesen. Mittlerweile praktizieren 99,9% aller Tier- und Pflanzenarten irgendeine Art von Geschlechtsakt.

Warum aber hat sich diese Fortpflanzungspraxis in der Natur tatsächlich durchgesetzt? Diese Frage war bereits für Charles Darwin eine harte Nuss, denn auch ihm war klar, dass das Argument der »natürlichen Auslese« allein nicht ausreicht, um sämtliche Verhaltensweisen der Natur – schon gar nicht so bizarre und scheinbar sinnlose Übertreibungen wie Hirschgeweih oder Pfauenrad – in Zusammenhang mit dem Geschlechtlichen zu erklären. Schon früh vertrat er in seinen Theorien die Ansicht, dass Sex für Nachkommen sorge, die sich von ihren Eltern differenzieren. Erst dieser Unterschied ermögliche im Laufe von Generationen Anpassungen an veränderte Umweltbedingungen. Mittlerweile glauben die meisten Evolutionsforscher, dass Sex nicht ausschließlich der Arterhaltung dient.

Viele Evolutionsbiologen sind davon überzeugt, dass Individuen Abstraktes wie ihre Art und deren Erhaltung gleichgültig ist. Vielmehr will in der Regel jedes einzelne Sex-Wesen sich selbst fortpflanzen. Das aber gelingt nur denjenigen, die einen Partner finden. Das Maß dieses Fortpflanzungserfolgs nennen die Soziobiologen »Darwinsche Fitness«, gemessen an der Zahl der fortpflanzungsfähigen Nachkommen, die ein Individuum in die Welt setzt. Diese Zahl ihrerseits hängt – auf längere Sicht – mit der Qualität des Erbguts zusammen. Höchstwahrscheinlich befindet sich im Erbmaterial die Lösung für das Rätsel der sexuellen Evolution.

Die zweite sexuelle Revolution

2001 wurde in Großbritannien eine große Umfrage bezüglich der Sexualgewohnheiten von Männern und Frauen zwischen dem 16. und dem 45. Lebensjahr durchgeführt, und zwar unter dem Titel *National Survey of Sexual Attitudes and Lifestyles*. 1990 hatte man eine fast identische Studie durchgeführt, die nun als Vergleich für die Ergebnisse diente. Dabei zeigte sich, dass die Engländer an das »Thema Nr. 1« heute weit aufgeschlossener herangehen. Deutlich mehr Männer und vor allem Frauen bekennen sich unter anderem zu homosexuellen Erfahrungen. Des Weiteren besteht ein Trend zu mehr oder weniger losen Lebensgemeinschaften und – vor allem bei den Jüngeren – zu häufigerem Partnerwechsel. Die Vergleichsdaten zeigen, dass sich insbesondere das Sexualverhalten der Frauen deutlich verändert hat.
Aber auch bei den Kids hat sich einiges getan: Das »erste Mal« erleben die Jugendlichen in England heute im Durchschnitt mit 16, um ein Jahr früher als noch vor zehn Jahren. Bis Mitte der 90er Jahre sank dieses »Erstlingsalter« bei jungen Frauen deutlich ab, seither ist eine Stabilisierung festzustellen. Mehr als 80% der Befragten Jugendlichen zwischen 16 und 19 verwendeten beim ersten Geschlechtsverkehr ein Kondom.

Vor kurzem präsentierte die österreichische Gesellschaft für Familienplanung die Ergebnisse ihrer Studie »Das erste Mal« zur Jugendsexualität: Praktisch alle Jugendlichen kennen Kondom und Pille als geeignete Verhütungsmittel, aber nur 6% der Mädchen und 4% der Burschen sind über die »Pille danach« informiert. 94% aller 14-Jährigen halten sich für ganz oder ziemlich aufgeklärt. Aber: Vier von fünf Jugendlichen wissen nicht, wann die Empfängnisbereitschaft der Frau am größten ist. Mit 14 Jahren hat bereits etwa die Hälfte aller Jugendlichen Erfahrung mit »Petting« gemacht. Mit 16 haben gerade einmal 50% der Jugendlichen Koitus-Erfahrungen, was gleichzeitig bedeutet, dass die anderen 50% ihr »erstes Mal« in diesem Alter noch vor sich haben. Als wichtigste Personen hinsichtlich Aufklärung werden weder Eltern noch Lehrer, sondern die Freunde genannt. 41% aller befragten männlichen Jugendlichen erachten »Pornos« als geeignete Informationsquelle hinsichtlich Aufklärung.

Jugendliche stufen Treue innerhalb einer Beziehung noch immer als »total wichtig« ein. Geändert hat sich allerdings der Stellenwert mancher anderer Themen: So gibt es heute – vielleicht aufgrund der Wirkung von Pornos – vermehrt Fragen zu Oral- und Analverkehr. Sexualität wird oftmals unter einem technisch-manipulativen Blickwinkel gesehen. Die Autoren der Studie kommen auch zu dem Schluss, dass sich Jugendliche oft in einem Dilemma befinden: Einerseits schreibt ihnen eine mediale Sexwelt Intensität, Dauer und Praktiken des Geschlechtsakts vor, andererseits werden sie mit den für sie wirklich wichtigen Fragen allein gelassen.

Die bisher größte amerikanische Studie über sexuelle Störungen (JAMA, 10. Februar 1999) ergab, dass immerhin 43% aller Frauen und 35% aller Männer zwischen 18 und 59 Jahren in den USA über sexuelle Störungen klagen. Dazu zählen:
fehlendes Interesse am Sex: Frauen 33%, Männer 15%;
Unfähigkeit, zum Orgasmus zu kommen: Frauen 26%, Männer 8%;
Angst zu versagen: Frauen 12%, Männer 18%;
kein Spaß am Sex: Frauen 23%, Männer 8%;
vorzeitiger Orgasmus: Männer 31%;
Schmerzen beim Sex: Frauen 16%;
Erektionsprobleme: Männer 11%,
zu trockene Scheide: Frauen 21%.

Das Ende eines Vorurteils: Auch ältere Menschen sind sexuell aktiv

Pfizer Global Studies of Sexual Attitudes and Behaviors – die weltweit erste Studie über Verhalten, Einstellungen und Zufriedenheit bezüglich des Sexuallebens in Partnerschaften, in der mehr als 26000 Männer und Frauen aus 29 Ländern befragt wurden – widerlegte alle bisherigen Vorurteile, wonach Sex in unseren Schlafzimmern ab einem gewissen Alter nicht mehr stattfindet. 60% der befragten Frauen und 80% der Männer gaben an, dass Sex in ihrem Leben ein wichtiges Element sei. Mehr als die Hälfte sowohl der Männer als auch der Frauen stimmten der Aussage »Ältere Leute wollen keinen Sex mehr« nicht zu. Die Mehrzahl der Befragten hatte während der vorangegangenen zwölf Monate Geschlechtsverkehr, drei von fünf aus dieser Gruppe mindestens einmal pro Woche.

Beim internationalen Menopausekongress 2002 in Berlin wurde berichtet, dass Frauen über 70 – im Gegensatz zu der in der Gesellschaft verbreiteten Darstellung, ältere Frauen nach den Wechseljahren seien asexuelle Wesen – sehr wohl noch sexuelle Wünsche haben und auch sexuell aktiv sind (Klinik Aachen).

Viagra war erst der Anfang ...

»Auf keinem Gebiet der Medizin tut sich so viel wie bei der Entwicklung neuer Mittel gegen Sexualstörungen.« Hartmuth Porst, Hamburger Urologe und Impotenzspezialist.

Mit neuartigen Apparaten, Therapien und Medikamenten zur Lustoptimierung verheißen Forscher müden Beischläfern, Frauen, die an sexueller Nulldiät leiden, Männern mit Potenzproblemen und Paaren mit Sexfrust mehr Spaß im Bett und sexuelle Erfüllung. Handlungsbedarf scheint durchaus zu bestehen, denn laut »Psychologie heute« (Ausgabe 8/2000) sind nur noch 48% der Deutschen mit ihrem Sexualleben zufrieden, während nur 49,7% der Männer und 46,2% der Frauen keine Defizite »zu Protokoll« gaben.

Neu ist, dass auch die weibliche Sexualität zum Forschungsobjekt wurde. Bis vor kurzem galt dieser Bereich noch als weitgehend unbekanntes Land – verbunden mit geringem Wissen über Libido, Erregbarkeit, Orgasmus sowie über die damit verbundenen Leiden und Defizite der Frauen. Im März 2000 wurde erstmals im *Journal of Urology* eine Studie publiziert, die vier Typen von sexuellen Dysfunktionen bei Frauen differenziert: Die sexuelle Erregung fehlt, Sex führt nie zum Orgasmus, Schmerzen und Lustverlust. Laut erfahrenen Sexualtherapeuten überschneiden sich viele dieser Beschwerden und sind oft begleitet oder auch verursacht von psychischen Problemen. Nach wissenschaftlichen Schätzungen haben aber nur 20% dieser Frauen rein psychogene Sexualleiden, die große Mehrzahl wird von organischen Störungen ausgelöst.

Der Teufelskreis der sexuellen Unzufriedenheit: Hat der Mann Potenzprobleme oder die Frau Lust- bzw. Orgasmusstörungen, ist der Partner immer mit betroffen! Die Schuldfrage ist absolut sekundär und meist entwickelt sich eine die Partnerschaft gefährdende Reaktionsspirale.

Weniger Sex: Das Paar meidet das Thema, um die Partnerschaft nicht noch mehr zu belasten. Dabei leben sie sich immer weiter auseinander.
Erklärungsversuche: Man äußert Erleichterung, weil man selbst nur noch wenig Lust hat, oder Beunruhigung, weil man an seiner eigenen Attraktivität und Leistungsfähigkeit zweifelt.
Aktivität: Der Partner versucht die erlahmte Sexualität wieder in Schwung zu bringen – mit neuen Techniken, aufreizender Kleidung und anregendem Spielmaterial.
Zurückweisung: Der Mann/die Frau reagiert auf die Annäherungsversuche des Partners aus Angst mit Rückzug und vermeidet jegliche körperliche Nähe.
Partnerprobleme: Der Rückzug wird als Affront empfunden, keiner traut sich mehr den anderen auf das Thema anzusprechen. Folge: Beziehungsprobleme.
Verlustangst: Beide vermeiden Zärtlichkeiten im Alltag. Das führt zu Zweifel an der emotionalen Bindung. Stattdessen: Missverständnisse, Schuldzuweisungen, weniger Sex ...

Oft genug führen diese Paarprobleme und der darauf folgende »Sexfrust« zur Trennung. Trotz ihrer Häufigkeit und der erheblichen Auswirkungen werden sexuelle Störungen in etwa 80% der Fälle nicht thematisiert, also auch nicht diagnostiziert. Die wenigsten kommen allein auf sich gestellt aus diesem Teufelskreis aus Angst, Vorwürfen und Schuldzuweisungen wieder heraus.
Talk about sex: Je früher ein Paar über seine sexuellen Probleme spricht, desto größer sind die Chancen, das Eskalieren des Konflikts zu vermeiden. Andernfalls werden Beziehungsstress und psychischer Druck immer größer, weil das Paar am Ende jeden Körperkontakt vermeidet und nicht mehr natürlich miteinander umgehen kann.

Viagra war nur der Anfang, die Pharmakonzerne bringen eine Vielzahl hochwirksamer Zaubersubstanzen – »Viagra fürs Gehirn« – und Potenzmittel auf

den Markt. Immer klarer wird den Sexualwissenschaftlern, dass Frauen bei weitem nicht so auf ihren Unterleib fixiert sind wie Männer, bei denen sich das meiste im Sexgeschehen um den Penis dreht. Für die Frauen ist das Gehirn die wichtigste erogene Zone. Die ersten wesentlichen Erkenntnisse bezüglich der Sexualität verdanken wir dem amerikanischen Sexologen-Paar William Masters und Virginia Johnson. Sie erforschten, was genau passiert, wenn eine Frau Sex hat. Zudem identifizierten sie auch als Erste die Klitoris als ein Organ weiblicher Lust.
Erst im Jahr 1999 hat die australische Chirurgin Helen O'Connell die genauen Ausdehnungen der Klitoris und des weiblichen Genitales offen gelegt. »Die Klitoris ist näher an der Harnröhre und bedeckt einen viel größeren Teil der vorderen Vaginawand als bislang angenommen, der Schwellkörperanteil ist sogar größer als beim Mann« – so O'Connell.
Es steht jedoch fest, dass die sexuelle Befriedigung der Frau keineswegs nur über die Klitoris vermittelt wird und dass das weibliche Begehren von mentalen, emotionalen und situativen Faktoren abhängt.

Erstmals werden in Labors auch Sexpillen für Frauen getestet. PT-141 heißt die neue Supersubstanz, die direkt auf das Sexzentrum im Gehirn weiblicher Versuchstiere wirkt und somit deren Begierde verstärkt. Die Forscher am *Health Sciences Center* der Universität von Arizona und an der Montrealer *Concordia University* beobachteten, dass die Bereitschaft der Weibchen, sich von den Männchen begatten zu lassen, auf das Drei- bis Vierfache anstieg, wenn die Versuchstiere zuvor PT-141 erhalten hatten. Das vermeintliche Aphrodisiakum soll in Kürze als Nasenspray auf den Markt kommen. Über die Schleimhaut gelangt die Substanz in die Blutbahn und steigt wie ein »Supervorspiel« ins Gehirn.

Mindestens zwanzig neuartige Substanzen durchlaufen derzeit in den Laboratorien der Pharmafirmen die Erprobungs- und Zulassungsphasen. Allein im Jahr 2001 erzielte Viagra weltweit 1518 Millionen Dollar Umsatz. Die nächste Generation vergleichbarer Pillen wird gleichfalls am Penis angreifen, aber noch gründlicher, schneller und länger wirken. Für Ende 2002 wird das Präparat Cialis von Lilly Icos und für Anfang 2003 das Präparat Nuviva von Bayer erwartet.
Das Positive: Seit der Markteinführung von Viagra gehen immer mehr Männer mit Potenzproblemen zum Arzt, darunter Prostataoperierte, Zuckerkranke, Nierenkranke, Bluthochdruckpatienten und Patienten mit Gefäßverkalkungen. Bisher hatten gerade diese Männer keinen Arzt aufgesucht und ihr Leiden schamvoll verschwiegen, da sie glaubten, es bestünde ohnehin keine Hoffnung. Nun aber werden im Zuge der Konsultation auch gut behandelbare

Erkrankungen wie Diabetes und Bluthochdruck oft vorzeitig erkannt und können somit auch früher behandelt werden.
Darüber hinaus kommt auch die Generation der »68er« in ein Alter, in dem man mit Sexualstörungen konfrontiert wird, die man als Vorkämpfer der ersten sexuellen Revolution nicht einfach so hinnehmen will. Schließlich nehmen auch immer mehr jüngere Männer, die eigentlich ganz fit sind, Potenzmittel, um ihre natürliche Manneskraft noch zu steigern. Die so genannten PDE-5-Hemmer, die Viagra, Cialis und Nuviva zugrunde liegen, haben die Behandlung der Impotenz tatsächlich von Grund auf verändert. *»Nichts gegen die seelischen Aspekte, aber von einem gewissen Punkt an ist aller Sex mechanisch. Der Mann braucht eine ausreichende längsachsige Steifheit, damit sein Penis durch die Schamlippen stoßen kann.«* Univ.-Prof. Dr. Irwin Goldstein, Urologe und Sexologe von der *Boston University*, USA.
»All you need is love«, sangen schon die Beatles.
Wohin entwickelt sich aber das Liebesleben im 21. Jahrhundert? In den kommenden Jahrzehnten werden nicht nur das sexuelle Verhalten und vermutlich auch die Liebe, sondern die zwischenmenschlichen Beziehungen insgesamt stärkeren Veränderungen unterworfen sein als jemals zuvor: Die modernen Biologietechniken, von der künstlichen Befruchtung über die Manipulation des Erbguts bis zum geklonten Menschen, rücken Liebe, Sexualität und Fortpflanzung immer weiter auseinander.
Wird also der Mensch in Zukunft zur seelenlosen Sexmaschine? Nach wie vor gibt es im sexuellen Verhalten Unterschiede zwischen den Geschlechtern, aber die Ähnlichkeiten werden immer größer und überwiegen letztlich. Die Emanzipation der weiblichen Lust und die Zivilisierung der männlichen Sexualität sind entschieden vorangekommen. Alles ist möglich, alles gibt es schon – vom Internetsex bis zu den No-Sex-Bewegungen, den *»true love waits«*-Jungfrauen in den USA. Es herrscht die »Tyrannei der Lust«, wie der französische Journalist Jean-Claude Guillebaud in seinem gleichnamigen Buch behauptet. Oder wie einst D. H. Lawrence, der Autor von »Lady Chatterley's Lover«, sagte: *»Eine Tragödie ist es dann, wenn man Sex im Kopf hat anstatt zwischen den Beinen, wo er hingehört.«*
All you need is love …

Klüger essen – länger leben!

»Eure Nahrungsmittel sollen eure Heilmittel und eure Heilmittel eure Nahrungsmittel sein.«
Hippokrates

Fast ein Jahrhundert lang, bis Anfang der 90er Jahre, konzentrierte sich die

Nahrungsforschung auf die »lebenswichtigen« Bestandteile der Nahrung, auf Proteine, Kohlenhydrate, Fette, Mineralstoffe und Vitamine. Dabei fiel eher zufällig auf, dass von den Menschen, die viel Gemüse und Obst essen, weit weniger unter Krebs litten als Früchte- und Gemüsemuffel. Der *World Cancer Research Fund* (WCRF) und das *American Institute for Cancer Research* (AICR) betonten in ihren umfassenden Berichten, dass die wichtigsten Ursachen für die Krebsentstehung Tabakkonsum und falsche Ernährung sind: *»Theoretisch sind etwa ein Drittel aller Krebserkrankungen durch Ernährungsfaktoren bedingt und damit durch eine Veränderung der Ernährung vermeidbar.«*
Dies unterstreicht, welch großes Potenzial richtige Ernährung für uns bereithält – sowohl generell gesehen, insbesondere aber hinsichtlich der Senkung des Krebsrisikos.

Vitalitätsspender Vitamine
Vitamine sind von lebenswichtiger Bedeutung für unsere Gesundheit. Sie schützen das Nervensystem, beeinflussen das Immunsystem, unterstützen das gesunde Wachstum von Haar und Nägeln, sorgen für jugendliche Haut und sie bremsen auch den Alterungsprozess. Da unser Organismus Vitamine und Mineralstoffe nicht – oder nicht ausreichend – selbst produzieren kann, müssen wir sie diesem zuführen. Am besten geschieht dies in Form von natürlicher Nahrung oder – wenn eine ausreichende Versorgung auf diese Weise nicht möglich ist – auch durch zusätzliche Vitamintabletten. Der tägliche Vitaminbedarf kann infolge starker körperlicher und seelischer Belastung sowie während der Schwangerschaft und in der Stillperiode, aber auch bei Rauchern und älteren Menschen generell erhöht sein. Wichtig ist neben der Dosierung in erster Linie die richtige Kombination der Vitamine. Multivitaminpräparate können zwar bestimmte Mängel ausgleichen, in ihnen fehlen aber andere für uns wichtige bioaktive (sekundäre) Pflanzenstoffe. Diese bioaktiven Substanzen helfen unter anderem, Tumoren zu blockieren, Entzündungen zu hemmen, den Blutdruck zu senken und die Immunabwehr zu stärken. Zu ihnen zählen Flavonoide (z. B. in Chilischoten), Carotinoide (z. B. in Karotten und Tomaten), Sulfide (z. B. in Zwiebeln und Lauch) sowie Saponine, Phytosterine, Phytoöstrogene und andere. Man schätzt, dass es 60 000 bis 100 000 verschiedene Arten von sekundären Pflanzenstoffen gibt.
Obst und Gemüse durch hohe Dosen isolierter synthetischer Nahrungsinhaltsstoffe zu ersetzen kann auch gesundheitsgefährdend sein! Bei der Einnahme hoch dosierter Nahrungsergänzungspräparate ist also Vorsicht geboten. So gibt es unter anderem von der Österreichischen Krebshilfe konkrete Empfehlungen bezüglich ausgewogener Ernährung. Diese sehen einen täglichen Verzehr von mindestens fünf Portionen (oder 400 bis 800 Gramm) Gemüse und Obst sowie sieben Portionen (oder 600 bis 800 Gramm) an Ge-

treideprodukten, Hülsenfrüchten, Kartoffeln oder anderen pflanzlichen Nahrungsmitteln vor. Diese Ernährungsweise bietet neben der Kombination verschiedener bioaktiver Inhaltsstoffe noch weitere wesentliche Vorteile: Sie schützt vor Herzinfarkt bzw. der Arteriosklerose und sie optimiert das Körpergewicht, da die Energiezufuhr meist geringer ist als bei einer Ernährung, die einen hohen Anteil an tierischen Lebensmitteln aufweist.

Rotwein – die Milch des Alters
»Es gibt viele alte Säufer, aber nur wenige alte Ärzte!« – französisches Sprichwort
Beaujolais und Bordeaux – sind das die Gründe, warum die Menschen in einigen Regionen Frankreichs trotz überwiegend fettreicher Kost weniger Herzinfarkte erleiden und älter werden als die Menschen in den meisten anderen europäischen Ländern? Dass mäßiger (mäßig bedeutet laut WHO: 1 bis 3 Gläschen pro Tag, pro Glas etwa 10 Gramm Alkohol) Alkoholkonsum das Risiko hinsichtlich Herz- und Kreislauferkrankungen senkt, ist mittlerweile unter Ärzten unumstritten. Die positive Wirkung ist wahrscheinlich auf den hohen Gehalt an Phenolen und Tanninen, die vor allem in frischen Eichenfässern gereifte Weine aufweisen, zurückzuführen. Manche amerikanische Wissenschaftler gehen aufgrund der vorhandenen Forschungsergebnisse schon so weit, Nichttrinken als Risikofaktor zu werten.

Dass Alkohol als Genussmittel beliebt ist und bei vielen einen Stellenwert und eine Funktion im sozialen Alltag hat, ist eine gesellschaftliche Tatsache. Die Ursache dieses Phänomens liegt darin, dass Alkohol vorerst als entspannend und beruhigend oder aber auch als anregend empfunden wird. Doch gleichzeitig zeigt der Alkohol sein zweites Gesicht.
Das Zellgift Alkohol kann bei chronischem Genuss Leberzellen angreifen, es führt zur Leberzirrhose, zur Schädigung der Herzmuskulatur und zur Beeinträchtigung der intellektuellen Fähigkeiten. Darüber hinaus – das zeigte eine an einer halben Million Menschen durchgeführte Studie der *American Cancer Society* – ist bei Trinkern die Rate an bösartigen Tumoren im Mund- und Speiseröhrenbereich, aber auch die Selbstmordrate um ein Vielfaches höher als bei Abstinenzlern. Daher lautet vorläufig die Botschaft: Ein bis maximal zwei Gläschen in Ehren kann niemand verwehren, aber … trinkt man mehr, so schadet das sehr.

Dinner cancelling?

»Dinner cancelling – diese gezielte Kalorienreduktion ist ein wissenschaftlich gut belegter Weg, das Leben zu verlängern. Außerdem kostet er nichts, ist

nebenwirkungsfrei und der positive Effekt schon nach nur einer Woche beim Blick in den Spiegel feststellbar.«
Hormonexperte Univ.-Prof. Dr. Dr. Johannes Huber

60 Jahre ist es her, dass der Biologe Clive M. McCay von der *Cornell University* zu der Einsicht kam, dass drastischer Kalorienentzug die Lebensspanne von Ratten um ein Drittel verlängern kann. Mittlerweile hat eine Vielzahl von Tierversuchen und Studien bestätigt, dass kalorienarme Kost wirkt und sich bei vielen Tieren lebensverlängernd auswirkt, oft sogar beträchtlich. Einen solchen Erfolg erzielt man im Tierversuch aber nur bei ausgewogener Zufuhr aller notwendigen Nähr- und Vitalstoffe. Möglicherweise kann der Kalorienentzug sogar vor Tumoren schützen. Bei geringerer Nahrungszufuhr vermehrten sich in einigen Studien normale Körperzellen langsamer, während Krebszellen abstarben. Auch das *National Institute of Aging* in den USA kam zu dem Schluss, dass »gesteuerter Kalorienmangel eine potenzielle Strategie sein könnte, die menschliche Lebensspanne zu verlängern.«
Inzwischen ist auch die von Roy Walford 1986 erstmals an der *University of California* propagierte »CR-Diät« (Calories Restriction) aus dem Eck der Pseudowissenschaft in den Bereich der ernst zu nehmenden Forschung vorgerückt. Doch muss man hier auch auf die enormen Nebenwirkungen, die eine lebenslange Diät mit weniger als 1600 Kalorien hervorrufen kann, hinweisen: verminderter Sexualtrieb, extreme Wetterfühligkeit, Neigung zu Depressionen und Stimmungsschwankungen, Verstopfung etc.
Noch fehlen gesicherte Ergebnisse umfassender Untersuchungen an Menschen, um guten Gewissens Empfehlungen abgeben zu können. Mit einer derart streng kontrollierten kalorienarmen Ernährung dürfte unter keinen Umständen vor dem zwanzigsten Lebensjahr begonnen werden – bei Kindern bestünde die Gefahr der Wachstumshemmung. Die Ernährungsumstellung, egal zu welchem Zeitpunkt, dürfte nicht zu radikal erfolgen. Die Forscher vermuten, dass man etwa so wenig essen sollte, dass das persönliche Fixgewicht um 10 bis 20% reduziert wird. Dabei ist es unbedingt erforderlich, die gewünschte tägliche Kalorienmenge mit komplexen Kohlenhydraten aus Vollwertgetreide, mit Früchten und Gemüse sowie essenziellen Nähr- und Vitalstoffen sicherzustellen. Darüber hinaus warnen die Forscher, dass die Widerstandskraft gegenüber verschiedenen Stressfaktoren sowie die Fruchtbarkeit bei Frauen mit hoher Wahrscheinlichkeit abnehmen dürften.

Impfen durch Essen
Mit Unterstützung der Weltgesundheitsorganisation wurden Anfang der 90er Jahre die ersten Versuche, Nutzpflanzen genetisch so zu verändern, dass sie in ihren Früchten Impfstoffe (Vakzine) produzieren, unternommen. Inzwi-

schen ist dieses anfangs utopisch scheinende Unterfangen bereits durchaus konkret und erfolgreich vorangekommen. Es wurden sogar schon erste Studien an Menschen durchgeführt. In Amerika erhielten Freiwillige rohe Kartoffeln, die ein Schutzeiweiß gegen das Bakterium Escherichiacoli, welches eine heftige Durchfallerkrankung verursacht, enthielten. Bei fast allen Versuchspersonen erhöhte sich der Antikörperspiegel um mehr als das Vierfache. Am Londoner *Guy's Hospital* wiederum gelang es, Tabak so zu verändern, dass Antikörper gegen den Karieserreger (Streptococcus mutans) produziert wurden. Nach täglicher Bepinselung (durch 8 Wochen) der Zähne mit einer solche Antikörper enthaltenden Tinktur hatten sich auch vier Monate später keine Karieserreger angesiedelt.
Für die Zukunft setzen die Forscher vor allem auf Bananen und Kartoffeln, die in vielen Ländern angebaut werden. Neben dem großen Vorteil, dass »essbare Impfstoffe« keine Erbsubstanzen enthalten und daher nicht zur Infektion mit der jeweiligen Krankheit führen können, stehen aber noch viele offene Fragen, diese »grüne Gentechnik« betreffend. So ist noch nicht geklärt, wie kontrolliert werden soll, wo die Impfstoff-Früchte hingelangen und wer wie viel davon isst. Darüber hinaus könnten die Fremdgene in den Boden sowie ins Grundwasser gelangen und möglicherweise – wobei derzeit die Folgen noch abzuschätzen sind – auf andere Pflanzen überspringen. Dennoch bedeutet das Potenzial der essbaren Impfstoffe – speziell für Länder der nicht industrialisierten Welt – auch ein Hoffnungspotenzial.

Schon wenig Bewegung genügt

Wenn man eine Saite zu stark spannt, reißt sie,
wenn man sie schlaff lässt, kann man nicht auf ihr spielen.
Siddharta

Weekend-Warriors (Trimm-dich-Draufgänger) auf der einen Seite und Couch-Potatoes (Anhänger von Winston Churchills Parole *»No sports!«*) auf der anderen Seite – zwischen diesen beiden Extremen findet sich das breit gefächerte Spektrum unserer modernen »Bewegungswelt«. Die Grenzen zwischen den alten Kategorien »Gesundheit« und »Fitness« und der neuen »Wellness« verschwimmen zusehends. Immer schneller wechseln auch die diversen Angebote und neuen Inhalte. Seit Arnold Schwarzenegger Bodybuilding und Körperkult salonfähig gemacht hat und die US-Schauspielerin Jane Fonda nahezu die ganze Nation zum »Aerobic« brachte, ist »Fitness« für alle ein Thema. Aber trotz guter Vorsätze, regelmäßig Sport zu treiben, halten viele nicht durch. Und von denjenigen, die sich auf der Suche nach dem neuen

»Wohlfühl-Gefühl« in ein Fitnessstudio eingeschrieben haben, brechen 50% im ersten halben Jahr das Training wieder ab.

Wie viel Sport braucht der Mensch? Wissenschaftler haben in jüngster Zeit eine Fülle von Erkenntnissen bezüglich der Auswirkungen von sportlicher Betätigung zusammengetragen. So kann wohl dosierter Sport – fast ohne Nebenwirkungen und bei nur geringem Kostenaufwand – Krankheiten vorbeugen und sogar manches Leiden heilen. Wer drei- bis viermal wöchentlich eine gute halbe Stunde flott spazieren geht oder joggt, reduziert das Herz-Kreislauf-Risiko um die Hälfte. Sportliche Betätigung kann auch das Risiko hinsichtlich Darm-, Prostata- oder Brustkrebs deutlich senken. Die Gruppe bewegungsaktiver Menschen weist drei- bis sechsmal weniger Schlaganfälle auf und 75% aller Menschen, deren Blutdruck leicht erhöht ist, können diesen bereits mit Hilfe eines moderaten Bewegungsprogramms zum Teil senken. Körperliche Aktivität senkt den Blutzuckerspiegel und verbessert die Blutfettwerte – vor allem die der guten HDL-Cholesterine steigen an. Regelmäßige Bewegung und Ausdauersport reduzieren die Schmerzempfindlichkeit, rufen positive Stimmungen hervor und helfen somit besonders gut bei Depressionen und Angststörungen.
Aber beileibe auch nicht jeder, der Krafttraining betreibt, strebt einzig und allein nach einem, den gesellschaftlichen Idealvorstellungen entsprechenden, makellosen Körper. Viele der Übungen sind geeignet, Wirbelsäulenleiden zu verhindern oder zu mindern, die auf schwache Rücken-, Bauch- und Gesäßmuskulatur zurückzuführen sind. Darüber hinaus vermehrt kontinuierliches Krafttraining die Knochenmasse und bremst den Knochenschwund im Alter (Osteoporose) und somit das Risiko, einen gefährlichen Knochenbruch zu erleiden. Wer sein Leben lang Gymnastik treibt, schult außerdem sein Gleichgewichtsgefühl und die Fähigkeit, seine Bewegungen zu koordinieren, was ebenfalls Stürze verhindert.

Ist nun tägliches Training angesagt? Im Gegenteil! Krankhaft ehrgeizige Aktivitäten und stures Abspulen von Trainingseinheiten führen geradewegs zum Übertrainingssyndrom. Dieses bei superehrgeizigen Amateursportlern und Profis bekannte Phänomen bewirkt letztendlich ein Stagnieren der Leistung, Muskelschmerzen, Schlafstörungen und häufig sogar erhöhte Infektanfälligkeit. Immer deutlicher zeigen die wissenschaftlichen Ergebnisse, dass es weit mehr auf die Regelmäßigkeit körperlicher Aktivität ankommt als auf die Intensität. Schon ein relativ geringer Aufwand bringt die oben geschilderten positiven Effekte. Nicht autoaggressives Auspowern, also kräftezehrendes Trainieren, sondern regenerationsfördernde, zwang- und anstrengungslose Fitness ist der erfolgreiche Weg zum zufriedenstellenden Älterwerden. Neben der gesunden Ernährung zählt ausreichende Bewegung zu den tragenden Säulen der »hoch vitalen 100-Jährigen« (Centenarians). Und hierbei speziell ermutigend und motivierend ist die Erkenntnis, dass sich bereits mäßige körperliche Aktivitäten in jedem Alter und unabhängig vom Geschlecht günstig auswirken.

Achtung Nikotin

Jeder 4. Österreicher ist süchtig nach Nikotin. Besonders erschreckend ist dabei die Tatsache, dass trotz aller Antiraucherkampagnen immer mehr Jugendliche zu rauchen beginnen: Das durchschnittliche Einstiegsalter liegt in Österreich derzeit bei etwa 12 Jahren, in der Altersgruppe der 15- bis 19-Jährigen sind bereits 28% Raucher, bei den 30- bis 39-Jährigen erhöht sich der Anteil auf 38% und nimmt dann bei den über 60-Jährigen langsam wieder ab.

Wenn wir den Rauch einer Zigarette als aktiver oder passiver Raucher inhalieren, transportieren wir nicht nur Nikotin, sondern zirka 4 000 Rauchinhaltsstoffe durch unseren Körper. Wir setzen den Organismus Substanzen aus, die Abhängigkeit und Krebs verursachen können.

Die Nikotin-Schreckensbilanz: In Österreich sind jedes Jahr 10 000 direkte Herztote (insgesamt 30 000), 10 000 Schlaganfälle (insgesamt 20 000) und annähernd 3 000 Lungenkrebstote sowie ein Drittel aller Beinamputationen auf das Rauchen zurückzuführen.

Bisher konnte bereits nachgewiesen werden, dass von den 4 000 Rauchinhaltsstoffen 40 eindeutig schon in geringen Mengen krebserregend wirken. Der Hauptübeltäter ist sicherlich das Nikotin, da es abhängig macht. Es setzt im Gehirn Botenstoffe frei, insbesondere die Substanz Dopamin, die eine Art Hochgefühl erzeugt. Raucher wie Exraucher erzählen zumeist, dass Rauchen eigentlich im Kopf beginne – wobei zwei Drittel Verdrussraucher einem Drittel Genussraucher gegenüberstehen.

Ebenfalls zwei Drittel haben bereits ein- oder mehrmals versucht, das Rauchen zu lassen. Dabei sind die Vorteile, die das Aufhören mit sich bringt, augenfällig: Neueste Studien des Wiener Instituts für Sozialmedizin haben ergeben, dass bereits 20 Minuten nach der letzten Zigarette Blutdruck und Pulsfrequenz auf normale Werte sinken. Schon 24 Stunden danach beginnt sich das Herzinfarktrisiko zu verringern, nach 9 Monaten erhöhen sich die körperlichen Energiereserven und innerhalb von 6 bis 9 Monaten kommt es zu einem Wiederaufbau des geschädigten Schleimhautepithels der Lunge und der Bronchien, was mit einer allgemeinen Reinigung einhergeht. Das erklärt, warum Exraucher in dieser Übergangsphase von vermehrter Schleimbildung und erhöhtem Hustenreiz berichten. Durch diese Reinigung wird die Gefahr von Lungenentzündung und anderen Infektionen deutlich vermindert. Besonders positiv ist die Tatsache, dass sich bei Exrauchern das Lungenkrebsrisiko wieder verringert: Schon nach 10 Jahren ist es gleich groß wie bei Nichtrauchern – das Herzinfarktrisiko nach 5 bis 15 Jahren.

Ein langsam wirkendes Gift: Stress

Um halb acht Uhr zum Kindergarten, um acht Uhr ins Büro, um vier Uhr einkaufen, um halb fünf in den Kindergarten, um sechs an den Küchenherd. So sieht für viele Frauen mit der Doppelbelastung Beruf und Familie ein normaler Arbeitstag aus. Wenn das Arbeitspensum wächst, schläft man eben weniger – und so wird das Entspannen immer schwieriger. Viel beschäftigte Männer wiederum können im Urlaub nicht abschalten. Während die Familie entspannt am Strand spielt, ärgert man sich über die Börsenkurse, das schlechte Hotelmanagement und die Nachrichten aus der Firma, mit der man täglich per Handy in Verbindung ist.
Laut einer Untersuchung an 3000 amerikanischen Führungskräften arbeiten mehr als 50% mindestens 60 Stunden pro Woche, jeder Vierte sogar mehr als 70 Stunden. Fast drei Viertel der Befragten waren auch während ihrer Ferien ständig erreichbar, fast jeder Zweite erkundigte sich im Urlaub regelmäßig nach dem Stand der Dinge an seinem Arbeitsplatz. Der permanente Verantwortungsdruck, die ständige Terminnot und Hektik lassen viele Manager ihre Berufssituation als außerordentlich belastend und stressig erleben.

Stress im Übermaß – insbesondere aber schleichender Langzeit-Stress – führt oft zu gravierenden gesundheitlichen Problemen. Der im Körper herrschende Daueralarmzustand schadet dem Gehirn und dem Herzen, schwächt das Gedächtnis, fördert Magenschleimhautentzündungen (Gastritis) und verursacht Schmerzen und Übelkeit bis hin zu Magengeschwüren, er schwächt das Immunsystem, führt zu Verspannungen, senkt die Libido sowie die Produktion der Spermien, führt zu Störungen des Monatszyklus, kann dick und depressiv machen.
1930 definierte der Begründer der Stressforschung, der Austro-Kanadier Hans Selye, Stress als universelle Anpassungsreaktion auf alles, was die Balance lebenswichtiger Funktionen stört. Solche Störfaktoren reichen von Herausforderungen und Gefahren über Angst, Kampf, Isolation bis zu Hitze und Kälte. Er erkannte aber auch, dass der Mensch ohne Stress nicht leben kann, dass das Leben selbst Stress ist und das dieser sowohl Lebenselixier als auch schleichendes Gift sein kann.
Neueste Forschungen zeigen, dass Stress, anders als Selye meinte, indivi-

duell verschieden verarbeitet wird. Männer und Frauen reagieren unterschiedlich, sogar Kinder werden schon maximalem Stress ausgesetzt, der unter Umständen ein Leben lang Auswirkungen nach sich zieht.
Jeder hat es schon einmal erlebt, jeder hat es schon einmal durchgemacht: Stress vor einer Prüfung. Man hat sich gut vorbereitet und glaubt zu wissen, was der Prüfer fragen wird und wissen möchte. Doch vor lauter Aufregung und Anspannung ist man völlig blockiert, der Kopf ist leer, man kann sich nicht konzentrieren. Andererseits kann auch zu wenig Anspannung – etwa wenn man vor einer beängstigenden Prüfung ein beruhigendes Medikament eingenommen hat – das Wissen und Können lähmen.
Das Yerkes-Dodson-Gesetz zeigt anhand einer umgekehrten U-Kurve, dass es eine »zu niedrige« und eine »zu hohe« Aktivierung bzw. Anspannung gibt. Bei einer mittleren Aktivierung ist unser Verhalten optimal, am effektivsten und flexibelsten. Steigt aber die Aktivierung/Belastung über diesen Scheitelpunkt der Kurve an, wird unser Verhalten ineffektiver. Der Körper schaltet nicht auf »Entwarnung« – die rote Lampe »Gefahr« brennt weiter. Dauerstress führt dann genau zu jenen Krankheiten, vor denen wir in unserer Leistungsgesellschaft die meiste Angst haben: Krebs, Herzinfarkt, Erkrankungen des Bewegungsapparats und Depressionen. Knapp die Hälfte der Arbeitnehmer in Deutschland und Österreich arbeiten immer oder häufig unter hohem Druck. Fast jeder Zweite gibt an, der Stress habe in den letzten Jahren zugenommen. Experten des amerikanischen *National Institute of Occupationel Safety and Health* gehen davon aus, dass in den USA die Hälfte aller Krankenstände pro Jahr auf Stress zurückzuführen ist: 225 Millionen Tage!

Stressoren

Als wir vor Urzeiten noch jagend und sammelnd durch eine gefährliche Welt streiften, war nur eines wichtig: Überleben. Ein plötzliches Geräusch, ein Blick zurück, man sieht einen Bären auf sich zukommen … In dieser gefährlichen Situation ging es einzig und allein darum, dass das Gehirn möglichst rasch die richtige Entscheidung zwischen zwei Alternativen traf: Angriff oder Flucht, *fight or flight.* Entwicklungsgeschichtlich gesehen haben sich die dabei im Organismus ablaufenden Reaktionen seither nicht viel geändert. Neu ist lediglich, worin wir heute Bedrohungen sehen: ein Kündigungsschreiben, ein Vorstellungsgespräch, ein Computer-Absturz, Hochzeit oder Geburt, Enttäuschung und Versagensangst. Die Stressantwort – die Reaktion des Körpers – bleibt ein bewährter kurzfristiger Schutz, aber kein dauerhafter.
Oft schlagen sich nicht die dramatischen Ereignisse langfristig auf unsere Gesundheit, sondern alltägliche Probleme, die an uns zehren. Mit entscheidend für die Verarbeitung ist die Bewertung der Lage durch den Gestressten: Habe ich die Situation noch unter Kontrolle oder bin ich dem Stress als ohn-

mächtiges Opfer ausgeliefert? Neu ist auch ein erst in den letzten Jahren entdeckter Mechanismus, den die Forscher »Sensitivierung« nennen und durch den sich die Aktivität des Stresssignalsystems in unserem Körper unbemerkt weiter steigert. Die Aussage »Ich habe keinen Stress, ich muss nur eine Reihe objektiver Probleme lösen« zeigt oft, dass sich der/die Gestresste noch über einen tatsächlichen Zustand hinwegtäuscht, während der Körper immer heftiger reagiert und die Reizschwelle, die Belastbarkeit und die Abwehrkräfte permanent sinken. Bei Versuchspersonen, die unter chronischem Stress – z. B. andauernden Auseinandersetzungen mit Arbeitskollegen oder innerhalb der Familie – litten, konnte in mehreren Studien gezeigt werden, dass die Anzahl von Infekten auf das Drei- bis Fünffache anstieg und das Immunsystem geschwächt war.
In der in England durchgeführten Whitehall-II-Studie wurden die Krankheitsverläufe, die Lebens- und Arbeitsbedingungen sowie die Stressoren von 17 000 Arbeitnehmern untersucht. Ausschlaggebend für die Gesundheit war – neben sozialem Status, Nikotin- und Alkoholkonsum sowie Sport – die Kontrolle über das eigene Tun! Je weniger Möglichkeiten jemand hatte, seine Arbeit zu bewältigen, und je mehr er dem Willen anderer ausgeliefert war, desto höher sein Herzinfarktrisiko. Auch monotone und anspruchslose Aufgaben machten die Angestellten anfälliger, Überforderung genauso wie Unterforderung. Der Anteil an Herzinfarkten war bei beruflichen Absteigern, insbesondere bei Männern zwischen 45 und 60, für die dies auch einen massiven Statusverlust darstellte, doppelt so hoch. Im Vergleich zu Menschen, die sich im Beruf wenig verausgabten, aber viel Lohn oder Anerkennung dafür bekamen, hatte sich bei jenen, die viel leisteten und wenig dafür bekamen, das Risiko einer Herz-Kreislauf-Erkrankung im Zeitraum von fünf Jahren um mehr als das Doppelte erhöht. Was heute noch vielfach übersehen wird, ist die Tatsache, dass bei der subjektiven Beurteilung und folglich auch bei der individuellen Bewältigung von Arbeit Anerkennung eine wesentliche Rolle spielt.

Take it easy

Nur allzu oft werden die »inneren Stressoren« übersehen. Wir selbst geben uns die Peitsche und setzen uns unter Druck. *Sei perfekt! Mach schnell! Sei stark! Mach es allen recht!* Diese inneren Antreiber sorgen dafür, dass unser Stress niemals endet. Aber auch wenn diesbezügliche Angewohnheiten oft tief wurzeln, können wir sie – haben wir sie erst einmal identifiziert – doch verändern. Begriffe wie »persönliches Stressmanagement« und »Stresskompetenz« sind nicht nur moderne Schlagworte. Wir müssen lernen, darauf zu achten, dass belastende und erholsame Phasen einander – gut ausbalanciert – abwechseln, sodass wir aus beiden den größtmöglichen Nutzen zie-

hen können. Einem Gestressten zu sagen: »Take it easy«, nützt überhaupt nichts.
Mittlerweile wachsen die Hilfsangebote täglich. Sie reichen von Meditation über Yogaübungen zu progressivem Muskelentspannungstraining nach Jacobson, von Musiktherapie über kognitive Restrukturierung, Zeitmanagement, Verhaltensveränderungen, Massagetechniken nach Alexander und Feldenkraiss bis zu Aromatherapie, Homöopathie und Anti-Stress-Wochenendkursen. Einfache Ansatzmöglichkeiten bestehen, wie schon oben angeführt, darin, die Stressdosis durch Ausschalten, Reduzieren oder Vermeiden der Stressoren zu verringern. Auch die Stärkung der eigenen »Stressstabilität« durch aktive Entspannung sowie durch die Neubewertung mancher Stresssituationen ist eine Möglichkeit. Einfach Dampf abzulassen, um die Erregung in Momenten ausgeprägten Stresses zu drosseln, ist eine simple, aber empfehlenswerte Alternative.

Die Erfahrungen mit Centenarians (über 100-Jährige, siehe Seite 38) zeigen, dass deren Leben nie besonders einfach oder ohne Enttäuschungen verlief. Weder lebten sie in geschützten Elfenbeintürmen noch frei von Belastungen und Stress. Viele von ihnen hatten und haben eine Lebensgeschichte voller Entbehrungen, Armut und manchmal auch Leid. Ihre Langlebigkeit beruht nicht darauf, dass sie Stress vermeiden konnten, sondern vielmehr darauf, dass sie imstande waren, auf »ihren Stress« individuell effektiv zu reagieren. Das spezielle Persönlichkeitsprofil der Centenarians dürfte sie vor psychischen und physischen Schädigungen, wie andere sie durch Jahre mit Problemen, Verlusten, emotionalen Kränkungen und Stress erfahren haben, schützen.

Dem Leben einen Sinn geben

»Nach der Lehre des Buddha bin ich mein eigener Meister. Alles hängt von mir selbst ab. Dies bedeutet, dass Freude und Schmerz aus unseren eigenen tugendhaften oder lasterhaften Handlungen erwachsen, also nicht von außen, sondern von innen kommen.«
Tenzin Gyatso, der 14. Dalai-Lama

Gefühl und Verstand, Glaube und Vernunft, Spiritualität und Wissenschaft gelten oft als unüberbrückbare Gegensätze. Selbst nachdem wir den menschlichen Bauplan entschlüsselt haben, bleiben die wesentlichen Fragen unbeantwortet. So lässt sich auch die berühmte »Unschärfe-Relation« des Quantentheoretikers Werner Heisenberg – die Idee von der Unbestimmtheit materieller Zustände – auf den Menschen übertragen: Wir können alles Mögliche messen, wenn wir uns für Atome interessieren. Wir können herausfinden, wie sie im Moment unserer Messung beschaffen sind bzw. sich verhalten. Wir können aber nicht formulieren, wie sie (wir!) in ihrem eigentlichen Wesen sind.

Seit der Aufklärung dominiert die Ratio in der zunehmend wissenschaftlich geprägten westlichen Welt. Laut den Ergebnissen amerikanischer Studien der 90er Jahre glaubt jedoch die überwiegende Mehrheit der Befragten (61%), Religion beeinflusse in besonderen Situationen die Gesundheit. Spirituelle Gesundheit hielten 94% für ebenso wichtig wie physische. 77% erwarteten von ihrem Arzt, mit ihm auch über Glaubensfragen reden zu können. 48% wollten sogar mit ihrem Arzt beten.

Kurz gefasst schreibt Hermi Amberger im Vorwort ihres Buches »Wer glaubt, lebt länger«: *»Wer glaubt, hat weniger Risikofaktoren – wer glaubt, ist optimistischer – wer glaubt, ist messbar entspannter – wer glaubt, hat mehr Freunde – wer glaubt, lebt gesünder.«* Auch Prof. Dr. Dana E. King, Professorin für Familienmedizin in Charleston, USA, berichtet, dass Menschen, die mindestens einmal wöchentlich einen Gottesdienst besuchten, ein nur halb so hohes Risiko trügen, an einer Herzkrankheit zu sterben, wie diejenigen, die nur selten oder nie in eine Kirche gingen. Darüber hinaus beobachteten Forscher bei Kirchenbesuchern eine um acht Jahre höhere Lebenserwartung. Aber auch ohne Kirchenbesuch kann man etwas für seine Gesundheit tun. *»Allein der Glaube als Quell für Trost und Stärke verringerte das Risiko, als Herzpatient zu sterben.«* Patienten ohne diese Stütze wiesen eine dreifach höhere Sterberate infolge von Herzkrankheiten auf. Bezeichnend ist, dass in diesen – noch ausschließlich amerikanischen Studien – die meisten Versuchspersonen, die sich als gläubig bezeichnen, eines von zwei Kriterien – oder auch beide – erfüllen: Sie hatten entweder die Lebensmitte überschritten und/oder waren mit einer bedrohlichen Krankheit konfrontiert. *»Nichts schärft den Sinn für den Sinn des Lebens offensichtlich mehr als eine Erinnerung an die eigene Sterblichkeit. Nichts mobilisiert auch mehr an ungeahnten Reserven als eine körperliche oder seelische Krise.«* (H. Amberger: Wer glaubt, lebt länger).

Zweifellos herrschen in der westlichen Welt eine Renaissance und ein allgemeiner Boom der Sinnsuche. Einer der Gurus und Pioniere der Mind/Body-Medizin, Dr. Deepak Chopra, Autor des Weltbestsellers *»Ageless body, timeless mind«*, propagiert die Ansicht, dass der Geist weit stärker sei als je angenommen und den Körper dramatisch beeinflusse. Wie von H. Amberger festgehalten, muss man a priori die Begriffe Spiritualität und Religion differenzieren: *»Grundsätzlich beschreibt Spiritualität den Glauben an etwas Transzendentes, das dem Leben Sinn verleiht. Religion ist Spiritualität, in*

Tradition, Regeln und Rituale verpackt. Nicht jeder Mensch ist religiös, aber die meisten spirituell. Ein spiritueller Mensch muss nicht unbedingt an Gott glauben. Er mag ein Suchender sein.«

Von unseren persönlichen Kompetenzen hängt es ab, wie wir mit uns selbst umgehen. Laut Daniel Golemann zeichnen sich emotionale Intelligenz und Kompetenz durch Selbstwahrnehmung, Selbstregulierung und Selbstmotivation aus. Von unseren sozialen Kompetenzen hängt es wiederum ab, wie wir Beziehungen handhaben. Dazu zählen Empathie und soziale Fähigkeiten. In einer Studie der *Harvard University* wurde erhoben, welchen Einfluss der Intelligenzquotient, verglichen mit der emotionalen und sozialen Intelligenz, auf den Erfolg im späteren Berufs- und Privatleben hat. Dabei zeigte sich, dass die Fähigkeit, mit Frustrationen fertig zu werden, Emotionen zu zügeln und mit anderen auszukommen, also der so genannte EQ, weit wichtiger war als der IQ. Es steht aber außer Zweifel, dass die beiden Systeme, das rationale und das emotionale, in ständiger, hoch komplexer Wechselwirkung agieren und folglich beide für unsere Selbsterkenntnis und Lebenszufriedenheit wichtig und notwendig sind.

And the Oscar goes to …

Sie werden jetzt fragen, was hat die Oscarverleihung mit *Leben bis 100* zu tun? Oder mit der Behauptung »Wer glaubt, lebt länger«. Lassen Sie sich überraschen. Eine hoch seriöse wissenschaftliche Arbeit, die 2001 in einer der angesehensten wissenschaftlichen Zeitschriften, in den *Annuals of Internal Medicine,* unter dem Titel *Survival in Academy Award – Winning Actors and Actresses* erschien, suchte ebendieses festzustellen. Dazu wurden die Lebensgeschichten von 1640 Schauspielern herangezogen – 762 von ihnen wurden für einen Oscar (beste Haupt- bzw. Nebenrolle) nominiert, die weiteren 878 waren Kollegen aus den jeweiligen Filmen. Das überraschende Ergebnis: Die durchschnittliche Lebenserwartung der Oscarpreisträger lag um 3,9 Jahre höher als die ihrer weniger berühmten und weniger anerkannten Kollegen. Offensichtlich haben Erfolg, soziales Ansehen und das damit verbundene Selbstvertrauen auch eine lebensverlängernde Wirkung.
Doch nicht jeder kann einen Oscar einheimsen …

Happy pills

Psychopharmaka zählen mittlerweile zu den meistverordneten Medikamenten. Millionen Menschen in der so genannten westlichen Welt sind chronisch unglücklich, schlafen schlecht und fühlen sich überfordert. Sie leiden am Gestern und am Heute und finden keinen Sinn in ihrem Leben. Mehr als 300 verschiedene »Psychopräparate« warten in den Apotheken auf Käufer. Machen die *happy pills* tatsächlich glücklich? Lösen sie unsere Probleme und sind sie der Schlüssel zur inneren Harmonie des Menschen? Viele Ärzte sind mittlerweile der Meinung, dass wesentlich mehr Psychopharmaka eingesetzt werden, als tatsächlich mit der Behandlung von Depressionen, Angst- und Spannungszuständen sowie von Panikattacken medizinisch begründbar ist. Allzu leichtfertig werden die Gemütsdrogen als legales Doping für den Alltag eingenommen. Mittlerweise übersteigt auch die Zahl der »Psychopharmaka-Junkies« die tatsächlich von illegalen Drogen Abhängigen um das Sechsfache. Die Hauptbetroffenen sind Frauen über 40. Männer, so scheint es, betäuben sich lieber mit Alkohol. Antidepressiva der neuesten Generation, etwa »Prozac«, erleben mittlerweile einen Boom als Lifestyle-Kultdrogen.

Wie oft behaupten wir anderen und auch uns selbst gegenüber, dass wir keine Zeit hätten, uns Zeit zu nehmen.
Aber auf dem Weg zu Selbsterkenntnis, Selbsterneuerung und innerem Fortschritt in unserem Leben können wir keine der Stufen auslassen. Veränderung verlangt eine intensive, tief schürfende, umfassende Auseinandersetzung mit uns selbst und in der Folge, dass wir an unseren grundlegenden Prinzipien und Paradigmen arbeiten. Eine ausgewogene Selbstfindung und Selbsterneuerung muss sowohl spirituelle als auch mentale und sozial-emotionale Bereiche mit einbeziehen. Der spirituelle Bereich ist der Kern und das Zentrum für ein glückliches, zufriedenes und erfülltes langes Leben. Entscheidend dabei ist – im Kontext der »Conditio humana«, des bewusst menschlichen Daseins, des menschlichen Gewissens – das Bestimmen des eigenen Wertesystems. Jeder von uns muss und kann dieses Ziel auf vielerlei Wegen – sei es über Gebet oder Meditation, Natur, Literatur, Musik oder anderes – finden.
Der Astronom Johannes Kepler schrieb Anfang des 17. Jahrhunderts in seinen »Harmonice mundi libri V« (»Weltharmonik in 5 Büchern«): *»Erkennen heißt, das äußerlich Wahrgenommene mit den inneren Ideen zusammenbringen und ihre Übereinstimmung beurteilen.«* Nicht vergessen werden darf, dass Wissen und Handeln ganz und gar nicht dasselbe sind!

Was hinter uns liegt und was vor uns liegt, sind Winzigkeiten im Vergleich zu dem, was in uns liegt. Oliver Wendell Holmes

Check: WIE ALT SIND SIE?

1. Gleichgewichtssinn
Stellen Sie sich mit geschlossenen Augen auf ein Bein, Arme dabei anlegen, freies Knie hochziehen. Stoppen Sie die Zeit, bis Sie die Balance verlieren und das andere Bein aufsetzen müssen.
60 Sekunden und länger ___ –0,5
40–59 Sekunden ________ 0
25–39 Sekunden ________ +1
weniger als 25 Sekunden __ +2,5

2. Gedächtnis
Prägen Sie sich 60 Sekunden lang die unten stehenden Begriffe ein. Dann blättern Sie fünf Minuten in Ihrem Buch. Anschließend schreiben Sie die Begriffe auf, die Ihnen noch in Erinnerung sind. Die Begriffe: Uhr, Kalender, Urlaub, Kasten, Füller, Telefon, Creme, Birne, Tür, Wind, Tasche, Beamter, Brücke, Nase, Hund, Blitz, Freude, Maus, Fisch, Fahrrad.
Gemerkte Begriffe 17–20 __ –3
Gemerkte Begriffe 14–16 __ –1
Gemerkte Begriffe 8–13 ___ +0,5
Gemerkte Begriffe 5–7 ____ +1,5

3. Wie viele Stunden schlafen Sie pro Nacht?
Ungefähr 6,5 Stunden ____ 0
Weniger als 6,5 Stunden ___ +1
Ungefähr 6,5–7,5 Stunden __ –1
Ungefähr 7,5–8,5 Stunden __ –1,5

4. Ist Ihr Sex-Leben erfüllend?
Nein, eigentlich gar nicht ___ +1
Es könnte besser sein ____ 0
Ja, ich bin damit zufrieden __ –2 (Frauen)/–2,5 (Männer)

5. Beweglichkeit
Stehen Sie mit geschlossenen Füßen, drücken Sie die Knie durch und versuchen Sie mit den Fingern den Boden zu erreichen.
Abstand zum Boden: Fingerspitzen berühren den Boden ___________ –3
Abstand zum Boden: Fingerspitzen berühren fast den Boden ___________ –1
Abstand zum Boden: es fehlen höchstens 10 cm ________ +1,5
Abstand zum Boden: es fehlen 20 cm oder mehr ________ +3

6. Reaktionsfähigkeit
Für diese Übung brauchen Sie die Hilfe einer zweiten Person: Ihr Partner hält ein 30 Zentimeter langes Lineal ganz oben an der 30-cm-Marke fest. Sie selber gehen mit Ihrer halb geöffneten Hand am anderen Linealende in Wartestellung. Nun lässt Ihr Partner das Lineal los und Sie fassen so schnell wie möglich zu. Bei welcher Markierung haben Sie es gefangen?
Reaktionszeit 8 cm ______ –1,5
Reaktionszeit 15–20 cm ___ –1
Reaktionszeit 25–30 cm ___ +1,5
Nicht gefangen _________ +3,5

7. Wie ist Ihr Privatleben?
Ich lebe in einer glücklichen Beziehung ____________ –1
Ich bin Single __________ +1,5
Ich bin geschieden, verwitwet __ +1
Ich bin in einer unglücklichen Beziehung ________________ +2

Check: WIE ALT SIND SIE?

8. Spannkraft der Haut
Ziehen Sie eine Hautfalte auf dem Handrücken mit Daumen und Zeigefinger hoch und halten Sie diese etwa 10 Sekunden zwischen den Fingern. Dann lassen Sie los. Wie lange dauert es, bis alle Spuren verschwunden sind?

Reaktionszeit:
Falte sofort weg ________ –1,5
Reaktionszeit:
bis 2 Sekunden _________ –1
Reaktionszeit:
3–4 Sekunden _________ 0
Reaktionszeit:
über 5 Sekunden ________ +2

9. Lungenfunktion
Die Entfernung, auf die Sie eine brennende Kerze ausblasen können, zeigt, wie gut Sie bei Puste sind.

Entfernung: 1,2–1 Meter ___ –0,5
Entfernung: 0,8–0,7 Meter __ +0,5
Entfernung:
weniger als 0,7 Meter ____ +1,5

10. Hatten Sie im letzten Jahr große Probleme?
Eigentlich nicht _________ 0
Ich hatte ein Stress-Ereignis __ +1
Ich hatte zwei Belastungen ___ +2
Ich habe ständig große
Probleme _____________ +3

! AUSWERTUNG

Addieren beziehungsweise subtrahieren Sie alle Zahlen und schreiben Sie die Punktezahl auf. Nun multiplizieren Sie Ihren Punktewert je nach Ihrem biografischen Alter nach dem folgenden Schema:

- **Bis 40 Jahre:** Multiplizieren mit 0,3
- **41 bis 49 Jahre:** Multiplizieren mit 0,4
- **50 bis 59 Jahre:** Multiplizieren mit 0,5
- **Ab 60 Jahre:** Multiplizieren mit 0,6

Sie erhalten nun eine Plus- oder Minus-Zahl, die Sie zu Ihrem biografischen Lebensalter dazuzählen beziehungsweise davon abziehen. Nun kennen Sie Ihr biologisches Alter. Wenn Ihnen Ihr »wahres« Alter nicht gefällt, können Sie mit den Tipps in diesem Buch die biologische Uhr jederzeit zurückdrehen.

Check: WIE GESUND LEBEN SIE?

1. Wie hoch ist Ihr Blutdruck?
Ich leide unter Bluthochdruck (> 140/85) _____________ 6
Mein Blutdruck ist normal ____ 0
Mein Blutdruck ist zu niedrig (< 110/70) _____________ 1

2. Rauchen Sie? Wenn ja, wie viel?
Mehr als 20 Zigaretten am Tag __ 6
Mehr als 10 Zigaretten am Tag __ 2
Nein, ich bin Nichtraucher ____ 0

3. Essen Sie viele Fertigprodukte?
Nein, ich esse lieber frische Speisen _______________ 0
Manchmal ______________ 2
Ja, eigentlich sehr oft ________ 4

4. Wie oft essen Sie Obst und Gemüse?
Meistens fünfmal pro Tag _____ 0
Einmal täglich ____________ 2
Zwei- bis dreimal pro Woche ___ 4

5. Haben Sie Übergewicht?
Nein __________________ 0
Ich wiege 3 bis 5 Kilo zu viel ___ 2
Ja, und zwar mehr als 10 Kilo __ 6

6. Wie viele Stunden schlafen Sie?
Ungefähr 7 bis 8 Stunden pro Nacht _______________ 0
Im Durchschnitt 6 Stunden ____ 2
Meistens weniger als 6 Stunden _ 6

7. Fühlen Sie sich oft ausgelaugt?
Nein __________________ 0
Nur hin und wieder _________ 2
Ja, immer häufiger _________ 4

8. Haben Sie Verdauungsstörungen?
Nein ___________________ 0
Manchmal _______________ 2
Ja, die meiste Zeit ________ 6

9. Leiden Sie an sexueller Lustlosigkeit?
Ja, leider häufig ___________ 4
Nein, das kenne ich kaum ____ 0
Das kommt hin und wieder vor __ 2

10. Kommen Sie leicht außer Atem?
Nein, ich betreibe genügend Sport__________________ 0
Ja, schon beim Treppensteigen__ 4
Ja, beim Laufen ___________ 2

11. Machen Sie Entspannungsübungen?
Fast täglich _____________ 0
Ein- bis zweimal in der Woche __ 2
Eigentlich nicht ___________ 4

12. Können Sie genießen?
Das fällt mir eher schwer _____ 4
Manchmal, etwa im Urlaub ____ 2
Ich tue mir öfters etwas Gutes __ 0

13. Wie hoch ist Ihr Ruhepuls?
Ruhepuls 60–80 __________ 0
Ruhepuls 80–90 __________ 2
Ruhepuls über 90 __________ 4

14. Wie hoch ist Ihr Nüchternblutzucker (NBZ)?
NBZ niedriger als 100________ 0
NBZ höher als 100 _________ 2
NBZ höher als 125 _________ 6

Check: WIE GESUND LEBEN SIE?

15. Wie hoch ist Ihr Cholesterin?
Gesamtcholesterin unter 200 __ 0
Gesamtcholesterin 200–240 ___ 2
Gesamtcholesterin über 240 ___ 6

16. Trinken Sie regelmäßig Alkohol?
Kein Alkohol _____________ 0
2 Glas Wein oder Bier pro Tag __ 2
mehrmals Wein oder Bier pro Tag________________ 6

17. Gehen Sie jährlich zur Vorsorgeuntersuchung?
Ja ___________________ 0
Nein __________________ 2

18. Wie hoch ist Ihr Quotient aus Taille und Hüfte (T dividiert durch H)?
Männer T/H kleiner 0,95 _____ 0
Frauen T/H kleiner 0,79 _____ 0
Männer T/H größer 0,95 _____ 4
Frauen T/H größer 0,8 ______ 4

! AUSWERTUNG

0–6 Punkte: Gratulation. Sie sind körperlich fit und unterstützen durch Ihren Lebensstil Ihre Gesundheit und Abwehrkräfte gegenüber Krankheiten. Gehen Sie aber trotzdem regelmäßig zu Vorsorgeuntersuchungen.

7–20 Punkte: Ihr Risiko, zu erkranken, ist unter dem allgemeinen Bevölkerungsdurchschnitt. Schauen Sie noch einmal, bei welchen Fragen Sie eine höhere Punkteanzahl als Null haben, um jetzt schon etwas gegen eventuelle Risikofaktoren zu unternehmen.

21–55 Punkte: Achtung. Ihre Abwehrkräfte sind bereits belastet. Ein paar Risiken kann der Organismus verkraften, aber Sie muten Ihrem Körper zu viel zu und achten sich selbst zuwenig. Die Beantwortung dieser Fragen zeigt Ihnen die wichtigsten Defizite in Ihrem Lebensstil.

über 55 Punkte: Achtung. Diese Punkteanzahl bedeutet, dass die Warnanlage schon blinkt und Sie dringend ein Ausgleichsprogramm starten sollten. Lassen Sie sich in der nächsten Zeit von einem Internisten untersuchen. Starten Sie neu und beginnen Sie mit einem von den 100 Tipps in diesem Buch.

Checken Sie Ihr Risiko

Die American Heart Association hat erst vor kurzem neue Richtlinien zur Herzinfarktprävention herausgegeben. Die wichtigste Empfehlung: Eine gründliche Bestandsaufnahme der Risikofaktoren wird ab dem 20. Lebensjahr empfohlen.

Mit einer einfachen Blutuntersuchung im Labor können Sie Ihr Risikoprofil rasch checken lassen: Stark erhöhte Cholesterin- oder Triglyzeridspiegel im Blut sind immer ein Alarmsignal. Neben dem Gesamtcholesterin, das leider nur ein ungenauer Parameter ist, weist ein umfassender Lipidstatus auch das »gefährliche« LDL-Cholesterin und das »gute« HDL-Cholesterin aus. Um die Gefäße gesund zu halten, sollte das HDL-Cholesterin immer einen Anteil von über 25% am Gesamtcholesterin haben. Ihr Blutbefund gibt daher auch das Verhältnis von LDL zu HDL an: Dieser Wert sollte im Allgemeinen unter 4 liegen, bei einer Herzkrankheit oder Diabetes sogar unter 3. Auch überhöhte Triglyzeridwerte (über 200 mg/dl) erhöhen das Herzinfarktrisiko.

Die Bedeutung der Apolipoproteine, einer weiteren Transportform des Blutfettes, wurde erst in den letzten Jahren erforscht. Auch diese Werte lassen sich ohne weiteres im Blut nachweisen und sollten ab dem 40. Lebensjahr einmal überprüft werden. Das schädliche Apolipoprotein B, ebenfalls ein Risikofaktor für Arteriosklerose, liegt im Normalfall unter 100 mg/dl. Für das Apolipoprotein A hingegen gilt: Je höher dieser Wert, desto besser.

Ein weiter Risikofaktor für Herzinfarkt ist erhöhtes Homocystein. Dieses Eiweiß entsteht im Körper als Zwischenprodukt und wird normalerweise wieder abgebaut. Ein erhöhter Homocystein-Spiegel allerdings fördert die Blutgerinnung und schädigt die Gefäße. Auch dieser Wert lässt sich im Blut messen: Normale Homocystein-Werte liegen bei 5–15 mikromol/l. Offensichtliche Warnsignale für erhöhte Blutfettwerte oder einen abnormen Homocystein-Spiegel existieren nicht. Nur die Bestimmung im Labor kann diese Risikofaktoren entdecken.

! KENNEN SIE IHRE WERTE?

Sie können Ihre Cholesterin- und Triglyzeridwerte mittels Testgeräte (erhältlich im Sanitätsfachhandel) auch selbst überprüfen.

- **HDL-CHOLESTERIN. Das »gute« Cholesterin befreit die Blutgefäße von Fettablagerungen. Empfohlener Wer: über 45 mg/dl.**
- **HDL-CHOLESTERIN. Es ist das »schädliche« Cholesterin, das im Blut leicht oxidiert und dadurch die Gefäßwände verklebt. Empfohlener Wert: unter 130 mg/dl.**
- **TRIGLYZERIDE. Sie dienen den Zellen als Energieträger und Brennstoff. Zu viel davon erhöht allerdings das Infarktrisiko. Normale Werte: unter 150 mg/dl.**

Entscheiden Sie sich neu

Daran ist nicht zu rütteln: Übergewicht und Rauchen erhöhen eindeutig das Risiko für Herzinfarkt und verkürzen die Lebenserwartung. Moderne Medikamente können zwar den Umstieg in ein gesünderes Lebensprogramm erleichtern, nicht aber die Motivation dazu liefern. Um wirklich abzunehmen oder mit dem Rauchen endlich aufzuhören, müssen Sie selbst eine klare Entscheidung treffen.

Was von der Evolution als Notprogramm vorgesehen ist, nämlich die Energiespeicherung für schlechte Zeiten, ist in der heutigen Überflussgesellschaft pervertiert und macht krank: Jeder zweite Österreicher und Deutsche bringt zu viele Kilos auf die Waage und hat damit nicht nur ein ästhetisches Problem. Dieser Feind lässt sich nur mit einer konsequenten Ernährungsumstellung, ausreichend Bewegung, einer Portion Disziplin und einer intelligenten Strategie schlagen.
Feind Nummer zwei heißt Nikotin. Studien belegen, dass das Risiko, an einer Herzkrankheit zu sterben, für Raucher sechsmal höher ist als für Nikotin-Abstinente. Zigarettensüchtige leben im Durchschnitt zwölf Jahre weniger lang. Nikotin erhöht den Blutdruck und die Herzfrequenz und fördert die Entstehung besonders instabiler Ablagerungen an den Gefäßinnenwänden.

! IHRE LETZTE ZIGARETTE

Studien zeigen: Wer will, schafft den Nikotinentzug. Der Schlüssel zum Erfolg ist das echte Bekenntnis zum Nichtrauchen.

TRICK. Trinken Sie drei Liter Flüssigkeit pro Tag. Und nehmen Sie täglich 500 mg Magnesium: Es hilft bei der Entspannung und fördert außerdem die Verdauung.

BEWEGUNG. Starten Sie ein Sportprogramm! Denn der Entzug fällt dann leichter. Wenn Sie bereits Sport betreiben, achten Sie darauf, um wie viel besser Sie ohne Zigaretten in Form sind.

Die gute Nachricht: Bereits 24 Stunden nach der letzten Zigarette sinkt das Infarktrisiko. Suchen Sie sich für Ihre Entwöhnung eine möglichst stressfreie Zeit aus und bitten Sie Familie und Freunde um Unterstützung. Untersuchungen zeigen, dass der Entzug am besten funktioniert, wenn man von einem Tag zum andern mit dem Rauchen aufhört. Wer das nicht schafft, hat heute mehrere Therapiemöglichkeiten von Hypnose und Akupunktur bis zum Nikotinpflaster oder der Anti-Raucher-Pille Zyban. Im Übrigen ist erwiesen, dass auch Passivraucher durch die in Teer und Nikotin enthaltenen Substanzen geschädigt werden. Bestehen Sie in Restaurants daher auf einem Non-Smoking-Platz. Für den Arbeitsplatz gilt: Ab 1. Jänner 2002 sind Betriebsärzte vom Gesetzgeber angewiesen, für Nichtraucher eine rauchfreie Zone durchzusetzen.

Achtung Bluthochdruck

Ein chronisch erhöhter Blutdruck gehört zu den allgemein bekannten, aber nach wie vor unterschätzten Risikofaktoren. Die alte Faustregel, der zufolge ein Blutdruckwert von »100 plus Lebensalter« angemessen ist, gilt schon lange nicht mehr. Heute ist erwiesen, dass der optimale Blutdruck unabhängig vom Alter bei 120 bis 130/85 mmHg liegt. Ab einem Wert von 140/90 mmHg (der nur bei über 50-Jährigen »akzeptiert« wird) empfehlen Mediziner bereits eine Behandlung mit blutdrucksenkenden Medikamenten, denn große internationale Studien belegen den Nutzen einer konsequenten Hochdrucktherapie. Bagatellisieren ist hier also fehl am Platz. Was Sie selbst tun können, um den Risikofaktor Bluthochdruck in den Griff zu bekommen? Blutdruck checken, Ausdauertraining machen, sich entspannen und die Ernährung umstellen.

! INFO ÜBER BLUTHOCHDRUCK

Mit ein paar einfachen Strategien und Lifestyle-Veränderungen sowie blutdrucksenkenden Medikamenten bannen Sie diesen Risikofaktor.

- NO PROBLEM. **Sagen Sie überflüssigen Kilos den Kampf an: Pro Kilogramm Gewichtsverlust sinkt der Blutdruck immerhin um ganze 2 mmHg. Auch Alkohol hat Kalorien!**
- MEDIZIN? **Eine medikamentöse Therapie sollte mit einer möglichst geringen Dosis beginnen, damit sich der Kreislauf anpassen kann. Nehmen Sie die Tabletten nur genau nach Anweisung Ihres Arztes.**

Für die Blutdruckmessung zu Hause gibt es heute einfache Geräte, die am Handgelenk angebracht werden und leicht zu bedienen sind. Ihren Blutdruck sollten Sie im Sitzen und nur in Ruhe checken. Schreiben Sie die Werte auf und überprüfen Sie Ihren Blutdruck mindestens zwei Mal täglich morgens und abends.

Sportliche Aktivität ist eine der besten Strategien, um einen erhöhten Blutdruck zu normalisieren (siehe Tipp 4). Entspannung und fernöstliche Meditation entlasten nicht nur die Psyche, sondern auch die Blutgefäße: Eine internationale Studie konnte zeigen, dass durch tägliches Meditieren der systolische Blutdruck um 12 mmHg, der diastolische um 7 bis 8 mmHg sinkt.

Auch die Ernährung hat Einfluss auf den Blutdruck. Überprüfen Sie, ob Sie zu jenen Menschen gehören, bei denen Natrium (enthalten in Speisesalz) den Blutdruck ansteigen lässt. In diesem Fall sollten Sie stark gesalzene pikante Speisen meiden und nur natriumarmes Mineralwasser trinken. Blutdrucksenkend wirkt Kalium, das reichlich in Kartoffeln, Karotten, Marillen, Bananen und Äpfeln enthalten ist. Blutdrucksenkende Substanzen stecken auch in Shiitake-Pilzen und Chinamorcheln sowie in Algen-Produkten.

Dem Infarkt davonlaufen

Es muss ja nicht unbedingt der Laufsport sein, wenn Sie diesem absolut nichts abgewinnen können. Doch irgendeine Art von Ausdauertraining sollten Sie sich aussuchen und dann konsequent betreiben. Auch Walking, Radfahren, Schwimmen, Wandern und Rudern sind geeignete Methoden, um das Herz-Kreislauf-System zu trainieren. Körperliche Aktivität verändert die Biochemie des Körpers und ist eine der besten Strategien gegen das fatale Quartett von Übergewicht, Diabetes, Fettstoffwechselstörung und Bluthochdruck. Sportliche Betätigung senkt zu hohe Cholesterin- und Blutdruckwerte und verhindert durch den Fettabbau auch die Verklumpung des Blutes. Ausdauertraining unterstützt das gesamte Kreislaufsystem und bringt mehr Sauerstoff in die Gefäße. In der Folge arbeitet das Herz ökonomischer und der Puls schlägt auch unter Belastung ruhiger. Muskeltraining wiederum kurbelt die Fettverbrennung an, denn Fett wird vor allem im Muskel verbrannt. Das bedeutet, dass sich die Blutfettwerte normalisieren und Übergewicht schneller abgebaut wird. Und: Sport bringt auch die Stresshormone wieder ins Lot – auch davon profitiert Ihr Herz.

Sportmuffel müssen allerdings langsam mit ihrem Aktiv-Programm beginnen: Wer sich nie körperlich anstrengt und von einem Tag auf den andern über den Tennisplatz hechelt, riskiert mitunter sogar ein Herzversagen. Tipp: Vor dem Aufbauprogramm zum sportärztlichen Check-up und die adäquate Pulsfrequenz für das Training eruieren lassen. Sportliche Aktivität soll auch nicht zum Fitnesswahn werden. Studien aus den USA zeigen, dass regelmäßig dreimal 30 Minuten Ausdauertraining pro Woche schon einen gesundheitsfördernden Effekt auf das Herz-Kreislauf-System haben. Aber schon kleine Schritte in Richtung mehr Bewegung unterstützen das Kreislaufsystem: Lassen Sie das Auto öfters stehen und erledigen Sie kurze Besorgungen grundsätzlich zu Fuß. Meiden Sie den Lift und sehen Sie Treppensteigen als Teil Ihres täglichen Fitness-Programms.

! MEHR SPORT FÜRS HERZ

Zwischen Bewegungsmangel und sportlicher Höchstleistung liegt jene Zone von körperlicher Aktivität, die Sie Ihrem Herzen zuliebe anstreben sollten.

- **AMBITION. Suchen Sie sich einen Freizeitsport oder ein Bewegungsprogramm, das Ihnen auch langfristig Spaß macht. Vereinbaren Sie mit sich selbst oder mit Freunden ein zu erreichendes Ziel und seien Sie dabei ehrgeizig unterwegs.**
- **ROUTINE. Machen Sie Sport nicht zu einem Urlaubsereignis, sondern bauen Sie Ihr Training in den Alltag ein. Studien zeigen: Alles, was Sie drei Wochen lang durchhalten, wird zu einer Gewohnheit.**

Fette gegen Herzinfarkt

Ohne Fett geht gar nichts. Auch unser Herz braucht Fett – aber das richtige. Die Fette, die wir mit der Nahrung aufnehmen, bestehen aus verschiedenen Arten von Fettsäuren: aus gesättigten, einfach ungesättigten und mehrfach ungesättigten Fettsäuren. Und diese Fettzusammensetzung entscheidet darüber, ob ein bestimmtes Nahrungsfett unseren Blutgefäßen gut tut oder sie schädigt.

Gesättigte Fettsäuren begünstigen die Fettablagerung an den Wänden der Gefäße. Sie stecken vor allem in tierischen Produkten (Fleisch, Wurst, Butter, Schmalz, Milch, Sahne) und in manchen pflanzlichen Fetten (Kokosfett oder Palmöl). Ihren Blutgefäßen zuliebe sollten Sie diese Art von Fett so selten wie nur möglich genießen.

Herzfreundlicher sind da schon Nahrungsmittel mit ungesättigten Fettsäuren, die vor allem in Pflanzenölen stecken. Doch auch hier gibt es wieder Unterschiede: Viele pflanzliche Öle wie Sonnenblumenöl, Maiskeimöl oder Distelöl enthalten Omega-6-Fettsäuren, die man nicht im Übermaß konsumieren sollte. Das beste Öl für Ihre Blutgefäße ist Olivenöl mit einfach ungesättigten Fettsäuren.

Eskimos ernähren sich bekanntlich fast ausschließlich von fettem Fisch und Robbentran. Doch obwohl sie sich fettreicher ernähren als jedes andere Volk, sterben die Grönland-Eskimos äußerst selten an Herzinfarkt. Auch Japaner und die Bewohner der Mittelmeerländer, die ebenfalls sehr viel Fisch essen, haben ein geringeres Infarktrisiko als Mitteleuropäer. Forscher gingen diesem Phänomen nach und fanden einen eindeutigen Zusammenhang zwischen regelmäßigem Fischkonsum und Herzgesundheit. In einer holländischen Studie konnten sie beweisen, dass Personen, die täglich mindestens 30 Gramm Fisch aßen, ihr Risiko für eine Herz-Kreislauf-Erkrankung halbieren konnten. Der Grund: Fetter Fisch enthält große Mengen an Omega-3-Fettsäuren. Diese Fettsäuren werden in die Zellmembranen eingebaut und beugen so dem Infarkt vor.

! WAS WISSEN SIE ÜBER FETT?

Fettsäuren sind Ketten aus Kohlenstoffatomen, die chemisch nach ihrer Länge und dem Sättigungsgrad unterschieden werden.

- **GESÄTTIGTE FETTSÄUREN. Bei ihrem Abbau im Körper steigt der Cholesterinspiegel. Enthalten vor allem in tierischen Produkten.**
- **UNGESÄTTIGTE FETTSÄUREN. Sie enthalten essenzielle Fettsäuren, die der Körper für den Aufbau von Zellmembranen und Hormonen benötigt. Dazu zählt Olivenöl.**
- **OMEGA-3-FETTSÄUREN. Diese dreifach ungesättigte Fettsäure ist das Zauberwort gegen viele Krankheiten. Enthalten in fetten Fischen und in Leinöl sowie Rapsöl.**

Cholesterinbremse natur

Cholesterin wird zur Bildung von Hormonen, Vitamin D und Gallensäuren benötigt. Es wird im Körper gebildet und über die Nahrung aufgenommen. Bis zu einem gewissen Grad regelt der Körper die Produktion von Cholesterin und sorgt für eine Balance der Fettproteine. Durch zu fette und zu kalorienreiche Nahrung kann das körpereigene Regulationssystem überfordert sein. Die Folge: Übermäßig vorhandenes Cholesterin schwimmt im Blut und fördert die Bildung von Gerinnseln.

Durch eine bewusste faserstoffreiche Ernährung können Sie aber gegensteuern: Forscher entdeckten bereits in den 70er Jahren, dass Gerste und Hafer die Cholesterinbildung in der Leber drosseln. Heute gehen die Wissenschaftler davon aus, dass ballaststoffreiche Körner und Gemüse Stoffe mit arzneiähnlicher Wirkung haben. Das könnte auch der Grund sein, warum Vegetarier seltener an Herz- und Gefäßkrankheiten leiden. Internationale Studien beweisen, dass der tägliche Konsum von Ballaststoffen aus Obst, Gemüse und Vollkorn das Risiko für Herz-Kreislauf-Erkrankungen deutlich reduziert.

Wenn Sie fünf Gramm Haferkleie pro Tag essen, senken Sie Ihren Cholesterinspiegel im Blut um bis zu 5%. Der Trick dabei: Durch die im Hafer enthaltenen löslichen Faserstoffe werden im Darm Gallensäuren gebunden und ausgeschieden. Um neue Gallensäuren für die Fettverdauung zu bilden, verbraucht der Körper Cholesterin. Auf diese Weise sinkt der Cholesterinspiegel auf ganz natürliche Weise. In Hülsenfrüchten kommen außerdem Saponine vor, die das Cholesterin schon im Magen-Darm-Trakt unwirksam machen.

Die in Frühstücksflocken und in Vollkornbrot enthaltenen Fasern sind oft spitz und hart und können die Darmschleimhaut reizen. Wenn Sie zu Verdauungsstörungen neigen, sollten Sie vor allem Hafer und Gemüse als Quelle für Ballaststoffe essen.

Leinsamen, Mandeln und Avocados gehören ebenfalls zu den Nahrungsmitteln, die einen natürlichen Cholesterinsenker eingebaut haben.

! DROSSELN SIE CHOLESTERIN

Mit der Ernährung beeinflussen Sie Ihre Blutfettwerte. Zu viel Zucker erhöht den Cholesterinspiegel, pflanzliche Ballaststoffe können ihn senken.

TRICK. Lösliche Ballaststoffe in Haferkleie, Gerste und Apfelpektin sind besonders cholesterinsenkend. Unlösliche Ballaststoffe wie Weizenkleie sind weniger wirksam.

BEWEGUNG. Ballaststoffe sind besser verträglich, wenn Sie sie mit viel Flüssigkeit einnehmen, damit sie im Darm aufquellen können. Nur Obst und Gemüse enthalten schon genug Wasser.

Wie Vitamine schützen

Seit sie die Wissenschaft entdeckt hat, sind sie in aller Munde: Aggressive Sauerstoffmoleküle, die als freie Radikale unsere Zellen attackieren. Auch Herzmuskelzellen und Blutgefäße sind von der Attacke dieser Bösewichte betroffen. Freie Radikale schädigen nicht nur den Zellkern, sondern begünstigen auch Entzündungen und führen zu einer vermehrten Ablagerung von Fettdepots in den Gefäßen. Nach dem derzeitigen Stand der Forschung kann die Einnahme von so genannten Antioxidantien die Wirkung der aggressiven freien Radikale neutralisieren. Die derzeit am besten erforschten Antioxidantien sind die Vitamine A, C und E sowie die Spurenelemente Selen und Kupfer. Vitamin E ist das wirksamste fettlösliche Antioxidans: Es putzt die Gefäße durch und schützt die Fettsäuren vor der Oxidation. Unterstützt wird es von Vitamin C, welches ermüdete Vitamin-E-Moleküle wieder aufpäppelt und selbst als Radikalfänger einspringt. Beta-Carotin, die Vorstufe von Vitamin A, macht ebenfalls schädliche Sauerstoffmoleküle unwirksam. Die Vitamin-Kombination A-C-E unterstützt die antioxidative Wirkung, die jedes einzelne Vitamin besitzt. Obst- und Gemüsesäfte mit dem A-C-E-Komplex decken auf einfache und rasche Weise den Bedarf an Antioxidantien.

DAS PLUS AN VITALSTOFFEN

Es ist mitunter schwierig, allein über die Ernährung genügend Antioxidantien aufzunehmen. Die Einnahme von Nahrungsergänzungsmittel hilft.

- **VITAMIN C. Wenn Sie unter Belastung stehen, nehmen Sie jeden Tag 100 mg Ascorbinsäure, entweder als Brause oder Depotpräparat. Eine optimale Form ist so genanntes Ester-C-Vitamin.**
- **HERZSCHUTZ. Das ist Ihr tägliches Vitamin-Programm: 400 bis 800 µg Folsäure, 25 mg Vitamin B_6, 1000 mg Vitamin B_{12}, 400 mg Magnesium, 500 I.E. Vitamin E.**

Vitamin C hat aber noch andere wichtige Funktionen: Es beschleunigt den Cholesterin-Abbau und erhöht das gute HDL-Cholesterin im Blut. Da es im Körper nicht lange gespeichert werden kann, muss es regelmäßig zugeführt werden.
Auch Selen ist ein essenzieller Vitalstoff mit antioxidativen Eigenschaften. Studien zeigen, dass die tägliche Einnahme von Selen tatsächlich das Risiko einer Herz-Kreislauf-Erkrankung senken kann. Das Spurenelement darf allerdings nicht überdosiert werden, da es ab einer Dosis von 800 Mikrogramm toxisch wirkt. Viele Nahrungsmittel, vor allem Obst, Gemüse und Vollkornprodukte enthalten antioxidative Wirkstoffe. Um Herzerkrankungen vorzubeugen können zusätzlich Antioxidantien als Ergänzung eingenommen werden.

Weg von der Überholspur

Herzinfarkt gilt seit langem als klassische Krankheit von Managern, die ständig unter Druck stehen und besonders leistungsorientiert denken und agieren. Neue Untersuchungen aus dem Bereich der Psychosomatik zeigen nun, dass mit den körperlichen Risikofaktoren wie Blutfett, Übergewicht, Rauchen oder Bewegungsmangel tatsächlich nur die Hälfte aller Herzkrankheiten medizinisch erklärt werden kann. Die restlichen 50% gehen auf das Konto der Psyche. Wie Wissenschaftler herausfanden, kann akuter Psychostress die Blutgefäße schädigen und Arteriosklerose fördern. Eine schwedische und eine deutsche Studie kommen zu dem Ergebnis, dass private Konflikte, zu wenig emotionale Unterstützung oder unterdrückter Ärger das Risiko für ein Herzleiden erhöhen.

Wer permanent unter Anspannung steht und tief verwurzelte Unzulänglichkeitsgefühle kompensiert, zahlt für den vermeintlichen Erfolg mitunter einen hohen Preis. Verabschieden Sie sich von falschem Leistungsdenken und ständiger Unzufriedenheit. Peitschen Sie sich nicht von Erfolg zu Erfolg, nur um ein wenig Anerkennung zu erhaschen. Aber verfallen Sie auch nicht in das Gegenteil, indem Sie Ihre persönlichen Ziele, Wünsche und Gefühle verdrängen.

Beobachten Sie sich selbst, wie Sie mit belastenden Alltagssituationen umgehen, und machen Sie sich eine Woche lang Notizen. Fragen Sie sich dann, warum Sie so und nicht anders handeln. Reagieren Sie aufbrausend oder setzen Sie einen Deckel auf Ihren brodelnden Ärger? Aggression und Angst gehen immer Hand in Hand. Fragen Sie sich: Was sind Ihre wirklichen Befürchtungen, Wünsche und Gefühle? Wie könnten Sie auf eine völlig neue Weise mit den Herausforderungen und Konflikten umgehen? Probieren Sie in der Fantasie alternative Strategien durch und versuchen Sie diese im Beruf und im Privatleben langsam umzusetzen. Haben Sie aber Geduld, denn lang erlernte Denk- und Verhaltensmuster lassen sich nicht so ohne weiteres abstellen.

! KONFLIKTMANAGEMENT

Ausrasten in ärgerlichen Situationen verbraucht kostbare Energie. Gefühle und Ärger zu verdrängen sind aber auch nicht die Lösung für Konflikte.

- **DAMPF ABLASSEN: Atmen Sie tief ein und aus und zählen Sie ganz langsam bis zehn, wenn Sie wieder einmal Ärger in sich spüren.**
- **KONFRONTIEREN: Gehen Sie Konflikten nicht aus dem Weg, sondern konfrontieren Sie zuerst sich selbst und dann die Betroffenen mit Ihren Gefühlen – aber sachlich.**
- **REDEN. Fragen Sie nach, bevor Sie sich in unnötige Konflikte mit anderen hineinmanövrieren. Keine machiavellistischen Tricks, denn sie erhöhen nur Ihren Blutdruck.**

Sex ist gut für Ihr Herz

Wer kennt nicht mindestens eine Story über eine sehr leidenschaftliche, aber fatal endende Liebesnacht, weil das Herz ausgerechnet im schönsten Augenblick aussetzte? Solche Geschichten nähren den Mythos vom Risikofaktor Sex. Tatsächlich bedeutet ein intensiver Orgasmus Turbo für Herz und Kreislauf. Gesund ist er aber trotzdem.

So kommt eine im renommierten British Medical Journal veröffentlichte Untersuchung zu dem Ergebnis, dass Männer, die pro Woche zweimal oder öfter zum Höhepunkt kommen, seltener an einer koronaren Herzerkrankung sterben. Laut Studie reduziert eine höhere Orgasmusfrequenz das Risiko für einen Herztod sogar um 50%. Was nicht allzu überraschend ist: Sex hat wie jede Art von körperlicher Betätigung einen günstigen Einfluss auf die Durchblutung, Atmung und die Herzfrequenz. Bereits im chinesischen Taoismus war Sexualität immer schon die beste Medizin und ein anerkanntes Anti-Aging-Mittel, da sie die Lebensenergie Qi zum Fließen bringt. Nach Ansicht der Taoisten kann lang andauernde sexuelle Abstinenz – wenn sie nicht durch spirituelle Praktiken transformiert wird – sogar negative Auswirkungen auf Herz und Psyche haben.

Sex ist gesund, aber: Nach einer langen Periode der Enthaltsamkeit, wenn Sie unter beruflichem Druck stehen oder sich körperlich oder psychisch nicht ganz fit fühlen, sollten Sie langsam an die Sache herangehen. Verbessern Sie zuerst Ihre körperliche Konstitution: Ein moderates Kreislauftraining oder auch Saunagänge können Ihre physischen und psychischen Kräfte wieder herstellen, sodass Sie Sex um vieles entspannter genießen können.

Wenn Sie unter Herzproblemen leiden, denken Sie auch an einen Check beim Internisten und nehmen Sie ohne ärztliche Untersuchung keine Potenzmittel oder Stimulanzien ein.

KENNEN SIE IHRE WERTE?

Studien beweisen, dass sexuell aktive Menschen gesünder sind. Doch nur Sex plus Liebe ist wirklich gut fürs Herz.

- **MYTHOS Regelmäßiger Sex ist gesund. Wie oft? Im Idealfall zweimal bis dreimal jede Woche. Dann aber mit Lust und Gefühl.**
- **SIGNALE. Wiederkehrende Libido- und Orgasmusprobleme können auch Hinweise auf eine körperliche Erkrankung sein. Lassen Sie sich vom Arzt durchchecken.**
- **NEUSTART. Wenn Sie eine Periode der sexuellen Enthaltsamkeit beenden wollen, dann bereiten Sie sich auch körperlich vor: Weniger Alkohol und Kaffee, mehr Sport.**

Natürlicher Schutz

Wussten Sie, dass auch die Naturheilkunde wirkungsvolle Substanzen zur Prävention von Herz-Kreislauf-Erkrankungen kennt? Ihr größter Nachteil: Es fehlen meist Studien, die die gesundheitsfördernde Wirkung belegen. Doch zunehmend werden auch natürliche Heilmittel wissenschaftlich untersucht – mit teils verblüffenden Ergebnissen.

So ist etwa die Cholesterin senkende Wirkung von Soja jetzt bewiesen: Sojaproteine senken das Gesamtcholesterin um durchschnittlich 9,3% und das schädliche LDL-Cholesterin sogar um 13%. Zu einem ähnlichen Ergebnis kommt auch eine aktuelle finnische Studie: Bei ein bis zwei Sojamahlzeiten pro Tag sinken erhöhte Triglyzeridwerte um ganze 21%. Sie können Eiweiß aus Soja auf einfache Weise in Ihren Speiseplan integrieren: Essen Sie oft Tofu, trinken Sie täglich Sojamilch und geben Sie Soja in Ihr Frühstücksmüsli. Sojaprodukte sind in verschiedenen Zubereitungen – auch als Tabletten – in Apotheke und Reformhaus erhältlich. Die täglich empfohlene Menge bei erhöhtem Cholesterin liegt bei etwa 50 Gramm Sojaprotein.

Dass verschiedene tibetische Kräuter die Durchblutung fördern können, ist schon seit längerem bekannt. Doch nun konnte ein israelischer Wissenschaftler nachweisen, dass die Kräutermischung »Padma 28« die zellschädigenden Prozesse in den Blutgefäßen stoppen kann: Die Kombination von 28 tibetischen Kräuter- und Arzneipflanzen reduziert die überschießende Produktion freier Radikale und verhindert die Ablagerungen an den Innenwänden der Arterien.

Ein klassisches Herztonikum ist auch Weißdorn-Extrakt. Weißdorn enthält die antioxidativen Wirkstoffe Hyperin und Rutin, das die Plaquebildung in den Arterien hemmt. Untersuchungen zeigen auch, dass Weißdorn insgesamt blutdrucksenkend wirkt. Sie können Ihr Herztonikum aus Weißdornblüten entweder selbst als Tee oder Wein brauen oder auf fertige Präparate zurückgreifen: Empfohlene Dosis 300 mg täglich.

! HERZMITTEL MIT TRADITION

Sie können Ihr Herz-Kreislauf-System auch mit natürlichen Mitteln stärken und so der Entstehung von Gefäßkrankheiten vorbeugen.

- **WEISSDORN. Für die Teezubereitung nehmen Sie einen Esslöffel getrocknete Früchte oder Blüten auf eine Tasse Wasser. 10 Minuten kochen lassen und abseihen.**
- **ASIEN. Die Kräutermischung »Padma 28« ist in Apotheken, Fachdrogerien und Reformhäusern erhältlich. Täglich davon ein bis zwei Kapseln 30 Minuten vor den Mahlzeiten einnehmen.**

Wie viel Stress haben Sie?

Die Fähigkeit zur Stressreaktion ist eine Art Überlebenspolizze: Der Körper reagiert mit der Ausschüttung bestimmter Hormone, um belastenden Situationen gewachsen zu sein. Stress verändert schlagartig die Chemie des Körpers und lässt Blutdruck und Blutzucker ansteigen. Der Alarmzustand setzt ungeheure Energien frei und macht aktiv. Ist der Druck vorüber, fallen die Stresshormone auf ihren Normspiegel zurück.

Chronischer Stress hingegen bringt Körper und Psyche aus der Balance. Wenn die Stresshormone nicht mehr abgebaut werden, kommt es unter anderem zur Anlagerung von Kochsalz und Milchsäure im Organismus. Zuckerstoffwechsel und Mineralhaushalt geraten außer Kontrolle. Die Folgen reichen von psychosomatischen Erkrankungen bis zu seelischen Problemen. Das Maß an Belastungen im Berufs- und Privatleben ist individuell verschieden, ebenso die Fähigkeit, mit Stressfaktoren von außen umzugehen. Eine Menge Stress ist hausgemacht, etwa durch ein übertriebenes Geltungsbedürfnis oder den Wunsch, alles zu kontrollieren.

Der Weg aus der Stressfalle ist nicht leicht, aber er ist möglich. Wenn sich das Leben vor Ihnen zu einem unüberwindlichen Berg auftürmt, beginnen Sie zuerst einmal mit einer Bestandsaufnahme. Lassen Sie sich mindestens eine Woche dafür Zeit. Analysieren Sie Ihren Alltag und Ihre Verhaltensweisen ganz genau – und so ehrlich wie möglich. Statt zu sagen: »Ich bin immer unter Stress«, identifizieren Sie Ihre Stressfaktoren. Machen Sie keine Schuldzuweisungen, sondern bleiben Sie sachlich und analytisch. Schreiben Sie sich eine Liste Ihrer Stressbelastungen: In welchen Bereichen in Ihrem Leben haben Sie Stress. Und warum? Wo ist Ihr eigener Anteil dabei? Welche Belastungen müssen Sie derzeit akzeptieren und was wollen Sie ändern? Auch wenn Sie heute keine ultimative Lösung sehen: Jede Reise beginnt mit dem ersten Schritt.

! WAS TUN GEGEN STRESS?

Wie Sie mit dem Stress Ihres Lebens umgehen, hat Einfluss auf Ihre Gesundheit, Ihr wahres Alter und Ihre zwischenmenschlichen Beziehungen.

- **CONTROLLING. Führen Sie eine Woche lang Tagebuch und notieren Sie jede einzelne belastende Situation in Ihrem Leben.**
- **URSACHE. Kennen Sie jetzt die Stressfaktoren? Liegt es an der Organisation Ihres Alltags oder an Ihrem Geltungsbedürfnis und Ihren Machtfantasien?**
- **ACHTUNG. Bemitleiden Sie sich nach dieser Analyse nicht, sondern übernehmen Sie auch ehrlich die Verantwortung für Ihr Leben, so wie es derzeit abläuft.**

Anti-Stress-Ernährung

Gerade in stressreichen Phasen scheint eine gesunde und ausgewogene Ernährung für die meisten eine nicht zu bewältigende Herausforderung. Wie soll man an den richtigen Mix von Nährstoffen herankommen, wenn die Zeit fehlt? Die Versuchung, unter Belastung beim Essen nachlässig zu sein, ist sehr groß. Aber mit leerem Magen, Fast Food und einseitigen Snacks können Sie auf Dauer nicht leistungsfähig sein.

In Zeiten großer Belastung verbraucht der Stoffwechsel mehr Vitalstoffe, reagiert aber gleichzeitig sehr empfindlich auf Druck von außen. Vor allem das Magen-Darm-System ist sehr gefordert und wird unter Stress schnell in Mitleidenschaft gezogen.

Gewöhnen Sie sich möglichst bald an einige der Anti-Stress-Ernährungsregeln: Gehen Sie nie ohne Frühstück aus dem Haus. Eine Studie aus England zeigt, dass Frühstück-Genießer weniger stressanfällig sind. Am Morgen brauchen Sie vor allem Kohlenhydrate und Vitamin B: Brot, Bananen, Trockenobst. Organisieren Sie sich einen Mittagsimbiss mit Huhn, Fisch, Gemüse und Vollreis. Verzichten Sie auf die Schnellimbiss-Pizza und Wurstsemmeln. Auch Salat mit Rapsöl und Vollkornbrot ist ein guter Energiespender.

> **! TIPPS FÜR DEN STRESS-TAG**
>
> Achten Sie in Phasen besonderer Belastung auf Ihre Essgewohnheiten und machen Sie sich Ihren persönlichen Plan für Anti-Stress-Ernährung.
>
> **STOP. Verzichten Sie auf die Kombination von Schokolade und Kaffee. Das beschleunigt den Abbau von Blutzucker und Sie sind nach kurzer Zeit wieder schlapp.**
>
> **BANANEN. Sie sind sehr gute Stresskiller, weil sie rasch sättigen, den Blutzuckerspiegel nur langsam ansteigen lassen und außerdem viel Vitamin B_6, Kalium und Magnesium enthalten.**

Trinken Sie nicht mehr als zwei bis drei Tassen Kaffee pro Tag und reduzieren Sie den Konsum an Süßigkeiten. Schokolade als Dopingmittel ist nur in kleinen Portionen erlaubt (und tut dann auch gut). Dem ohnehin schon strapazierten Stoffwechsel bekommt es aber nicht, wenn der Blutzuckerspiegel ständig in die Höhe getrieben wird. Der Körper braucht unter Stress auch mehr Flüssigkeit. Trinken Sie täglich drei Liter Wasser oder Mineralwasser ohne Kohlensäure, das von Ihrem Magen besser vertragen wird.

Erhöhen Sie unter Belastung Ihren Konsum an Omega-3-Fettsäuren: Sie sind enthalten in fettem Fisch (Makrele, Hering und Lachs) und Algen. Und knabbern Sie als Nervenfutter zwischendurch ein paar Nüsse, denn sie enthalten Vitamin B, einfach ungesättigte Fette und viel Vitamin E gegen oxidativen Stress.

Wie Sie wieder relaxen

In akuten Stress-Situationen gibt es einen einfachen Trick, um den inneren Motor herunterzufahren: Lassen Sie die Schultern fallen und atmen Sie langsam und seufzend aus. Dann tief und ruhig einatmen und wieder ausatmen. Lockern Sie dabei Ihre Gesichtsmuskeln und entkrampfen Sie Ihre Hände. So können Sie die schlimmste Anspannung loslassen.

Um nicht immer wieder in die Stressfalle zu tappen, müssen Sie tiefe Atmung und Entspannung richtig trainieren. Eine der bewährtesten Anti-Stress-Strategien ist die progressive Muskelentspannung nach Jacobson: Sie spannen nacheinander jede Muskelgruppe – von den Beinen bis zur Stirn – willentlich an und halten die Spannung für 10 Sekunden. Dann wieder entspannen und die Muskeln ganz locker lassen. Zum Erlernen der Methode sollten Sie jeden Tag 10 Minuten üben. Die Jacobson-Methode ist auch ohne Trainer oder Kurs erlernbar. Die Übungen lassen sich danach auch in den Tagesablauf einbauen: Spüren Sie zwischendurch immer wieder in Ihren Körper hinein. Sie werden schnell merken, wo die Spannung sitzt. Atmen Sie aus und lassen Sie die verkrampften Muskeln ganz bewusst locker. Die Entkrampfung des Körpers geht immer mit seelischer Entspannung einher.

! STRESSHORMONE BREMSEN

Wappnen Sie sich gegen Stress, indem Sie sich ein Repertoire an Ihren persönlichen Anti-Stress-Strategien zurechtlegen. Fangen Sie heute an.

- **CHECK. Kontrollieren Sie regelmäßig Ihre Atmung. Wenn Sie merken, dass Sie wieder flach atmen, machen Sie zehn tiefe Atemzüge in Bauch und Becken hinein.**
- **CHEESE. Lachen Sie so oft wie möglich. Untersuchungen zeigen, dass Stresshormone beim Lachen wieder schneller abgebaut werden. Sammeln Sie Witze oder Videos mit Komödien und lachen Sie einfach.**

Auf der Basis der Selbstsuggestion mit beruhigenden Formeln wie »Ich bin ganz ruhig« funktioniert das autogene Training, das am besten bei einem Coach oder Psychotherapeuten erlernt wird. Wer es einmal beherrscht, kann es nicht mehr verlernen. Geübte entspannen sich innerhalb weniger Minuten. Zwingen Sie sich nicht zu Entspannungstechniken, die Ihnen nicht liegen, sondern suchen Sie Ihre Methode. Vielleicht hilft Ihnen das: Ziehen Sie sich zurück, schließen Sie die Augen und begeben Sie sich in Gedanken an einen Lieblingsort. Tanken Sie dort auf. Oder nehmen Sie sich 20 Minuten Zeit, in der Sie ungestört Ihre Lieblingsmusik hören. Klassische Musik, wie die Fünfte Symphonie von Tschaikowsky oder das Klavierkonzert Nr. 1 von Brahms sind sogar als Therapie anerkannt.

Doping mit Vitalstoffen

Ist der Stoffwechsel durch Stress auf Touren, so brauchen Sie mehr Vitamine und Mineralstoffe. Während der Belastung produziert der Körper automatisch übermäßig viele freie Radikale, die Sie nur mit der richtigen Vitaminkombination in die Schranken weisen können.

Kraft für angegriffene Nerven gibt vor allem Vitamin B_1 (Thiamin), das in Vollkorn, Fisch, Nüssen und Hülsenfrüchten enthalten ist. Untersuchungen aus den USA zeigen, dass sich auch der Bedarf an Vitamin C in Phasen großer Belastung ändert: 500–1000 mg benötigt der Körper täglich, um Stresshormone abzubauen. Außerdem spielt Vitamin C eine wichtige Rolle bei der Synthese von Nervenhormonen und Botenstoffen. Wenn Sie sehr unter Stress stehen, dann können Sie kurzfristig bis zu 1500 mg Vitamin C zu sich nehmen. (Achtung: Über einen längeren Zeitraum können hohe Dosen zu Nierensteinen führen.) Stärken Sie Ihr Immunsystem zusätzlich mit 20 mg Zink täglich.

Die Auswirkungen von Stress können durch ein Ungleichgewicht im Mineralhaushalt noch verstärkt werden: Kaliummangel kann zu Muskelkrämpfen und Herzrhythmusstörungen führen. Verzichten Sie unter Stress auf natriumreiche, also gesalzene, Lebensmittel und füllen Sie die Kaliumdepots mit Kartoffel, Avocados und Bananen auf. Oder nehmen Sie jeden Tag ein Säure-Basen-Mittel ein.

Das klassische Anti-Stress-Mineral ist Magnesium: 500 mg täglich brauchen Sie davon in anstrengenden Zeiten. Nehmen Sie Magnesiumpräparate (zum Beispiel als Brause) am besten abends ein. Magnesium hilft auch gegen stressbedingte Schlafstörungen.

Koreanischer Ginseng ist ebenfalls ein bewährtes Anti-Stress-Mittel. Empfohlen werden pro Tag 25–50 mg konzentrierter Wirkstoff, enthalten in qualitativ hochwertigen Ginseng-Produkten. Achten Sie bei Ginseng immer auf die Qualität. Viele Billigpräparate sind zu niedrig dosiert und halten nicht, was sie versprechen.

! ERGÄNZEN SIE, WAS FEHLT

Unter Stress brauchen Sie viel mehr Vitalstoffe als in ruhigen Zeiten. Über die Ernährung allein können Sie diesen erhöhten Bedarf nicht decken.

- **RADIKALE. Gerade unter Stress benötigen Sie eine Dosis Antioxidantien: Vitamin C und E, Betacarotin sowie Zink und Selen.**
- **MINERALIEN. Der Bedarf an Mineralstoffen, vor allem an Kalium und Kalzium, steigt unter Stress. Nehmen Sie jeden Tag ein gutes Mineralstoff-Präparat ein.**
- **LECITHIN. B-Vitamine und Lecithin werden unter Stress schnell verbraucht. Ergänzen Sie diese Substanzen mit einem guten Präparat aus Apotheke oder Reformhaus.**

Stresshormone abbauen

Wer regelmäßig Sport betreibt, ist gegen Belastungen besser gewappnet. Das liegt nicht nur an der so genannten körperlichen Abhärtung, sondern hat auch einen medizinischen Hintergrund.

Unter Stress werden im Körper zahlreiche Botenstoffe freigesetzt: Adrenalin, Noradrenalin, Cortisol und Glukagon sorgen dafür, dass wir auf eine reale (oder vermeintliche) Belastung adäquat und schnell reagieren. Danach sollte der Hormon-Spuk vorüber sein. Werden die Stresshormone aber nicht abgebaut – weil keine Phase der Ent-Spannung aufkommt –, dann wird das chemische Gleichgewicht im Körper gestört. Sie kennen das sicherlich: Sie standen den ganzen Tag unter Druck, freuen sich abends auf Ihr Bett und können dann nicht einschlafen. Denn die Stresshormone sind noch aktiv. Sie müssen Sie also zuerst einmal verbrauchen, am besten durch Bewegung.

Denn durch körperliche Aktivität werden die bei Stress freigesetzten Botenstoffe Adrenalin, Noradrenalin, Cortisol und Glukagon schnell abgebaut. Deshalb sollten Sie sich nach einem stressreichen Tag nochmals verausgaben, aber körperlich: 20 bis 30 Minuten Joggen, Walken oder auf dem Hometrainer radeln. Selbst ein flotter Abendspaziergang kann die unerwünschte Hormonkaskade drosseln. Wenn möglich sollten zwischen einem abendlichen Fitness-Training und dem Schlafengehen zwei Stunden liegen. Wenn Sie das aus zeitlichen Gründen nicht schaffen, sollten Sie wenigstens vor dem Zu-Bett-Gehen einige Muskelübungen machen. Eine völlig neue Erkenntnis aus der Sportwissenschaft besagt, dass das Dehnen von Muskeln dem Gehirn das Signal zur Entspannung meldet. Kaufen Sie sich ein Video oder Buch mit Workouts und machen Sie jeden Abend 10 Minuten lang Dehn- und Streckübungen für die Muskulatur. Es wird nicht nur Ihre Figur verbessern, sondern Sie auch entspannen.

! ÜBERLEBEN IN STRESSTAGEN

Auch wenn Ihr Terminkalender noch so voll ist: Planen Sie körperliche Aktivität ein. Finden Sie einen Weg, um Stresshormone abzubauen.

- **LAUFEN. Wenn Joggen für Sie zu anstrengend ist, versuchen Sie es mit Walking durch den nächstgelegenen Park.**
- **MINI-WORKOUT. Wenn Sie gerade sehr angespannt sind, dann machen Sie abends wenigstens einige Gymnastikübungen oder Kniebeugen.**
- **NEU. Wenn Sie Ihre Muskeln in die Länge ziehen, erhält das Gehirn die Botschaft zum Entspannen. Machen Sie jeden Tag bewusst einige Dehnübungen für Arme und Beine.**

Schalten Sie den Turbo ab

Gerade in Phasen besonderer Belastung muss der Körper im Schlaf auftanken. Ausgerechnet dann ist es oft sehr schwierig, den für die Regeneration notwendigen Schlaf zu finden. Manchmal fehlt es an der Zeit und manchmal an der nötigen Entspannung.

Die Ausschüttung von Stresshormonen bringt auch den Schlaf-Wach-Rhythmus aus dem Lot. Jeder Dritte leidet heute unter Schlafproblemen und fühlt sich dann doppelt genervt. Andauernder Schlafmangel macht stressanfälliger und beeinträchtigt die Leistungsfähigkeit.

Wenn Sie harte Zeiten gut überstehen wollen, achten Sie besonders darauf, dass Sie so oft wie möglich sieben bis acht Stunden schlafen. Verzichten Sie lieber einmal auf ein abendliches Freizeitprogramm und gönnen Sie sich Ihre nächtliche Erholungsphase.

Versuchen Sie jeden Abend, so gut es geht, abzuschalten. Arbeiten Sie nicht im Schlafzimmer, sonst nehmen Sie Ihre Job-Probleme in den Schlaf und wachen Stunden zu früh wieder auf.

Haben Sie Probleme mit dem Einschlafen, so legen Sie sich Ihr eigenes Schlafritual zurecht: Hören Sie Ihre spezielle Entspannungsmusik, trinken Sie ein Glas Sherry oder nehmen Sie ein lauwarmes Bad mit Melissenöl. Der Körper verbindet mit dieser täglichen Routine dann automatisch Entspannung. Verzichten Sie auf schwere Mahlzeiten, Nikotin und zu viel Alkohol.

Gegen stressbedingte Schlafstörungen gibt es auch wirksame Heilpflanzen: Zitronenmelisse, Baldrian, Hopfen, Passionsblume und Lindenblüten. Versuchen Sie es abends mit Kräutertee, den Sie mit Honig süßen. Honig setzt im Gehirn Serotonin frei, einen körpereigenen Botenstoff, der die Gehirnaktivität beruhigt und Schlaf fördert.

Magermilch und fettarmes Jogurt können den Schlaf vertreiben, denn sie liefern dem Gehirn den Eiweißstoff Tyrosin, der anregend wirkt.

! SO SCHLAFEN SIE BESSER

Greifen Sie bei Schlaflosigkeit nicht sofort zu Schlaftabletten, sondern versuchen Sie zuerst, Ihr Schlafdefizit mit einfachen Mitteln zu beheben.

- **APOTHEKE. L-Tryptophan ist eine Vorstufe des körpereigenen Hormons Serotonin. Es ist als Nahrungsergänzungsmittel über die Apotheke erhältlich.**
- **MINERALSTOFFE. Nehmen Sie entweder Kalzium oder Magnesium (aber nicht zusammen) abends vor dem Zu-Bett-Gehen ein. Beide Mineralstoffe wirken entspannend und dadurch schlaffördernd.**

Nehmen Sie sich Auszeit

Brennen Sie auch ständig an beiden Enden? Dann dürfen Sie sich nicht wundern, wenn Sie sich schon bald ausgelaugt fühlen. Denn permanenter Zeitdruck und Überforderung sind echte Energieräuber und können zu Burnout führen, dem Stadium völliger Erschöpfung. In dieser Phase kann der Körper nicht mehr auf Energiereserven zurückgreifen.

Bei chronischem Stress ist häufig zu viel Cortisol im Blut. Das Immunsystem wird geschwächt, Veränderung von Verhalten und Gemütslage sind einige der Folgen: Mattheit, Müdigkeit, sozialer Rückzug bis hin zu Depressionen. Die Entgiftung des Körpers läuft nun nicht mehr auf vollen Touren. Die Folge: Müdigkeit.

Wenn Sie bereits längere Zeit auf Reserve unterwegs sind, sollten Sie sich dringend eine Tankstelle suchen und Ihrem Körper geben, was er gerade braucht. Das kann ein gemütliches und leicht verdauliches Essen sein, ausreichend Schlaf oder ein Spaziergang. Unterstützen Sie die Arbeit Ihrer Verdauungsorgane mit Enzympräparaten plus Gelée royale. Trinken Sie zwei bis drei Liter Flüssigkeit, um Giftstoffe über die Nieren schneller auszuscheiden. Verzichten Sie in dieser Zeit auf Alkohol, um Ihre Leber nicht noch mehr zu stressen. Greifen Sie zu konzentriertem Holundersaft, der sich positiv auf die Aktivität der Leber auswirkt.

Bringen Sie Ihre Lebensenergie zum Fließen, indem Sie sich eine kurze Auszeit nehmen. Schließen Sie die Augen und atmen Sie tief und langsam ein und aus. Denken Sie in Gedanken an weißes Licht, das mit jedem Atemzug durch Ihren Körper strömt. Sehen Sie geistig vor sich, wie dieses Licht zu all Ihren Organen fließt und Ihre Leber unterstützt. Wenn Sie ausatmen, stellen Sie sich vor, wie Sie damit Ihren Körper von allen Schadstoffen befreien. Atmen Sie Stress und negative Gedanken aus und Licht und Energie ein.

! BURNOUT

Wenn Sie sich ausgepowert fühlen, braucht Ihr Körper Ihre Aufmerksamkeit. Steigen Sie auf die Bremse, bevor Sie chronisch krank werden.

- **ENERGY. Trinken Sie jeden Tag einen frisch gepressten Obst- oder Gemüsesaft mit einer Ampulle Sangenor oder Zell Oxygen mit Enzymen und Gelée royale.**
- **THYMUS. Aktivieren Sie Ihre Thymusdrüse, indem Sie mit den Fingern einige Male sanft darauf klopfen. Dieses Energiezentrum liegt in der Mitte der Brust, hinter dem oberen Teil vom Brustbein.**

Gewinnen Sie mehr Zeit

Was sich alle Stress-Geplagten am sehnlichsten wünschen, ist Zeit. Um sich diesen Luxusfaktor zu gönnen, müssen Sie allerdings Ihr Leben organisieren und vielleicht neu strukturieren.

Beginnen Sie Ihr Zeit-Management mit einer genauen Analyse Ihres Tagesablaufes vom Aufstehen am Morgen bis zum Schlafengehen am Abend. Halten Sie Ihre Beobachtungen unbedingt schriftlich fest und identifizieren Sie alle Zeitfresser. Was genau macht Ihnen Stress? Warum reicht die Zeit nicht? Liegt es ausschließlich an Ihnen oder werden Sie permanent gestört und bei Ihrer Arbeit unterbrochen? Wann rinnt Ihnen die Zeit durch die Finger? Nehmen Sie zu viele Aufgaben an, weil Sie nicht Nein sagen können? Verbringen Sie zu viel Zeit mit Menschen, an denen Ihnen nichts liegt? Sind Sie ein Perfektionist oder lassen Sie sich vom Chaos beherrschen?

Nach dieser objektiven Bestandsaufnahme sollten Sie sich die schwierigste Frage stellen. Am besten Sie nützen dafür einige stille Stunden am Wochenende. Fragen Sie sich: Was habe ich davon, dass ich ständig unter Zeitdruck stehe. Wofür möchte ich keine Zeit haben oder womit in meinem Leben will ich mich nicht auseinander setzen? Sie werden eine Antwort bekommen.

Machen Sie sich nun eine Liste mit Ihren Änderungsvorschlägen. Schreiben Sie genau auf, was Sie ändern wollen, um aus dem Zeitraffer auszusteigen. Und worauf müssen Sie verzichten, um das zu erreichen? Wollen Sie mehr delegieren? Oder öfter Nein sagen? Oder müssen Sie einzelne Arbeitsabläufe anders strukturieren?

Setzen Sie den einen oder anderen Punkt in die Praxis um und probieren Sie aus, was im Alltag funktioniert und was nicht. Überfordern Sie sich dabei nicht, das wirft Sie nur zurück und bringt keine langfristigen Veränderungen. Sie können nicht Ihr gesamtes Leben von einem Tag auf den anderen umkrempeln.

! SCHAFFEN SIE STRUKTUREN

Bemühen Sie sich um eine neue Struktur in Ihrem Alltag, die Ihnen wichtige Lebenszeit zurückgeben kann. Nur dann bleiben Sie gesund.

- **LISTEN. Machen Sie sich jeden Abend eine Liste der Aufgaben für den nächsten Tag. Und markieren Sie wichtige Termine in Farbe.**
- **AUSZEIT. Tragen Sie in diese Liste auch Ihre fixen Entspannungspausen ein. Überlegen Sie zu Beginn der Woche, wann Sie sich eine längere Auszeit nehmen können.**
- **DISZIPLIN. Keine Liste wird Ihr Leben verändern, wenn Sie sich nicht daran halten. Sehen Sie das Anti-Stress-Programm als Ihre persönliche Gesundheitsvorsorge an.**

Meditation

Die bewusste Atmung ist, wie auch die Meditation, der schnellste Weg zum Stressabbau. Doch beide Methoden müssen Sie zuerst erlernen, damit Sie in Stresszeiten davon wirklich profitieren können. Unter Druck atmen wir meistens gepresst und zu flach. Dadurch wird unser Gehirn nicht ausreichend mit Sauerstoff versorgt. Im Job agieren wir zudem mit der logischen linken Gehirnhälfte und vernachlässigen unsere rechte Gehirnhälfte, die für die Intuition zuständig ist. Mit einer einfachen Übung aus dem Ayurveda können Sie einerseits Ihre Atmung vertiefen und andererseits die beiden Gehirnhälften synchronisieren.

Setzen Sie sich entspannt hin, halten Sie Ihre Wirbelsäule gerade und atmen Sie ruhig ein und aus. Schließen Sie die Augen. Halten Sie mit dem Daumen das linke Nasenloch zu, während Sie durch das offene rechte Nasenloch ein- und ausatmen. Lassen Sie den Daumen los und halten Sie mit Zeige- und Mittelfinger der linken Hand das rechte Nasenloch zu. Atmen Sie durch das linke Nasenloch langsam ein und aus. Machen Sie diese Wechselatmung einige Minuten lang. Atemübungen sind auch eine gute Basis für die Meditation. Es gibt unzählige Arten der meditativen Versenkung. Meditation heißt nicht, einfach nur ruhig dazusitzen. Zweck der Meditation ist es, das geistige Geplapper einzustellen und den Verstand ruhig zu stellen.

Setzen Sie sich entspannt und aufrecht hin, atmen Sie ruhig ein und aus. Schließen Sie die Augen und konzentrieren Sie sich in Ihrer Vorstellung auf ein Bild, zum Beispiel eine Kerze. Halten Sie dieses Bild fest, ohne dabei zu denken. Wenn störende Gedanken aufkommen, lassen Sie sie einfach weiterziehen. Oder Sie konzentrieren Sie sich nicht auf ein Bild, sondern auf ein sinnentleertes Wort oder einen Laut. Die Konzentration auf ein Bild oder ein Wort ist eine Hilfe, um die Gedanken zu stoppen. Üben Sie anfangs nur drei bis fünf Minuten und dehnen Sie die Meditation dann aus. Wenn möglich, üben Sie täglich.

! ÜBEN SIE GEDANKEN-STOPP

Atemübung und Meditation sind die besten Entspannungsmethoden, vorausgesetzt man praktiziert sie regelmäßig, am besten täglich.

- **MINI-ÜBUNG. Setzen Sie sich hin und starren Sie ins Leere. Beobachten Sie Ihren Atem und lassen Sie alle Gedanken davonfliegen.**
- **MEDITATION. Zum Erlernen der Meditation brauchen Sie Zeit und Ruhe. Suchen Sie sich einen Ort, an dem Sie ungestört sind. Üben Sie möglichst täglich.**
- **MORGENÜBUNG. Die beste Zeit für Meditationen ist morgens. Sie können natürlich jederzeit meditieren. Ungeeignet für Anfänger ist der Abend, wenn sie müde sind.**

Tun, was Ihnen gut tut

Wenn Sie ständig gestresst sind, übergehen Sie Ihre ureigensten Interessen und Wünsche. Und wenn Sie Ihre Bedürfnisse nicht ernst nehmen, vergrößern Sie Ihren Stresspegel. So befinden Sie sich in einem fatalen und gesundheitsschädlichen Teufelskreis.

Wenn Sie Stress Paroli bieten wollen, müssen Sie Ihre Ressourcen regelmäßig auffüllen. Setzen Sie sich mit Ihren wahren Bedürfnissen auseinander. Das hat nichts mit Egoismus, aber viel mit intelligentem Lebensmanagement zu tun.

Wenn Sie sich nicht regenerieren und erholen, können Sie auch nicht leistungsfähig sein. In jedem Alltag gibt es diese kleinen Inseln oder Fluchtorte, auf die man sich zurückziehen kann, wenn einem alles zu viel wird. Vielleicht müssen Sie nur einige Stunden Ihr Handy ausschalten und sich selbst auf einen Capuccino einladen. Oder Sie brauchen eine Massage, um sich zu entspannen. Vielleicht wollen Sie jeden Tag allein zu Mittag essen, ohne dass Sie jemand stört. Oder Sie wollen einfach einmal am Fenster sitzen und Ihre Gefühle ordnen.

Wie viel Raum geben Sie sich derzeit und wie viel würden Sie brauchen? Psychologen haben herausgefunden, dass der Mangel an Rückzugsmöglichkeiten in einer extrovertierten Gesellschaft Stress und Burnout fördert. Suchen Sie sich einen Ort zum Krafttanken, wo Sie absolut ungestört sein können. Das kann Ihr Lieblingsplatz im Park sein, eine Zimmerecke oder Ihre Saunakabine. Sie brauchen diesen Ort, um Abstand zu gewinnen und Ihren leeren Akku wieder aufzuladen.

Ihre persönlichen Wohlfühl-Inseln können nur Sie selbst finden. Zwei Voraussetzungen brauchen Sie dafür: Sie müssen darüber nachdenken, was Ihnen gut tut. Und Sie müssen konsequent und mutig genug sein, um das durchzusetzen, was Sie brauchen. Wenn Sie Ihrem Leben keine Qualität geben, werden Sie nicht die Motivation aufbringen, um erfolgreich und gesund zu werden. Vielleicht sogar bis 100.

! STEIGEN SIE AUF DIE BREMSE

Stress ist eine Falle: Er suggeriert Intensität und lässt letztendlich nur verbrannte Erde zurück. Weichen Sie rechtzeitig aus.

- **WAS NUN? Fragen Sie sich hin und wieder: Was funktioniert besonders gut in meinem Leben. Was tut mir gut. Wie könnte ich das ausbauen?**
- **VERWÖHNEN. Gönnen Sie sich hin und wieder etwas, das Ihnen Freude macht und kein Geld kostet. So können Sie leichter vom Erfolgs- und Leistungsdenken loslassen und mehr Qualität in Ihr Leben bringen.**

Entgiften Sie Ihr Leben

Hinter dem Namen Krebs verbergen sich rund 200 komplexe Krankheiten, deren Entstehung und Ursachen noch immer nicht geklärt sind. Sie haben aber einen gemeinsamen Nenner: Jede Krebserkrankung stört auf molekularer Ebene den Prozess der normalen Zellteilung und Zellerneuerung. Auch die Frage, wie weit die genetischen Faktoren oder jeweiligen Umwelteinflüsse Krebs fördern können, ist noch nicht zu beantworten. Die Wissenschaft geht aber heute davon aus, dass 60% aller Krebsfälle durch einen gesundheitsbewußteren Lebensstil verändert werden können. Vor allem Umweltverschmutzung, Rauchen und ungesunde Ernährung werden für den Anstieg der Krebsfälle in den westlichen Industrieländern verantwortlich gemacht.

Und was können Sie selbst tun? Eine der besten Anti-Krebsstrategien heißt einfach Stop smoking. Tabak enthält über 400 Substanzen, welche die Erbsubstanz der Zellen schädigen und die Entstehung von Lungenkrebs fördern. Allein an dieser Erkrankung sterben weltweit jährlich fünf Millionen Menschen. Auch Krebs im Mund- und Rachenraum sowie Blasen- und Bauchspeicheldrüsenkrebs gehen auf das Konto des Tabakkonsums (siehe auch Tipp 2).

Zusätzlich sind auch Schadstoffe in der Luft oder Umweltgifte am Arbeitsplatz sowie der uns ständig überflutende Elektrosmog eine Attacke auf die DNA unserer Zellen. Unterstützen Sie Ihren Körper, indem Sie auf eine regelmäßige Entgiftung über Lunge, Niere und Leber achten. Atemübungen und regelmäßige Aufenthalte in der frischen Luft können diesen Prozess unterstützen. Darüber hinaus können Sie Ihrer Leber helfen, Toxine schneller abzubauen: Machen Sie hin und wieder eine achtwöchige Kur mit Mariendistel – entweder als Tee oder Tabletten erhältlich. Und reduzieren Sie das Gesamtmaß an Giftstoffen durch biologisches Essen und Wohnen.

TIPPS FÜR IHRE ENTGIFTUNG

Schadstoffe bombardieren die Zellen unseres Körpers rund um die Uhr. Planen Sie bewusst Strategien zur Entgiftung Ihres Körpers ein.

- **TRINKEN. Trinken Sie täglich 2 bis 3 Liter Mineralwasser oder Tee.**
- **VITAMINE. Sind Sie vielen Giftstoffen ausgesetzt, erhöhen Sie Ihre Einnahme an Vitamin C (bis zu 1000 mg), E (bis zu 1000 mg) und Betakarotin, Zink und Selen.**
- **KUREN. Entgiften Sie hin und wieder durch einen Fastentag am Wochenende: Keine Genussgifte, aber viel Flüssigkeit plus Spaziergänge, Sauna und Atemübungen.**

Risikofaktor Fett

Rund ist g'sund ist ein Slogan, den die moderne Medizin nicht mehr gelten lassen kann. Im Gegenteil: Alle internationalen Untersuchungen zeigen, dass die Reduktion von Übergewicht nach dem Nikotinverzicht die zweitbeste Anti-Krebs-Strategie ist. Wer zu viel wiegt, erhöht statistisch sein Risiko für Darm-, Nieren-, Speiseröhren- und Gallenblasenkrebs.

Fettreiche Ernährung und Übergewicht spielen nach Ansicht vieler Experten speziell bei der Entstehung von Brust- und Gebärmutterkrebs eine große Rolle: Zu den derzeit am meisten in Sachen Krebsvorbeugung gehandelten Lebensmittelinhaltsstoffen gehören Beta-Carotin, Vitamin C, E und eine Reihe sekundärer Pflanzenstoffe wie Polyphenole (in grünem Tee, Gewürzen, Trauben, Soja), Indole (in Kohlgewächsen), Terpene und Schwefelverbindungen (in Knoblauch und Zwiebel). Ihre positive Wirkung auf den Organismus steht derzeit außer Frage.

Unumstritten ist auch, dass die allzu großzügige Verwendung falscher Fette bei der Zubereitung von Speisen einen zusätzlichen Risikofaktor für Krebs darstellt. Besonders ungünstig sind nach neuesten Erkenntnissen nicht nur tierische Fette, sondern auch Omega-6-Fettsäuren in Pflanzenölen und Margarine, die früher als harmlos eingestuft oder sogar empfohlen wurden. Aus Sicht der Krebsvorbeugung raten Experten zur Verwendung von Oliven- oder Rapsöl.

! OHNE FETT

Peilen Sie ab heute Ihr Idealgewicht an und trennen Sie sich Schritt für Schritt ohne extreme Hungerkuren von überflüssigen Kilos.

- **ABENDS OHNE. Verzichten Sie gelegentlich auf das Abendmenü und essen Sie dafür vor dem Schlafengehen einen im Backrohr erwärmten Apfel mit einem Teelöffel Honig.**
- **SNACKS ADE. Verzichten Sie auf Chips, Keks und Schokolade. Ersetzen Sie diese Kalorienbomben durch Obst. Gegen den »süßen Zahn«: Studentenfutter, Bananenchips und in Maßen Cashew-Nüsse.**

Was ist Anti-Krebs-Diät?

Große internationale Studien beschäftigen sich derzeit mit dem Zusammenhang zwischen Krebs und verschiedenen Lebensmittelgruppen, wobei aber noch immer viele Fragen offen sind. Nach einer Studie der Universität von Minnesota sind 60 Prozent aller Krebsfälle auf Fehlernährung zurückzuführen. Unumstritten ist allerdings, dass der westliche Ernährungsstil mit einem hohen Anteil an Fleisch, Weißmehl und Zucker das Risiko für einige Krebsformen erhöht. Fleisch ist zwar eine gute Eiweißquelle, aber reich an ungesättigten Fetten. Studien zeigen, dass ein hoher Konsum an Rind-, Schweinefleisch das Risiko für Darm- und Prostatakrebs erhöht. Beim Grillen, Braten und Backen von tierischem Eiweiß entstehen außerdem chemische Verbindungen – so genannte heterozyklische Amine –, die heute als krebsfördernd gelten. Wenn Sie auf Fleisch nicht ganz verzichten wollen, beschränken Sie sich auf zwei Fleischmahlzeiten pro Woche. Wählen Sie fettarme Stücke und marinieren Sie diese einige Stunden in Öl. So reduzieren Sie die Entstehung heterozyklischer Amine. Wählen Sie öfters Huhn, Pute und Lamm statt Rind-, Kalb- und Schweinefleisch.

Neben Fett ist weißer Zucker der zweite Übeltäter. Er ist nicht nur ein leerer Energieträger ohne Vitalstoffe, wie früher angenommen wurde, sondern ein potentieller Risikofaktor für Krebs. Zuckerkonsum erhöht im Körper die Ausschüttung des Wachstumsfaktors IGF-1 (insulin-like growth factor), der manche Zellen zur Teilung anregt oder bereits vorhandene Krebszellen mit Energie füttert. Das heißt nicht, dass Sie für immer auf Schokolade oder Eiscreme verzichten müssen, sondern dass Sie den Konsum an weißem Zucker einschränken sollten. Dasselbe gilt für Weißbrot. Nach einer amerikanischen Studie erkranken Frauen, die hauptsächlich raffinierte Kohlenhydrate essen, häufiger an Brustkrebs. Dabei gibt es neben dem deftigen Vollkornbrot zahlreiche Alternativen zu Baguette und Co: Brot und Gebäck aus Dinkel, Kamut, Soja und Amaranth sowie Knäkkebrot in den verschiedensten Geschmacksrichtungen.

! GEMÜSE GEGEN FLEISCH

Erhöhen Sie nach und nach den Konsum an Pflanzenprodukten in Ihrer Ernährung: Fünf Portionen Obst und Gemüse pro Tag sind das Minimum.

5 AM TAG. Beginnen Sie Ihren Tag mit Fruchtsaft, essen Sie im Büro Obst und Gemüsesaft, zu Mittag einen Salatteller, nachmittags Obst und abends Gemüse.

LAUCH. Reich an krebshemmenden Stoffen sind Lauchgemüse, Kohlarten, fermentierte Produkte (Kraut, Milch), Getreide (Weizen, Hafer, Gerste) und Ballaststoffe.

Vitamine als Schutzstoff

Die bisher größte europäische Studie zum Thema Krebs und Ernährung konnte kürzlich einen direkten Zusammenhang zwischen einem hohen Vitamin-C-Spiegel im Blut und einem geringeren Krebsrisiko nachweisen. Das Super-Vitamin gilt als der wichtigste Radikalfänger: Wie ein Abfangjäger stürzt es sich auf aggressive Sauerstoffmoleküle und stoppt schädliche Oxidationsprozesse in den Zellen. Antioxidantien gelten heute als das Rostschutzmittel des Körpers und als die effektivste Waffe im Kampf gegen Krebs. Enthalten sind sie vor allem in Obst, Gemüse und Vollkornprodukten. Durch zunehmende Umweltbelastung und einen stressreichen Alltag erhöht sich allerdings der Bedarf an den Reparaturstoffen: Die meisten von uns brauchen mehr Antioxidantien als mit dem Essen überhaupt aufgenommen werden kann. Stellen Sie sich Ihr eigenes Schutzprogramm zusammen. Machen Sie zuerst eine Bestandsaufnahme Ihrer Lebens- und Ernährungsgewohnheiten. Wenn Sie zum Beispiel viel mit Auto- und Industrieabgasen in Berührung kommen, sich einseitig ernähren, viel arbeiten und wenig schlafen, ist Ihr Bedarf an Vitalstoffen deutlich erhöht.

Für die Basisversorgung können Sie täglich ein Kombinationsprodukt mit Vitaminen und Mineralstoffen einnehmen und zusätzlich Vitamin-C in Kombination mit Coenzym Q 10 und Viatmin E. Neben synthetischem gibt es übrigens auch natürliches hoch konzentriertes Vitamin C in Produkten aus der Acerola Kirsche. Auch bei Vitamin E ist die natürliche Form als d-alpha Tocopherol besser verträglich. Nehmen Sie Vitamin E immer zu den Mahlzeiten ein und nicht mehr als maximal 1000 mg täglich. Auch die Mineralstoffe Zink und Selen sollten nicht überdosiert, dafür aber regelmäßig ergänzt werden. Durch die Auslaugung der Böden haben die meisten Menschen bereits ein Defizit an Zink und Selen. So wurde etwa in einer Studie nachgewiesen, dass 90 Prozent der Frauen mit Brustkrebs zu niedrige Selenspiegel haben.

! RADIKALEN KEINE CHANCE

Sie können heute mit Ihrem individuellen Programm an Antioxidantien den Zellschutz erhöhen. Nehmen Sie aber nur hochwertige Produkte.

- GLUTHATION. **Als Nahrungsergänzungsmittel in magensaftresistenter Form. Bei großer Belastung können Sie 200-1200 mg nehmen.**
- ZINK. **Nehmen Sie davon täglich 20 mg (nicht zusammen mit Eisen), am besten abends vor dem Schlafengehen. Vitamin C erhöht die Wirkung von Zink noch.**
- VITAMIN A. **Kein synthetisches Betacarotin, sondern Carotinoide einnehmen: 15mg täglich. Immer mit etwas Fett oder zu einer Mahlzeit konsumieren.**

Wappnen Sie Ihre Zellen

Sie sind die eingebaute Schutztruppe der Natur: So genannte »sekundäre Pflanzenstoffe« werden von der Pflanze vor allem zur Abwehr gegen Schädlinge produziert. Die in Obst, Gemüse und Getreide enthaltenen bioaktiven Substanzen können im menschlichen Organismus DNA-Schäden verhindern oder reparieren. Die Anzahl der Pflanzenstoffe wird auf 100 000 geschätzt, nur ein Bruchteil davon ist bisher überhaupt erforscht. Wegen ihrer antioxidativen Wirkung werden immer mehr sekundäre Pflanzenstoffe in Form von Konzentraten als Nahrungsergänzungsmittel angeboten. Die wichtigsten pflanzlichen Schutzstoffe sollten Sie regelmäßig in Ihre Ernährung integrieren: Carotinoide schützen den Zellkern vor dem Angriff der Sauerstoffradikale und unterstützen die Reparaturenzyme. Sie sind in allen orange-roten Obst- und Gemüsesorten wie Tomaten, Melonen, Karotten und Marillen. Verschiedene Polyphenole neutralisieren ebenfalls freie Radikale und sind in den Randschichten von Obst und Gemüse und Vollkorn enthalten. Gute Quellen dafür: Blaue Trauben und grüner Tee. Auch Terpene haben eine krebsvorbeugende Wirkung und sind in Limonen, Kümmel und Pfefferminze enthalten. Hochwertiges Kümmelöl können Sie auch regelmäßig einnehmen.

Die grüne Krebsvorsorge heißt nach wie vor Brokkoli. Wenn Ihnen das Gemüse als Beilage zu fad schmeckt, versuchen Sie es mit Brokkolicremesuppe, die Sie nach Belieben mit Pfeffer oder Curry würzen. Oder lassen Sie Brokkolisamen in einem Keimgerät wachsen und geben Sie diese Sprossen in Ihren Salat, über Beilagen oder in Suppen. Übrigens hat auch die indische Gewürzpflanze Kurkuma zellschützende Eigenschaften. In Amerika stehen Algen wegen ihrer antioxidativen Wirkung auf der Liste der krebshemmenden Nahrungsmittel. Spirulina, eine kultivierte Mikroalge, enthält alle wichtigen Aminosäuren sowie die bioaktive Substanz Phycocyanin. Sie verhindert im Labor das Wuchern von Krebszellen.

! DAVON SOLLTEN SIE ESSEN

Machen Sie sich Ihre persönliche Liste von gesunden Nahrungsmitteln mit den zellschützenden bioaktiven Substanzen. Kaufen Sie danach ein.

- **SAPONINE. Sie sind reichlich in Sojabohnen und in Hülsenfrüchten enthalten und senken das Risiko, an Darmkrebs zu erkranken.**
- **FLAVONOIDE. Als Zellschutz in Zwiebeln, Trauben, Äpfeln, Himbeeren, Johannisbeeren sowie in Tee, Rotwein und Traubensaft enthalten.**
- **GLUKOSINOLATE. Die schwefelartigen Substanzen sind in Kohlgemüse, Senf und Meerrettich enthalten und senken bei regelmäßigem Konsum das Krebsrisiko.**

Ändern Sie das Drehbuch

Wenn Sie heute den Kassasturz Ihres Lebens machen müssten, was wäre das Ergebnis? Leben Sie Ihr Leben oder sind Sie im falschen Film? Wenn Letzteres der Fall ist, so sollten Sie vielleicht anfangen, Ihr Drehbuch neu zu schreiben.

Der amerikanische Psychoonkologe LeShan definierte Krebs als Entfremdung vom eigenen Ich und dem persönlichen Lebenssinn. Im Gegensatz dazu würden Menschen, die sich selbst verwirklichen, spirituell gefestigt sind und ihren Platz im Leben gefunden haben, auch über eine bessere Immunabwehr verfügen. Die Entstehung von Krankheiten, vor allem Krebs, ist ein sehr komplexer Prozess. Es ist daher meist schwierig, die dahinter liegenden seelischen Ursachen schlüssig zu erklären. Doch es gibt einen Draht zwischen Psyche und Körper. Und der Drahtzieher sind Sie allein. Die Wissenschaft kennt heute zahlreiche Faktoren, die auf die Gesundheit positiv einwirken. Dazu zählen Hoffnung, Freude, Humor, Lebenssinn, ein starkes Selbstwertgefühl, Spiritualität und Authentizität. Aber nur wer davon überzeugt ist, auf der richtigen Straße unterwegs zu sein, kann diese Ressourcen auch voll nützen. Unzufriedenheit, Hilflosigkeit und das Gefühl, in einer Sackgasse zu stecken, können hingegen bei entsprechender Veranlagung und ungünstigen Umwelteinflüssen das Krebsrisiko erhöhen.

! GEHEN SIE EINE NEUE SPUR

Entrümpeln Sie Ihr Leben. Trennen Sie sich von Kleidern, Gewohnheiten und Beziehungen, die heute nicht mehr zu Ihnen passen.

- **BODY & MIND. Vergessen Sie nie, dass es einen direkten Draht von Ihrer Psyche zu Ihrem Körper gibt. Wie könnten Sie Ihr Leben zufriedener gestalten?**
- **COACHING. Sie brauchen keine jahrelange Psychoanalyse, um Ihr Leben in den Griff zu bekommen. Hin und wieder kann allerdings ein professioneller Coach helfen, neue Lebensstrukturen zu entwickeln.**

Stellen Sie sich also die folgenden wichtigen Fragen: Lebe ich überhaupt das Leben, das zu mir und meiner Veranlagung passt? Oder lebe ich ein Leben, das mir die Eltern oder die Umstände aufoktroyiert haben? Nütze ich meine Talente? Setze ich meine Fähigkeiten richtig ein? Habe ich den Job, der mich erfüllt? Bin ich in der richtigen Beziehung?

Wenn Sie eine oder mehrere dieser Fragen mit Nein beantwortet haben, sollten Sie Ihr Lebens-Drehbuch neu schreiben. Wenn Sie dabei allein nicht weiterkommen, bitten Sie einen Freund um Unterstützung. Auch ein Psychotherapeut oder Coach kann Ihnen in ein bis drei Stunden helfen, den Faden Ihres Lebens neu aufzurollen.

Little Buddha im Alltag

So wie Nikotin und Schwermetalle eine Belastung für die Gesundheit darstellen, können auch negative Emotionen, Ressentiments, Angst und Schuldgefühle den Körper schädigen. Eine eigene Disziplin, die Psychoonkologie, beschäftigt sich mit dem Zusammenhang zwischen Psyche und Krebserkrankung.

Von dem Bild einer typischen Krebspersönlichkeit hat sich die Wissenschaft in den letzten Jahren verabschiedet, denn Krebs ist eine viel zu komplexe Krankheit, um in ein bestimmtes psychologisches Schema zu passen. Beschäftigen Sie sich aber doch hin und wieder mit der Aussage des Wiener Psychiaters Erwin Ringel: Was kränkt, macht krank. Was so viel heißt wie: Nicht nur der Körper ist bei einer Erkrankung in Mitleidenschaft gezogen, sondern auch die Psyche leidet dabei.

Eine Erkenntnis, die auch die alten buddhistischen Psychologen erkannten. Sogar der Dalai Lama erinnert immer wieder daran, dass manche Gemütszustände gesund und andere ungesund sind. Einige unserer ungesunden Gefühlsmuster sind in der Kindheit entstanden, hatten dort ihre Funktion und sind heute unangebracht. Negative Gefühle und verdrängte Konflikte sind Energieräuber, die auf Dauer das Immunsystem unterlaufen und dadurch einer Krebserkrankung unter Umständen Vorschub leisten können.

Bevor Sie sich vom Seelenmüll befreien können, müssen Sie zuerst alle negativen und verdrängten Emotionen bewusst wahrnehmen. Das braucht ein wenig Übung und Zeit, aber Psychohygiene kann wie tägliches Zähneputzen zur Routine werden. Vor allem Workaholics und Männer sind professionelle Verdränger in Sachen Emotionen und schaden dadurch auf Dauer ihrer Gesundheit. Es gibt allerdings einen praktikablen Weg, um Negativität den Nährboden zu entziehen: Nehmen Sie störende negative Gefühle und Gedanken durch Beobachtung wahr ohne sich hineinzusteigern. Bleiben Sie dabei ruhig und gelassen und atmen Sie aus. Die Buddhisten nennen diesen Weg Achtsamkeit im Alltag.

! WAS IST PSYCHOHYGIENE?

Jeder weiß, dass negative Gedanken und Gefühle nicht gesundheitsförderlich sind. Sie in den Griff zu bekommen erfordert aber Geduld und Mut.

- **UMPOLEN. Wenn ein negativer Gedanke auftaucht, ersetzen Sie ihn so rasch wie möglich durch sein positives Gegenteil – auch wenn Sie noch nicht daran glauben.**
- **EMOTION. Fühlen Sie sich wegen negativer Emotionen nicht schuldig, sondern forschen Sie nach: Was will Ihnen Ihr Zorn eigentlich mitteilen? Was sagt Ihnen Ihr Gefühl der Eifersucht?**

Bewegung gegen Krebs

Sportliche Aktivitäten können Ihr Krebsrisiko senken. So ist etwa bekannt, dass das Brustgewebe bei regelmäßiger körperlicher Anstrengung weniger sensibel auf Östrogen – einen Risikofaktor für Brustkrebs – reagiert. Eine ähnlich krebsvorbeugende Wirkung von Sport zeigen Studien auch bei Prostata- und Dickdarmkrebs. Für andere Krebsarten fehlen derzeit noch die Untersuchungen, doch es ist anzunehmen, dass körperliche Aktivität grundsätzlich eine sehr effiziente Anti-Krebs-Strategie ist. Denn Bewegung und Sport haben direkten Einfluss auf die Chemie des Körpers und damit auch auf den Zellstoffwechsel.

Regelmäßiges Muskeltraining etwa senkt den Insulinspiegel und reduziert im Körper bestimmte Wachstumsfaktoren, die an der Zellteilung beteiligt sind. Damit hat Sport die genau gegenteilige Wirkung von Zucker, der die Ausschüttung von Insulin und Wachstumsfaktoren ankurbelt. In einigen Kliniken in den USA gehört aktives Muskeltraining bereits zur den Heilungsprozess unterstützenden Krebstherapie. Auch die Amerikanische Krebsgesellschaft betont in ihren neuen Richtlinien zur Krebsprophylaxe ausdrücklich die Bedeutung eines regelmäßig durchgeführten Bewegungsprogramms.

Grundsätzlich wirkt jede Art von körperlicher Betätigung positiv auf den Stoffwechsel und das Immunsystem. Als krebsvorbeugende Strategie ist die Kombination von Ausdauer- und Kraft- beziehungsweise Muskeltraining besonders günstig. Aber: Diese positive Wirkung hat nur konsequentes und moderates Training, das auch die Immunabwehr insgesamt starkt. Gerade im Sport gilt: Die Dosis macht den Unterschied aus. Zu viel davon kann für das Immunsystem schädlich sein. Wenn Sie sich wieder einmal nicht aufraffen können, Ihre Laufschuhe anzuziehen oder wenigstens am Wochenende einen flotten und ausgiebigen Spaziergang zu machen, denken Sie an die 70 Billionen Körperzellen: Sie können sie dabei unterstützen, gesund zu bleiben.

> **! BEWEGUNGSTIPPS**
>
> Im Muskel gibt es keine Krebsmetastasen. Als Ihr persönliches Anti-Krebs-Programm starten Sie ab heute mit einem Muskeltraining.
>
> **WORKOUT. Wichtig für Untrainierte ist der langsame Aufbau des Muskeltrainings ohne sportliche Überforderung oder Muskelkater. Zu Beginn reichen zweimal 5 bis 10 Minuten Übungen mit dem Thera-Band oder mit Hanteln. Kaufen Sie sich dafür ein Buch oder Video mit Anleitungen.**
>
> **PAUSEN. Diese Zeit sollte auf 30 bis 45 Minuten gesteigert werden. Wichtig: Nicht an jedem Tag üben, sondern Pausen zur Erholung von Muskeln und Bändern einlegen.**

Sinnlichkeit hält gesund

Sich rundum in seinem Leben wohl zu fühlen und jeden Tag möglichst bewusst zu gestalten ist eine der besten Strategien gegen Krankheiten. Krebspatienten berichten oft, dass sie erst durch ihre Krankheit gelernt haben, mit all ihren Sinnen intensiv zu leben und zu genießen.

Einfach gut zu leben ist im ganz normalen Alltag gar nicht so leicht. Stress, Hektik und Anspannung machen ein bewusstes Durchatmen und Innehalten scheinbar unmöglich. Doch wir müssen nicht erst krank werden, um den Wert des täglichen Lebens zu spüren. Achtsamkeit lässt sich trainieren. Die beste Schule dafür entwickelte der Buddhismus: Meditation und Atemübungen bringen Ruhe in die Gedanken und machen sensibel für die eigene Körperempfindungen. Davon profitiert nicht nur der Geist, sondern auch der Körper.

Zahlreiche Studien zeigen, dass regelmäßige Meditation das Immunsystem stärkt, Depressionen vertreibt und den Hormonhaushalt stabilisiert.

Vor allem aber helfen meditative Augenblicke, das Leben bewusster zu erfahren und auch zu genießen. Wer sich in der Hast des Alltags verliert, büßt auch seine Sinnlichkeit ein. Die Bewohner von Kreta werden nicht nur deshalb alt, weil sie mit Olivenöl kochen, sondern auch, weil sie wirklich leben. Dazu gehört Zeit, Genussfähigkeit und ein Netz von sozialen Beziehungen. Sie brauchen keine Teller auf den Boden werfen und Sie brauchen auch nicht auszuwandern, um das Insel-Feeling zu spüren. Aber tanzen oder singen Sie hin und wieder. Wenn Sie die Fähigkeit zur Sinnlichkeit verloren haben, weil der Alltag Ihnen Energie raubt, dann sollten Sie einen Weg suchen, um sie wieder zurückzugewinnen. Die besten Methoden dafür sind Entspannungs- und Atemübungen sowie Yoga. Die Indianer umarmen sich selbst, wenn sie sich spüren wollen. Lassen Sie sich berühren von einer Stimmung, einem Bild, Ihrem Partner oder Ihrem Kind. Werten Sie Ihren Alltag mit sinnlichen Erfahrungen auf.

GENIESSEN SIE IHR LEBEN

Ihre Gedanken, Gefühle und Erfahrungen im Alltag beeinflussen auch Ihr körperliches Befinden und Ihre Gesundheit.

- **WAHRNEHMEN. Machen Sie einen Spaziergang in der Natur, erleben Sie bewusst, was Sie sehen und spüren.**
- **KREATIVITÄT. Schaffen Sie Raum in Ihrem Leben für ein Hobby: Kochen Sie für Freunde, malen Sie, ...**
- **GENIESSEN. Nehmen Sie sich ein Mal in der Woche eine Auszeit: Schalten Sie Ihre Gedanken ab und genießen Sie ganz bewusst z. B. Musik, ein Bad, eine Massage.**

Denken Sie an Check-ups

Die medizinischen Fachgesellschaften geben Empfehlungen für Vorsorgechecks. Sie müssen allerdings selbst entscheiden, welche Untersuchungen Sie wann in Anspruch nehmen wollen. Viele Krebserkrankungen sind bei Früherkennung heute heilbar.

Vor allem bei Hautkrebs entscheidet der Faktor Zeit über Leben und Tod. Alle drei Jahre sollten Sie Ihre Haut auf Veränderungen checken lassen. Wenn Sie sehr viele Muttermale oder so genannte atypische Naevi haben und sich viel in der Sonne aufhalten, sollten Sie sich alle sechs Monate von einem Hautarzt untersuchen lassen.

Ab dem 19. Lebensjahr ist für Frauen eine jährliche gynäkologische Untersuchung mit Vaginalabstrich und Brustuntersuchung (eventuell auch Ultraschall) zu empfehlen. Eine Mammografie der Brust wird von manchen Ärzten schon ab dem 40. Lebensjahr empfohlen. Auf jeden Fall ratsam ist sie ab 50 in einem Abstand von zwei Jahren. Für Frauen mit erhöhtem Risiko gibt es die Möglichkeit eines speziellen DNA-Checks.

Das Risiko für Nierenzell- und Blasenkarzinom lässt sich mit einer Harnuntersuchung (einmal jährlich im Labor) ermitteln.

> **! EIN RISIKO FRÜH ERKENNEN**
>
> Wie oft Sie zu einer Vorsorge-Untersuchung gehen sollten, hängt unter anderem auch von Ihren ganz individuellen Risikofaktoren ab.
>
> - RISIKO. **Bei einer genetischen oder erblichen Belastung für Brust- und Eierstockkrebs wird ein regelmäßiges Screening in Spezialzentren empfohlen.**
> - DARMKREBS. **Ab wann und wie oft Sie zu einer Darmuntersuchung gehen sollten, hängt von Ihrer Veranlagung ab: Gibt es in Ihrer Familie Fälle von Darmkrebs? Haben Sie im Darm Polypen?**

Ab dem 40. Lebensjahr wird die jährliche Untersuchung des Stuhls auf Blut empfohlen (mittels einfachem Teststreifen). Die jährliche Coloskopie (Darmspiegelung) ist für Risikopatienten ebenfalls ab dem 40. Lebensjahr ratsam.

Ab dem 50. Lebensjahr wird für Männer und Frauen zur Darmkrebsfrüherkennung alle fünf Jahre eine Coloskopie empfohlen.

Männer mit einer familiären Prostatakrebsbelastung sollten ab 40 einmal im Jahr zu einer urologischen Untersuchung gehen und eine PSA-Bestimmung machen lassen. Ab 50 wird der urologische Check und die Bestimmung des prostataspezifischen Antigens als Vorsorge unabhängig von Risikofaktoren empfohlen.

Nutzen Sie die Möglichkeit einer Früherkennung bei Krebs!

Checken Sie Ihr Rückgrat

Erkrankungen des Bewegungsapparates gehören heute zu den häufigsten Ursachen für Krankenstand und Arbeitsunfähigkeit. In Deutschland und Österreich leidet bereits jeder Zweite an wiederkehrenden Rückenleiden, angefangen bei »nur« lästigen Kreuzbeschwerden bis zum äußerst schmerzhaften Ischias oder Hexenschuss.

Chronische Rückenschmerzen sind immer ein Hinweis auf anatomische Veränderungen an der Wirbelsäule: Sowohl bei einem Rundrücken mit Hohlkreuz als auch bei einem Flachrücken stimmt die gesamte Statik des Körpers nicht. Durch zu viel Sitzen oder Stehen wird die Wirbelsäule ständig falsch belastet. Die Folge der Fehlhaltung sind ständige Verkrampfung der Muskulatur bis zu ausstrahlenden Schmerzen oder einem lästigen Kribbeln in Armen und Beinen.

Skoliose, die seitliche Krümmung der Wirbelsäule, kann schon im Säuglingsalter auftreten und sich später verschlimmern. Wichtig ist daher die genaue orthopädische Untersuchung im Kindes- und Jugendalter. Der Neigung zur Skoliose kann im Erwachsenenalter durch Physiotherapie und Rückengymnastik entgegengewirkt werden.

Die meisten Wirbelsäulenprobleme gehen auf eine Fehlhaltung zurück, die sich im Laufe des Lebens ausbildet. Machen Sie zunächst den Statik-Test: Stellen Sie sich mit dem Rücken an eine Wand. Bitten Sie nun eine zweite Person, die Kontaktpunkte zu checken. Im Idealfall berühren Sie mit dem Hinterkopf, der Brustwirbelsäule und dem Steißbein die Wand. Die Wirbelsäule ist nur leicht S-förmig geschwungen. Hat der Kopf keinen Kontaktpunkt zur Wand, so haben Sie bereits ein Hohlkreuz oder einen Rundrücken. Beim Hohlkreuz ist der Abstand zwischen Lendenwirbelsäule und Wand zu groß, beim Rundrücken ist die Brustwirbelsäule zu stark gekrümmt. Haben Sie zu viele Kontaktpunkte mit der Wand, so leiden Sie unter einem Flachrücken.

! WAS SAGT DIE WIRBELSÄULE

Fehlbelastungen der Wirbelsäule sind die Ursache für die meisten Rückenschmerzen. Gehen Sie der Ursache Ihrer Beschwerden auf den Grund.

- **HOHLKREUZ. Die Ursache für die weit verbreitete Fehlhaltung ist meist eine Haltungsschwäche von Jugend an. Gymnastik hilft dagegen.**
- **RUNDRÜCKEN. Entsteht durch eine starke Krümmung der Brustwirbelsäule, die auch durch eine Haltungsschwäche ausgelöst werden kann.**
- **FLACHRÜCKEN. Dabei fehlt die natürliche Doppel-S-Krümmung der Wirbelsäule. Auch hier kann die Fehlhaltung durch Muskelaufbau kompensiert werden.**

Zeigen Sie mehr Haltung

Bevor Sie mit Rückengymnastik und Muskeltraining Ihren Beschwerden den Kampf ansagen, sollten Sie auf die richtige Körperhaltung im Alltag achten. Meistens ist uns nicht bewusst, wie wir sitzen oder stehen. Machen Sie sich ein Memo für Ihre Haltung: Das kann ein Post-it sein oder ein Zettel mit einem roten Punkt in Sichtweite. Immer wenn Sie Ihr Mini-Memo sehen, kontrollieren Sie Ihre Körperhaltung.

Richtiges Stehen ist gar nicht so einfach: Die Füße sollten in leichter Spreizstellung sein, ohne dass die Fußspitzen zu weit nach außen zeigen. Achten Sie auf eine gleichmäßige Belastung, sonst steht das Becken schief. Halten Sie den Oberkörper gerade und den Kopf aufrecht. Nehmen Sie die Schulter zurück, verkrampfen Sie sich dabei aber nicht in der unteren Lendenwirbelsäule. Eine aufrechte Haltung mit offener Brust zeugt von Selbstbewusstsein.

Machen Sie beim Gehen kein Hohlkreuz und achten Sie wieder darauf, dass die Schultern nicht nach vorne fallen. Diese defensive Haltung ist weit verbreitet. Spannen Sie die Gesäßmuskulatur an, setzen Sie ein Bein etwas nach außen gedreht mit der Ferse auf und rollen Sie dann zur Fußspitze ab. Die Zehenspitzen sollten nicht zu sehr nach außen zeigen – nach ayurvedischer Lehre strömt dann zu viel Energie vom Körper weg.

Die meisten Menschen verbringen heute zu viele Stunden im Sitzen. Wissenschaftler haben nun herausgefunden, dass stundenlanges Sitzen in ganz aufrechter Position die Wirbelsäule stark belastet. Sitzen Sie zwar grundsätzlich mit aufrechtem Oberkörper und nehmen Sie dabei wieder die Schultern zurück, ändern Sie aber so oft wie möglich Ihre Sitzhaltung. Sie dürfen dazwischen auch ruhig lümmeln, denn die Wirbelsäule braucht viel Bewegung.

Auch im Sitzen sollten die Beine nur leicht gegrätscht sein, bleiben Sie mit beiden Füßen auf dem Boden und widerstehen Sie der Versuchung, die Beine im Sitzen längere Zeit übereinander zu schlagen.

! ACHTUNG: KÖRPER-CHECK

Überprüfen Sie tagsüber so oft wie möglich Ihre Körperhaltung, ohne sich dabei aber zu verkrampfen. Sind Sie in der richtigen Position?

- **HALTUNG. Lockern Sie von unten nach oben Ihre Wirbelsäule. Halten Sie sich gerade und stellen Sie sich vor, wie Sie Ihren Kopf wie eine Krone aufrecht positionieren.**
- **LÜMMELN. Eine neue Erkenntnis aus der Wissenschaft: Lümmeln ist zumindest zeitweilig erlaubt. Die Wirbelsäule lebt von der Bewegung und möchte auch im Sitzen nicht zu lange in einer starren Position sein.**

Nur fünf Minuten täglich

Um unsere für die Wirbelsäule so nachteiligte Lebensweise zu kompensieren, empfehlen Orthopäden heute regelmäßige und gezielte Rückengymnastik, die so selbstverständlich werden sollte wie das tägliche Zähneputzen. Schon fünf bis zehn Minuten Wirbelsäulen- und Muskeltraining genügen, um die Auswirkungen von Fehlhaltungen auf den Bewegungsapparat abzuschwächen. Denn das knöcherne Gerüst des Rückens mit der Wirbelsäule im Zentrum braucht zu seiner Stabilität die Aktivität der stützenden Muskeln. Sind diese zu kurz oder zu schwach, können sie keinen Halt geben. Rücken- und Nackenschmerzen sind ein echter Teufelskreis: Fehlhaltungen führen zu schmerzhaften Verspannungen und angespannte Muskeln fördern wiederum eine falsche Körperhaltung. Sie können diesen Kreis nur durch gezielte und regelmäßige Gymnastik unterbrechen. Dafür brauchen Sie keinen Kuraufenthalt und kein Mammut-Programm, aber Konsequenz und Disziplin, um jeden Tag wenigstens fünf Minuten zu üben.

WIE BEWEGLICH SIND SIE?

Lassen Sie sich von einem Orthopäden untersuchen und feststellen, wo die Ursachen für Ihre Beschwerden und Verspannungen liegen.

- **ZU WENIG. Unter Hypomobilität versteht man eine verminderte Beweglichkeit der Wirbelgelenke. Die Blockierung verlangt mobilisierende Methoden in der Gymnastik.**
- **ZU VIEL. Bei der Hypermobilität und Instabilität sind die Gelenke zu beweglich und instabil. Durch spezielle Übungen kann diese Überbeweglichkeit aber wieder stabilisiert werden.**

Die täglichen Übungen verfolgen gleich mehrere Ziele: Verkürzte Muskeln, die zu Blockierungen und Schmerzen führen, werden zuerst einmal gedehnt. Und geschwächte Muskeln an Bauch, Gesäß und Schulter, die der Wirbelsäule zuwenig Halt bieten, werden durch die Gymnastik gekräftigt. Die intensive Stärkung der Muskulatur ist die beste Vorbeugung gegen Fehlhaltungen, Osteoporose und eine Versteifung der Wirbelsäule. Auch Bandscheibenprobleme lassen sich so verhindern, denn durch die gezielte Bewegung wird die Flüssigkeit in den Bandscheiben gleichmäßig verteilt.

Das sind genug Gründe, um doch einmal mit einer Wirbelsäulengymnastik zu beginnen. Wenn Sie bereits Schmerzen oder Rückenprobleme haben, sollten Sie sich von einem Orthopäden oder Physiotherapeuten die für Sie richtigen Übungen zeigen lassen. Wenn Sie beschwerdefrei sind und nicht in eine Fitness-Beratung investieren wollen (ein Personal Trainer verlangt rund 70 Euro pro Stunde), können Sie sich auch mit Videos, Büchern und CD-ROMs behelfen.

Entspannt sitzen im Büro

Ergonomisch richtig eingestellte Sitzmöbel am Arbeitsplatz sind in den meisten Betrieben leider nach wie vor eine Seltenheit. Dabei könnte eine entspannte Körperhaltung beim Sitzen am Schreibtisch immerhin die Hälfte aller Rückenprobleme verhindern.

Wenn möglich, lassen Sie Ihren Sitzplatz von einem Arbeitsmediziner begutachten oder suchen Sie eine Beratung für Ergonometrie am Arbeitsplatz. Nehmen Sie Ihre Arbeitsbedingungen nicht auf die leichte Schulter, denn Sie leiden dann unter Schmerzen, die Sie sich ersparen könnten.

Ist Ihr Bürosessel der Form Ihres Rückens nicht genau angepasst, so helfen Sie sich mit einem simplen Trick: Stützen Sie das Hohlkreuz mit einem Polster ab, um die Wirbelsäule zu entlasten. Sie werden den Unterschied schon bald spüren. Vielleicht können Sie sich auch einen Sitzball oder ein Stehpult organisieren, um zwischendurch eine andere Körperhaltung einzunehmen.

Beim Blick auf den PC-Bildschirm sollte der Kopf idealerweise leicht nach unten geneigt sein. Wenn Sie nach oben schauen, knicken Sie in der Halswirbelsäule leicht ein. Die Folge: Verspannungen und Durchblutungsstörungen. Achten Sie grundsätzlich darauf, dass Sie beim Schreiben und Lesen den Nacken möglichst gestreckt lassen.

Und halten Sie sich an die Grundregel Nummer eins: Die Wirbelsäule braucht Bewegung. Machen Sie regelmäßige Pausen beim Sitzen und einfache Dehnungsübungen für die Wirbelsäule. Schon hin und wieder die Arme über den Kopf zu heben oder die Schulterblätter nach hinten zusammenzuziehen bringt Erleichterung für die geplagte Wirbelsäule.

Versuchen Sie pro Stunde ein bis zwei kurze Pausen zu machen, um den Rücken sanft zu bewegen. Organisieren Sie sich ein Poster mit einfachen Übungen für das Büro und hängen Sie es über den Schreibtisch: So können Sie zwischendurch rasch Ihre Muskeln entspannen.

! TRAINING FÜR IHRE MUSKELN

Auch wenn Sie während des Tages kein Workout machen können, sollten Sie sich ein paar einfache Übungen für zwischendurch aneignen.

- **STRECKEN.** **Strecken Sie die Arme im Sitzen nach oben. Hände zusammenfassen, ganz fest durchstrecken und wieder locker lassen.**
- **KREUZ.** **Im hüftbreiten Stand beide Hände auf das Gesäß legen. Die Wirbelsäule nach hinten durchstrecken und dabei ein Hohlkreuz machen. Einige Male wiederholen.**
- **NACKEN.** **Legen Sie die Hände auf den Hinterkopf und verschränken Sie die Finger. Drücken Sie mit dem Kopf dagegen, halten Sie die Spannung und lassen Siei locker.**

Das Kreuz mit dem Kreuz

Auch psychischer Stress und lang andauernde Belastungen führen über eine längere Zeit hindurch zu starken Verspannungen und chronischen Rückenproblemen. Verspannte und schmerzende Muskeln können die knöcherne Wirbelsäule nicht mehr unterstützen.

Nach einer im British Medical Journal veröffentlichten Studie sind Belastungen und Unzufriedenheit im Job eine der Hauptursachen für Rückenschmerzen. Und eine Untersuchung aus Stockholm deckte ebenfalls einen Zusammenhang zwischen Schulter-, Nacken- und Rückenbeschwerden und Arbeitsstress auf.

Sowohl Arbeitsüberlastung als auch aufgestaute Aggressionen, verdrängte Emotionen und Konflikte äußern sich in Verspannungen, die wiederum körperliche Fehlhaltungen begünstigen. Die Rückenmuskulatur steht am stärksten von allen Muskeln mit der Psyche in Verbindung. Denken Sie also bei Kreuz- und Nackenschmerzen immer auch an Ihre seelische Befindlichkeit.

Die Halswirbelsäule ist der empfindlichste Teil des Rückgrats und besonders anfällig für Schmerzen. Oft gehen die Verspannungen in Kopfschmerzen über, die das Problem noch verschlimmern. Wenn Sie an wiederkehrenden Nackenverspannungen und Kopfschmerzen leiden, sollten Sie sich fragen: Welche Last liegt auf Ihren Schultern? Welche Angst sitzt Ihnen im Nacken? Und was wird auf Ihrem Rücken ausgetragen? Welches Kreuz haben Sie zu tragen?

Die Antwort auf solche Fragen liegt nicht immer auf der Hand. Aber wenn Sie sich einige Zeit damit beschäftigen, werden Sie herausfinden, welches Thema in Ihrem Leben die größte Belastung für Sie darstellt. Sie werden Ihre Probleme und den Ballast vielleicht nicht sofort abwerfen können, aber meistens bringen schon kleinere Veränderungen im Lebensstil eine spürbare Entlastung. Und vergessen Sie nicht: Zwischen Ihrem Gehirn und der Wirbelsäule gibt es eine direkte Kommunikation.

! WAS HABEN SIE ZU TRAGEN?

Seelische Probleme sind immer auch die Ursache für Nacken- und Rückenschmerzen. Nehmen Sie sie nicht auf die leichte Schulter.

- **LEBENS-CHECK. Was liegt auf Ihren Schultern? Schreiben Sie die Belastungen genau auf – und seien Sie dabei ganz ehrlich.**
- **WAS TUN? Nehmen Sie sich einen Punkt von Ihrer Sorgenliste und suchen Sie aktiv nach einer Lösung, auch wenn Sie Ihnen noch so gering erscheint.**
- **THERAPIE. Wenn Sie allein nicht weiterkommen, suchen Sie sich entweder einen Coach oder Psychotherapeuten. Oft sieht nur ein Außenstehender das Problem.**

Lassen Sie einmal locker

Jede Art der Entspannung hat einen positiven Effekt auf Rückenleiden. Selbst wenn Sie meinen, nicht unter Stress zu stehen, sollten Sie täglich einige Atem- und Entspannungsübungen machen, um gegen Ihre Schmerzen anzugehen.Suchen Sie sich aber eine Methode, die für Sie angenehm ist.

Bei Schmerzen und Verspannungen im Schulter- und Rückenbereich hat sich vor allem Biofeedback bewährt. Dabei werden am Körper Elektroden angebracht, die die Muskelspannung messen. Die Signale werden an einen Computer weitergegeben und auf einen Bildschirm übertragen. So kann man sowohl die Verspannung als auch das Lockerlassen optisch wahrnehmen. Die Methode ist besonders für Menschen geeignet, die eine schlechte Körperwahrnehmung haben: Sie bekommen sozusagen ein Feedback über ihren Zustand. Das Programm wirkt aber auch wie eine Konditionierung: Wer weiß, wie er seine Muskeln sofort lockern kann, verspannt sich nicht mehr so oft.

In den meisten Fällen braucht es sechs bis zehn Biofeedback-Sitzungen, um eine entspannte Körperhaltung abrufbar zu machen.

Atem- und Entspannungsübungen sind bei chronischem Nacken- oder Kreuzschmerz auf jeden Fall ratsam. Eine zu flache, gepresste Atmung und Verspannungen im Bereich der Brustwirbelsäule gehen immer Hand in Hand. Bei Schmerzen am Bewegungsapparat ist die Ursache der Störung nicht immer unmittelbar in der Nähe des Schmerzes zu suchen. Daher sollten Sie immer Ihren ganzen Körper von den Zehenspitzen bis zum Scheitel entspannen. Eine der effektivsten Übungen dafür ist die progressive Muskelentspannung nach Jacobson (siehe Tipp 13). Im Prinzip ist jede Art der Entspannung für schmerzende Muskeln eine Wohltat: Selbst Saunagänge wirken entspannend und durchblutungsfördernd. Sie können allerdings eine gezielte Körperentspannung und regelmäßiges Wirbelsäulenturnen nicht ersetzen. Ohne aktiv etwas gegen Ihre Beschwerden zu unternehmen, werden Sie die über Jahre angespannten Muskelgruppen nicht lockern können.

> **! NEUES**
>
> Entspannung ist das A und O im Kampf gegen Nacken- und Rückenschmerzen. Sie müssen dafür kein Maharishi-Yoga lernen.
>
> ▶ **DURCHATMEN. Setzen Sie sich jeden Morgen oder Abend für 10 bis 15 Minuten in entspannter Körperhaltung hin und atmen Sie langsam und bewusst durch.**
>
> ▶ **ÜBUNGEN. Versuchen Sie tief in den Bauchraum und in das Becken zu atmen. Stellen Sie sich vor, wie der Atem durch den Körper fließt. Für Geübte: Atmen Sie ganz bewusst in Ihren Rücken hinein.**

Lassen Sie »Chi« fließen

Wenn Sie immer wieder unter Kreuz- oder Nackenschmerzen leiden, dann versuchen Sie es einmal mit Akupunktur oder Osteopathie. Die Erfolge mit diesen Methoden sind überzeugend. Die Qualität solcher Behandlungen hängt allerdings auch stark vom Können des jeweiligen Therapeuten ab.

Nach Auffassung der Traditionellen Chinesischen Medizin (TCM) sind Rückschmerzen ein deutliches Signal für die Blockierung der Lebensenergie Chi, die in bestimmten Bahnen durch den Körper fließt. In TCM ausgebildete Ärzte können genau feststellen, in welchen Leitbahnen oder Meridianen die Blockade sitzt. In den meisten Fällen ist bei Rückenschmerzen der Nierenmeridian in Mitleidenschaft gezogen.

Akupressur ist eine schnelle Methode der Selbsthilfe, allerdings ist sie lange nicht so wirksam wie Akupunktur. Gegen verspannte Nackenmuskeln und dadurch ausgelöste Kopfschmerzen hilft folgender Akupressur-Griff: Drücken Sie einige Sekunden lang fest die Punkte beidseits des Nasenrückens am inneren Augenwinkel. Oder: Drücken Sie die Punkte am inneren Ende des Augenbrauenbogens. Zur Selbstbehandlung geeignet ist auch die Massage zweier Punkte im Nacken: Massieren Sie jene Stellen, an denen die Muskulatur am Hinterkopf ansetzt. Seien Sie aber nicht ungeduldig, manchmal müssen Sie die Massage oder den Druck auf eine bestimmte Stelle öfters wiederholen.

Fehlhaltungen des Körpers, die bei einem Problemrücken meist gegeben sind, lassen sich auch mit Osteopathie korrigieren. Diese Methode ist nicht dasselbe wie Chiropraktik und arbeitet viel sanfter als das klassische Einrenken. Es ist eine Art Kombination von leichter Massage und isometrischen Übungen. Der Osteopath tastet den Körper genau ab, spürt dabei die Fehlstellungen auf und korrigiert sie mit einer speziellen Grifftechnik. Ähnlich wie bei der Akupunktur werden auch bei der Osteopathie auf ganz bestimmten Körperpunkten Reize gesetzt, um die Selbstheilungskräfte des Körpers zu fördern.

! TIPPS FÜR DIE SELBSTHILFE

Schon bei den ersten Anzeichen einer Verspannung sollten Sie etwas unternehmen. Egal ob Hausmittel, Massage oder Alternativmedizin.

- **BADEN. Ein lauwarmes Bad mit einem Öl aus Lavendel oder Bergamotte als Badezusatz wirkt entspannend und auch entzündungshemmend.**
- **MASSAGE. Verspannte Muskeln können mit einer Ingwer-, Majoran- oder Rosmarinöl-Massage besser werden. Rückenschmerzen sprechen auf aromatherapeutische Massagen besonders gut an.**

Wenn alles nichts hilft?

Die meisten Rückenleiden sind zwar harmlos, aber was tun, wenn einem doch einmal der Schmerz wie aus heiterem Himmel ins Kreuz fährt? Denn Ischias, Hexenschuss und Bandscheibenvorfall beeinträchtigen nicht nur die Lebensqualität, sondern sind mitunter fast unerträglich schmerzhaft.

Ischias äußert sich immer als plötzlicher, heftiger Schmerz, der entlang der Nervenbahn über das Gesäß in die Rückseite des Oberschenkels ausstrahlt. Der ziehende Schmerz wird durch Druck auf die Nervenwurzel in der unteren Lendenwirbelsäule ausgelöst. Schuld daran hat meist eine Bandscheibe, die sich nach vorne wölbt.

Von ähnlicher Schmerzintensität ist der Hexenschuss. Die Ursache ist meist eine Fehlbewegung, die zu einer äußerst schmerzhaften Verhärtung der Rückenmuskulatur führt.

Ein Bandscheibenvorfall kann sich über einen längeren Zeitraum ankündigen. Bei einer Degeneration der Bandscheibe kann der Gallertkern nach außen rutschen und die in unmittelbarer Nähe liegenden Nerven reizen.

Bei akuten Schmerzen sind Massagen, Bäder, Bestrahlungen oder Gymnastik fehl am Platz. Empfehlenswert sind hingegen Bettruhe, Kältebehandlungen und Schmerzmittel. Legen Sie Eis auf die betroffene Stelle und nehmen Sie ein schmerzstillendes und entzündungshemmendes Medikament wie zum Beispiel Aspirin.

Die rasche Ausschaltung des Akutschmerzes ist deshalb wichtig, weil der Körper ein Schmerzgedächtnis hat. Dauern die Schmerzempfindungen zu lange an, dann wird der Körper mit der Zeit schmerzempfindlicher.

Die Bandscheibenprobleme verschwinden meist durch Ruhigstellung. Dauern die Schmerzen einige Tage an, sollten Sie einen Orthopäden aufsuchen. Eine Operation ist nur in höchstens 10% aller Bandscheibenprobleme notwendig. Wirbelsäulengymnastik müssen Sie nach der Heilung aber täglich machen.

! WAS TUN SIE FÜR IHR KREUZ?

Ihr Lebensstil hat entscheidenden Einfluss auf Ihren Bewegungsapparat. Treffen Sie heute die Entscheidung, wie gut Ihr Körper in Form sein soll.

- **NIKOTIN. Raucher haben mehr Rückenprobleme als Nichtraucher. Der Grund sind die in Zigaretten enthaltenen Gifte.**
- **GEWICHT. Jedes Kilo zu viel belastet auch die Wirbelsäule. Das heißt nicht, dass Sie sich jetzt zum Model hungern müssen, aber bauen Sie Übergewicht (und Last) ab.**
- **TRAGESEL. Behängen Sie sich nicht mit unnötigen Sorgen und zu vielen Problemen. Werfen Sie etwas Ballast ab und achten Sie auf genügend Freiräume.**

Osteoporose vorbeugen

Unser Knochengewebe ist in einem ständigen Umbau- und Erneuerungsprozess. In der Jugend dominiert der Knochenaufbau, doch mit zunehmendem Alter verlieren die Knochen an Stabilität und Festigkeit. Durch den Östrogenabfall in den Wechseljahren nimmt die Knochenmasse bei Frauen besonders stark ab. Aber auch Männer sind durch ein allmähliches Absinken des Hormonspiegels in der zweiten Lebenshälfte vom Knochenschwund betroffen. Die Folge: Rundrücken.

Doch das Thema Osteoporose ist nicht erst jenseits der Lebensmitte von Aktualität. Die Prävention gegen den Knochenschwund beginnt im Kindes- und Jugendalter, um bis zum 30. Lebensjahr die maximale Knochendichte zu erreichen.

Dass Kalzium für den Aufbau der Knochen von eminenter Bedeutung ist, ist allgemein bekannt. Trotzdem zeigen Untersuchungen, dass nur 50 bis 60% der Erwachsenen auch genug davon aufnehmen.

Der Kalziumbedarf ändert sich im Laufe des Lebens: Kinder und Jugendliche benötigen täglich 1300 mg Kalzium und Erwachsene bis zum 50. Lebensjahr 1000 mg. Danach steigt der Bedarf wieder auf 1200 mg an. Wer bereits an Osteoporose leidet, sollte täglich 1500 mg Kalzium zu sich nehmen. Die besten Kalziumlieferanten sind Milchprodukte (Voll- und Magermilch, Jogurt, Topfen und Hartkäse), grünes Blattgemüse, Lachs, Algen und Sojaprodukte.

Um Kalzium überhaupt aufzunehmen, braucht der Körper Vitamin D – im Durchschnitt 400 bis 800 I.E. pro Tag. Vitamin D wird hauptsächlich durch UV-Strahlung in der Haut gebildet. Ein geringerer Teil wird durch die Ernährung aufgenommen: Zu den Vitamin-D-haltigen Lebensmitteln gehören alle fetten Fische.

Die Resorption von Kalzium wird durch einige Nahrungsbestandteile gestört. Dazu zählen Oxalat (enthalten in Spinat oder Rhabarber), Phytat (in Getreide) und Phosphat (in Wurstwaren, Bohnen, Kaffee, Weizenkleie und Cola).

! ESSEN GEGEN OSTEOPOROSE

Fangen Sie möglichst früh mit der Vorbeugung gegen Osteoporose an. Dazu gehört eine Ernährung mit viel Kalzium und Vitamin D.

- **KALZIUM. Nehmen Sie Kalzium am Abend ein. Knochenabbauende Zellen sind besonders in der Nacht aktiv und werden dann gestoppt.**
- **STOPP. Verzichten Sie nach Möglichkeit auf Cola, Fertigprodukte mit Konservierungsstoffen und Wurstwaren. Sie enthalten Phosphat, das das Kalzium behindert.**
- **FISCH. Schwelgen Sie in Fischmahlzeiten: Fische sind reich an Kalzium und die öligen Fische enthalten darüber hinaus auch noch Vitamin D.**

Mehr Sport, weniger Kilos?

Kalzium und Vitamin D allein sind noch kein Wundermittel und keine Kompensation für einseitige Ernährung, zu viel Alkohol- und Nikotinkonsum oder Bewegungsmangel. Alle diese Lifestyle-Faktoren haben direkten Einfluss auf die Knochendichte. Gefährlich sind auch Crash-Diäten: Der Mangel an Eiweiß und Vitaminen beschleunigt den Knochenabbau. Hungerkuren sind für den Bewegungsapparat genauso schädlich wie Übergewicht.

Gewichtsreduktion könnte nach neueren wissenschaftlichen Erkenntnissen den Knochenschwund im Alter hintanhalten. Fettzellen produzieren ein ganz bestimmtes Hormon namens Leptin. Forscher in den USA haben nun entdeckt, dass Labormäuse mit niedrigen Leptin-Spiegeln eine höhere Knochendichte aufweisen.

Ein weiteres Atout im Kampf gegen Osteoprose heißt Bewegung. Körperliche Aktivität baut Knochenmasse auf und stärkt den Knochen. Dabei ist unser Bewegungsapparat nicht wählerisch: Jede Art von Fitness-Programm, ob Laufen, Spazieren, Schwimmen oder Gewichtheben, aktiviert die Knochenbildung. Studien zeigen, dass sportliche Aktivität während des Kindes- und Jugendalters die Knochendichte deutlich erhöhen. Natürlich gilt auch hier: Nur regelmäßige körperliche Aktivität zeigt einen Effekt auf die Knochendichte. Allerdings kann Leistungssport unter Umständen Osteoprose auch beschleunigen.

Wie Untersuchungen zeigen, kann auch die Einnahme von Phytoöstrogenen einen positiven Effekt auf den Bewegungsapparat haben. Die in Sojaprodukten enthaltenen Isoflavone wirken auf den Knochen ähnlich wie das Sexualhormon Östrogen, erhöhen aber nicht das Krebsrisiko wie synthetische Östrogenpillen.

Wenn Sie ein Multivitaminpräparat einnehmen, erhalten Sie meist genügend Vitamin D (das fettlösliche Vitamin soll nicht überdosiert werden). Bei Diäten, einseitiger Ernährung und Stress sollten Sie auf alle Fälle ein Kalziumpräparat oder ein Säure-Basen-Mittel mit Mineralstoffen einnehmen.

! SO BAUEN SIE KNOCHEN AUF

Gute Nahrungsergänzungsmittel sind kein Freibrief für eine einseitige Ernährung, aber eine Absicherung gegen eventuellen Kalziummangel.

- **KIESELERDE. Die Kieselerde stimuliert den Einbau von Kalzium in den Knochen. Essen Sie täglich einen Esslöffel davon oder nehmen Sie Kieselerde-Kalzium-Tabletten.**
- **KAUGUMMI. Es gibt auch einen eigenen Kaugummi mit eingebautem Kalzium. Die Freisetzung von Kalzium im Speichel sorgt für eine bessere Aufnahme im Körper und höheren Kalziumspiegel.**

Der Kampf Ihres Körpers

In unserem Körper spielt sich ein ständiger Kampf ab: Viren, Bakterien, Pilze oder Schadstoffe aus der Umwelt werden von den komplizierten Mechanismen des Immunsystems abgewehrt und unschädlich gemacht. Diese körpereigene Polizei schützt uns vor den ganz banalen Erkältungen oder Infektionen ebenso wie vor Krebs. Ohne diese Abwehrkraft könnten wir nicht überleben.

Unser Immunsystem ist ein hochintelligentes und lernfähiges Netzwerk: Es besteht aus Milliarden Zellen, die im ganzen Körper verteilt sind und über die Blutbahn miteinander kommunizieren. Besonders konzentriert sind die Abwehrzellen in den Lymphknoten, in der Milz, im Knochenmark, im Thymus, im Magen-Darm-Bereich und in den Atemwegen.

Eine bestimmte Gruppe von weißen Blutkörperchen, die T- und B-Lymphozyten, sind die Hauptakteure in der Abwehr: Sie spüren Eindringlinge auf, produzieren Antikörper und vernichten somit, was der Körper nicht brauchen kann. Makrophagen fressen die unerwünschten Eindringlinge auf.

B-Lymphozyten erinnern sich auch an frühere Feinde und treten dann blitzartig in Aktion, wenn diese noch einmal auftreten. Diese Immunität lässt sich auch künstlich durch Schutzimpfungen erreichen.

Ist Ihr Immunsystem in Höchstform, sind Sie gegen Krankheiten geschützt. Verschiedene Faktoren können Ihre Abwehr aber schwächen: Dann finden Viren, Bakterien oder Pilze eine offene Türe und machen sich in Ihrem Körper breit. Die Folge davon kann eine Erkältung sein oder eine Pilzinfektion im Genitalbereich.

Sie können die Arbeit des Immunsystems entweder unterstützen oder boykottieren. Jedes Ungleichgewicht und jede Belastung in Ihrem Leben macht es dem Abwehrsystem schwerer, rechtzeitig eine voll funktionsfähige Polizeitruppe zum Angriff zu schicken. Denken Sie immer daran, dass es von Ihrem Lebensstil abhängt, wie schlagkräftig Ihre Abwehr gegen Krankheiten ist.

! SPEZIALISTEN DER ABWEHR

Das Immunsystem attackiert rund um die Uhr Keime und von Krankheitserregern befallene Zellen. Sogar Krebszellen werden aufgespürt.

- **B-LYMPHOZYTEN. Sie kreisen im Blutstrom und in den Lymphknoten und bilden die Antikörper, um Fremdkörper zu zerstören.**
- **KILLER-T-ZELLEN. Sie vermehren sich rasch. Ihre Aufgabe ist es, Fremdkörper und entartete Zellen abzuwehren. Sie töten fremde Eiweiß-Stoffe ab.**
- **B-MEMORY-ZELLEN. Sie entstehen nach einer Infektion aus den Lymphozyten und bilden Antikörper gegen das Virus. Wir werden gegen diesen Erreger immun.**

Bewegung macht immun

Damit die Abwehrzellen ihre Aufgabe optimal erfüllen können, müssen sie ausreichend mit Sauerstoff versorgt werden. Daher ist Sport eine sehr effektive Methode zur Aktivierung des Immunsystems. Das körperliche Training unterstützt die Arbeit der weißen Blutkörperchen und erhöht dadurch die Immunität gegenüber Krankheiten.

Eine amerikanische Untersuchung an 547 Personen konnte kürzlich nachweisen, dass regelmäßige körperliche Aktivität das Immunsystem tatsächlich stärkt. Wer sich ausreichend bewegt, so das Ergebnis der Studie, senkt sein Risiko für Erkältungen und grippale Infekte um 23%. Um seine Abwehrkräfte auf Touren zu bringen, genügt es schon, täglich 30 Minuten in der frischen Luft spazieren zu gehen oder Fitnessübungen zu machen. Und sollten die Viren doch einmal überlegen sein, dann klingen die Krankheitssymptome in weniger als fünf Tagen ab.

> **! SPORT**
>
> Regelmäßige körperliche Aktivität ist eine der besten Methoden, um die Abwehrkräfte zu stärken. Tanken Sie dabei Sauerstoff in der frischen Luft.
>
> - **BEWEGUNG. Gehen Sie fünf Tage in der Woche 15 Minuten spazieren, wenn Sie bisher keinen Sport betrieben haben. Dann bauen Sie Ihr Programm aus.**
> - **POWER. Untersuchungen beweisen, dass sportliche Aktivität die Leistungsfähigkeit des Immunsystems steigert. Mit zunehmendem Alter wird der Faktor Bewegung immer wichtiger.**

Wie die Wissenschaftler herausfanden, steigt nach der körperlichen Aktivität der Spiegel von Immunglobulin A im Blut deutlich an. Das ist jener Antikörper, der an der Abwehr von zahllosen Infektionserregern beteiligt ist. Allerdings lässt die Stimulierung der Immunglobulin-A-Produktion nach einiger Zeit auch wieder nach. Das bedeutet, dass nur regelmäßige Bewegung die Abwehrkräfte wirklich mobilisieren.

Allzu intensives Training hingegen kann sogar einen gegenteiligen Effekt haben: Wie eine Untersuchung an Marathonläufern zeigte, sinkt die körperliche Abwehr sowohl während als auch kurz nach einer sportlichen Hochleistung deutlich ab. Ähnliche Beobachtungen werden auch bei völlig untrainierten Menschen gemacht, die sich plötzlich sportlich verausgaben und danach krank werden. Das Immunsystem ist durch den veränderten Stoffwechsel dann schlichtweg überfordert und kann seine Aufgabe nicht mehr voll erfüllen. Integrieren Sie sportliche Aktivitäten von heute an in Ihr Leben, aber dosieren Sie sich auch richtig.

Essen Sie sich gesund

Um Ihre Körperabwehr mit gesunder Ernährung zu powern, sollten Sie einige Grundregeln beachten. Ihr täglicher Menüplan muss den richtigen Mix aus Fett, Eiweiß und Kohlenhydraten enthalten. Plus: Ausreichend Vitamine, Mineralstoffe und Spurenelemente. Jedes länger andauernde Ungleichgewicht in der Ernährung schwächt das Immunsystem. Daher machen einseitige Diäten und ständige Hungerkuren auch anfällig für Krankheiten und Infektionen.

> **! ABWEHRSTEIGERNDE STOFFE**
>
> Sie können mit Ihrer Ernährung sehr großen Einfluss auf Ihr Immunsystem nehmen und auf diese Weise Ihre Abwehrzellen powern.
>
> **GEWÜRZE. Kräuter und Gewürze enthalten Aromastoffe mit abwehrsteigernder Wirkung. Das gilt besonders für Rosmarin, Chili, Kurkuma und Knoblauch.**
>
> **PILZE. Die edlen Shiitakepilze aus Asien enthalten alle wichtigen Aminosäuren und Lentian, ein wahres Wundermittel für das Immunsystem. Auch der japanische Pilz Reishi gilt als Lebenselexier.**

Regel Nummer eins: Das Immunsystem liebt es natürlich. Essen Sie mehr Frischkost und halten Sie sich bei Fast Food und Fertigprodukten zurück. Industriell verarbeitete Produkte enthalten eine Fülle von Konservierungs- und Zusatzstoffen, mit denen sich die Abwehrzellen auseinander setzen müssen.

Regel Nummer zwei: Essen Sie weniger denaturierte Lebensmittel, wie zum Beispiel Weißbrot und Mehlspeisen, dafür aber mehr Obst, Gemüse und Vollkornprodukte. Sie enthalten Ballaststoffe und bioaktive Substanzen, die für die Abwehrzellen wichtig sind.

Regel Nummer drei: Essen Sie weniger Süßigkeiten. Sie sind zwar gut für die Psyche, aber leider nicht für die Abwehrkräfte. Studien haben gezeigt, dass große Mengen von weißem Zucker das Immunsystem für Stunden lahm legt.

Um gut zu funktionieren brauchen unsere Körperzellen viel Flüssigkeit: Trinken Sie mindestens zwei Liter Wasser pro Tag.

Eine starke abwehrsteigernde Wirkung haben alle Milchprodukte mit Lactobacillus-acidophilus-Kulturen, milchsauer vergorene Produkte (wie Sauerkraut oder verschiedene Säfte), denn sie fördern die Entstehung gesunder Darmbakterien. Sie sollten täglich konsumiert werden. Tipp: Wenn Sie Kuhmilch nicht vertragen, essen Sie jeden Tag ein Jogurt aus Schafsmilch.

Bestimmte Enzyme (zum Beispiel in Zell-Oxygen oder Wobenzym) kurbeln das Immunsystem an. Eine im Fachjournal Lancet veröffentlichte Studie zeigt auch die abwehrsteigernde Wirkung von L-Arginin (zum Beispiel in Eiweißgetränken), von Omega-3-Fettsäuren (enthalten in Fisch) und von Hefezellen.

Ihr Antioxidantien-Mix

Der Krieg zwischen Schädlingen und Abwehrtruppe in unserem Körper ist für die Wissenschaft noch immer nicht völlig durchschaubar. Mit dabei sind auch so genannte freie Radikale, aggressive Sauerstoffmoleküle, die bei jeder Entzündung und Infektion in Scharen auftreten. Sie spielen einerseits eine Rolle bei der Bekämpfung von Krankheiten, denn das Immunsystem setzt sie als Killer auf die Erreger an. Andererseits attackieren sie auch gesunde Zellen und müssen dann wieder in Schach gehalten werden.

Rauchen, Bewegungsmangel und die Schadstoffe der Umwelt erhöhen die Zahl der freien Radikale. Im Laufe der Jahren nehmen sie überhand, während die Fähigkeit des Organismus, sich zu regenerieren, immer mehr abnimmt. Unterstützung für das Immunsystem – so die derzeitige Meinung der Wissenschaft – könne aber von Radikalfängern, so genannten Antioxidantien, kommen. Sie binden freie Radikale und neutralisieren sie. Die meisten antioxidativen Stoffe enthalten Obst und Gemüse, Nüsse, Kürbis- und Sonnenblumenkerne. Experten von der Tufts-Universität in Boston haben eine Methode entwickelt, um die antioxidative Kapazität von einzelnen Lebensmitteln zu messen.

Ihre Liste der besten Radikalfänger: Trockenpflaumen, Rosinen, Heidelbeeren, Spinat, Rosenkohl, Pflaumen, Brokkoli, Rote Rüben, Orangen, rote Weintrauben, Kirschen, rosa Grapefruits und Auberginen. Sie enthalten vor allem Vitamin C und E sowie Betacarotin plus Tausende von sekundären Pflanzenstoffen mit antioxidativer Wirkung. Setzen Sie diese Nahrungsmittel also ruhig regelmäßig auf Ihre Einkaufsliste.

Neben einer Ernährung, die sehr viel Gemüse und Obst enthält, sollten Sie Ihren Speiseplan mit Antioxidantien dopen, wenn Ihr Immunsystem Verstärkung braucht. Nehmen Sie dann zusätzlich die Vitamine C und E, Betacarotin, Zink, Selen und Coenzym Q10 in Form von Nahrungsergänzungsmittel ein.

! WAS IHRE ZELLEN BRAUCHEN

Freie Radikale sind chemisch instabile Sauerstoffmoleküle, die extrem reaktionsfreudig sind. Antioxidantien halten sie in Schach.

- **VITAMIN C & E. Sie sind reichlich enthalten in Erdbeeren, Zitrusfrüchten, Paprika, Kiwi, Karotten, Brokkoli und in Kohl.**
- **SELEN. Das Spurenelement ist essenzieller Bestandteil der körpereigenen Radikalfänger. Es ist vor allem in Weizenkeimen, Thunfisch, Zwiebeln und Tomaten enthalten.**
- **ZINK. Ist eine der wichtigsten Stützen des Immunsystems und kommt in Fleisch, Käse, Haferflocken, Pilzen, Austern und Vollkornbrot vor.**

Bio für Ihr Immunsystem

Zusätzlich zu einer bewussten Ernährung können Sie Ihre Abwehrkräfte auch mit natürlichen Pflanzenprodukten dopen. Sie müssen Sie nur gezielt auswählen und beim Kauf von Nahrungsergänzungsmitteln auf die Qualität achten.

Erst vor einigen Jahren erkannten Wissenschaftler die zellschützende und immunabwehrsteigernde Wirkung von grünem Tee. Er ist nicht fermentiert und enthält daher sehr viel Vitamin C, außerdem B-Vitamine, Kalium, Kalzium, Magnesium und Fluor. Die krebshemmende Wirkung verdankt grüner Tee vor allem dem Katechin EGCG, das zur Gruppe der Phenole gehört. Brühen Sie grünen Tee mit nur 70 Grad heißem Wasser auf. Wegen seiner immunstärkenden Wirkung werden aus grünem Tee extrahierte Wirkstoffe bereits in Kapselform in Apotheken angeboten. Eine ähnliche Wirkung hat auch Rotbusch (Rooibos), ein Tee aus Südafrika. Die günstige Wirkung auf die Körperabwehr wurde ebenfalls in Studien nachgewiesen.

Kombucha-Getränke bestehen aus grünem oder schwarzem Tee mit Kombucha-Pilz und enthalten Enzyme, Vitamin B und C, Hefe und Milchsäure. Plus: Glukoronsäure, die die Ausscheidung von Giften aus dem Körper unterstützt. Für einen abwehrsteigernden Effekt ist eine vierwöchige Kur mit Kombucha ratsam.

Bekannt ist auch die Wirkung von Ginseng als Immun-Booster. Russische Wissenschaftler haben über 400 Studien über die sibirische Ginsengwurzel durchgeführt. Das Ergebnis: Ginseng enthält Ginsenoide mit starker antioxidativer Wirkung und stärkt die allgemeine körperliche Abwehr. Da die Kultivierung der Pflanze allerdings sechs bis sieben Jahre dauert, sind gute Ginsengpräparate teuer.

Die Abwehrkräfte lassen sich auch über Hormone beeinflussen: DHEA, der Vorläufer von Östrogen und Progesteron, ist für das Immunsystem zuständig. Ihre DHEA-Produktion können Sie auf natürliche Weise mit Yamswurzel unterstützen. Bisherige Studien zeigen, dass die Wurzel immunstimulierend wirkt.

! STÄRKUNG AUS DER NATUR

Die Natur stellt eine breite Palette von Substanzen zur Verfügung, die das Immunsystem auf ganz natürliche Weise stimulieren können.

- **TEE. Kaufen Sie guten grünen Tee in Blättern oder nehmen Sie Tee-Kapseln. Getränke mit grünem Tee enthalten weniger Wirkstoffe.**
- **KRALLENDORN. Die Pflanze aus den tropischen Regenwäldern enthält Substanzen, die T- und B-Lymphozyten anregen. Den Wirkstoff enthalten Krallendorn-Kapseln.**
- **GINSENG. Sie können Ihr eigenes Tonikum herstellen: Ginseng als Wurzel oder pulverisiert mit Kardamon in Wein legen und zwei Wochen stehen lassen. Abseihen.**

Schnupfen & Grippe ade

Unser Immunsystem kann nie ruhen und ist immer im Einsatz. Besonders herausgefordert ist es allerdings in der kühleren Jahreszeit, wenn virale Erreger – und in ihrem Schlepptau Bakterien – Hochsaison haben. Um Schnupfen und grippalen Infekten Widerstand zu leisten, muss man seine Abwehrkräfte das ganze Jahr über stärken.

Aber auch wenn die Erreger bereits direkt zum Angriff rüsten, können Sie Ihr Immunsystem mit einfachen Strategien hochfahren. Ist eine Erkältung im Anzug, dann drosseln Sie Ihre Nahrungsaufnahme, ohne jedoch zu hungern. Füttern Sie die Erreger nicht mit Eiweiß aus Fleisch und Wurst oder Zucker, sondern essen Sie hauptsächlich Gemüse und Obst. So powern Sie Ihre Abwehr mit sekundären Pflanzenstoffen.

Zusätzlich können Sie auf die immunstimulierende Wirkung von Echinacea, Thuija, Ginseng, Propolis oder Taigawurzel setzen. Die Wirkstoffe sind in standardisierter Form in verschiedenen Präparaten erhältlich.

Vitamin C ist der Blockbuster der Abwehr: Nehmen Sie 1000 mg über den Tag verteilt. Die Vitamine B_6 und B_{12} braucht der Körper, um Immunzellen aufzubauen. Nehmen Sie in Grippezeiten ein gutes Vitamin-B-Präparat. Plus: 50 mg Zink pro Tag. Studien aus den USA beweisen, dass Zink ein sehr effektives Mittel gegen Infektionen ist.

! IM FALLE EINER ERKÄLTUNG

Wenn eine Erkältung im Anmarsch ist, sollten Sie Ihre Abwehrkräfte mit natürlichen Pflanzenstoffen ganz bewusst unterstützen.

- **TEEBAUMÖL. Hochwertiges Teebaumöl hat eine antibakterielle Wirkung. Geben Sie zwei Tropfen Teebaumöl in ein halbes Glas Wasser und spülen Sie damit den Mund.**
- **ECHINACEA. Roter Sonnenhut ist ein wirksames Stimulans, wirkt aber nicht bei jedem gleich stark. Studien zeigen: Es sollte als Kur und vorbeugend eingenommen werden. Nehmen Sie es nicht durchgehend.**

Bei den ersten Anzeichen einer Erkältung sollten Sie viel trinken: Drei Liter Wasser, Mineralwasser und Kräutertee. Auch schwarzer Holundersaft, der reich an Bioflavonoiden ist, unterstützt Ihre Abwehrkräfte.

Zur Behandlung von Schnupfen, Husten und Nebenhöhlenentzündungen setzen Sie Gewürze ein: Paprika, schwarzer Pfeffer, Senf, Knoblauch, Meerrettich und Kurkuma wirken schleimlösend und verdünnen die Lungensekrete.

Sie können mit Bewegung an frischer Luft, Sauna und Massage Ihre Abwehr das ganze Jahr über powern. Verzichten Sie aber unbedingt auf solche Maßnahmen, sobald Sie die ersten Zeichen einer Erkältung spüren.

LEBEN BIS 100

Energien fließen lassen

Antibiotika oder nicht? Diese Frage stellt sich, wenn das Immunsystem einmal versagt hat. Gegen Viren sind alle Antibiotika machtlos. Sie wirken nur gegen bakterielle Entzündungen, die aber manchmal im Gefolge einer Virenattacke auftreten. Dann kann es passieren, dass die Selbstheilungskräfte des Körpers nicht mehr ausreichen und einzelne Organe in Mitleidenschaft gezogen werden. Antibiotika sind in solchen Situationen oft echte Nothelfer.

Wer allerdings bei jeder banalen Infektion zum Antibiotikum greift, untergräbt auf Dauer seine Immunabwehr. Therapien aus der Ganzheitsmedizin sind hier oft die bessere »Alternative«, denn sie zielen auf eine Stärkung des Immunsystems. Die Traditionelle Chinesische Medizin (TCM) erreicht das durch die Aufhebung von Energieblockaden im Körper mittels Akupunktur. Meistens werden die hauchdünnen Nadeln entlang des Magen-, Darm-, Lungen- oder Dickdarmmeridians gesetzt. So kann man wiederkehrende Infektionen im Hals-, Nasen- und Rachenraum dauerhaft loswerden. Eine Studie am Wiener AKH konnte zeigen, dass Akupunktur die Anzahl der weißen Blutkörperchen erhöht. Zur Abwehrsteigerung verwendet die TCM außerdem noch ganz spezielle Kräutermischungen. Für die Kosten einer solchen Therapie müssen Sie derzeit allerdings selbst aufkommen.

Auf die Aktivierung der Selbstheilungskräfte setzt auch die indische Naturheilkunde des Ayurveda. Auch hier geht es darum, unausgeglichene Energien wieder in Einklang zu bringen – die Basis für ein funktionierendes Immunsystem. Das A und O jeder Ayurveda-Behandlung ist die Entgiftung durch Öl- und Butterdrinks. Sie können eine solche Entschlackung aber auch zu Hause durchführen: Trinken Sie morgens nach dem Aufstehen einen viertel Liter warmes Wasser, das Sie zuvor 10 Minuten kochen lassen. Auch der Ayurveda kennt spezielle Kräuterarzneien zur Immunsteigerung. Einziger Nachteil: Ayurveda-Therapien sind sehr teuer und aufwendig. Sie können damit allerdings Ihre körperlichen Abwehrkräfte stärken und so Krankheiten vorbeugen.

! HILFT ALTERNATIVMEDIZIN?

Die Stärke alternativmedizinischer Therapien liegt in der Stärkung des Immunsystems und in der Verhütung von Krankheiten.

- **AKUPUNKTUR. Sie hat sich in den letzten Jahren als Therapie etabliert und ist auch zur Vorbeugung gegen zahlreiche Krankheiten empfehlenswert.**
- **ALTERNATIV. Ayurveda und Chinesische Medizin sind eine gute Möglichkeit, die Abwehrkräfte zu stärken. Wenn Sie sich dafür entschieden haben, bleiben Sie einige Zeit dabei. Der Erfolg braucht Zeit.**

Abwehrfaktor Darmtrakt

Wie gut unser Immunsystem funktioniert, hängt auch von unseren Verdauungsorganen ab. Gerade im Darm sind die Abwehrzellen in sehr großer Menge aktiv. Anhaltender Stress, einseitige Ernährung oder zu viel Alkohol können die Darmschleimhaut so stark schädigen, dass die gesamte Immunabwehr des Körpers darunter leidet.

Da es in unserem Körper ein Informationssystem gibt, das sämtliche Organe, Gewebe und Zellen miteinander verbindet, zieht ein schwaches Darm-Immunorgan den ganzen Körper in Mitleidenschaft: Man fühlt sich dann chronisch müde und ist für alle Infektionen anfälliger. Von dieser Abwehrschwäche ist auch das Zahnfleisch betroffen: Bakterien haben hier dann leichtes Spiel. Die Folge sind Mundgeruch, Zahnfleischbluten und Parodontitis.

Da für die Gesundheit der Darm eine große Rolle spielt, sollten Sie auf eine geregelte Verdauung achten. Eine gesunde Darmflora braucht die ausgewogene Besiedelung durch so genannte eubiotische Keime. Milchsäure (enthalten in Jogurts, Kombucha oder Sauerkraut) unterstützt die guten Bakterien im Darm und entzieht schädlichen den Nährboden.

Nehmen Sie Verdauungsunregelmäßigkeiten oder länger andauernde Durchfälle nicht auf die leichte Schulter. Eine chronische Entzündung der Darmschleimhaut geht immer mit einer schlechten Immunlage einher. Dahinter können sich auch Allergien und Nahrungsmittelunverträglichkeiten verbergen. Die schulmedizinische Abklärung ist bei »echten« Allergien leichter als bei diffusen Nahrungsmittelintoleranzen. Bei einer Allergie ist im Blut der IgE-Antikörper eindeutig nachweisbar. Wer hingegen Weizen, Milch oder Eier schlecht verträgt, wird bei der Suche nach einem Allergie-Faktor nicht so schnell fündig. In diesem Fall helfen Ärzte mit einer Ausbildung in Ganzheitsmedizin und angewandter Kinesiologie weiter. Die Kosten dafür müssen Sie allerdings selbst tragen.

> **! IHR CHECK DER IMMUNLAGE**
>
> Betrachten Sie eine gestörte Darmflora nie nur als isoliertes Problem. Gehen Sie den Ursachen der Störung auf den Grund.
>
> - **PARODONTITIS. Bei Zahnfleischproblemen ist immer auch das Darm-assoziierte Immunsystem gestört. Wichtig: Darmsanierung.**
> - **DARMFLORA. Mit Milchsäure-Produkten können Sie die »guten« Darmbakterien fördern. Essen Sie täglich probiotische Jogurts oder nehmen Sie Milchsäure-Kapseln.**
> - **KINESIOLOGIE. Mit einem Muskeltest wird die Reaktion des Körpers auf Substanzen geprüft. Auch Zahnärzte bieten heute angewandte Kinesiologie an.**

Blockbuster der Abwehr

Zur Unterstützung des Immunsystem – besonders bei einer Abwehrschwäche im Darm – stellt uns die Natur zwei starke Helfer zur Seite: Der körpereigene Eiweißbaustein Glutamin und eine im Süden heimische Pflanze, Aloe Vera.

Glutamin wird im Körper vor allem in der Leber, Niere und Skelettmuskulatur gebildet und ist unentbehrlich für die Funktion des Darmes und des Immunsystems. Bei Mangelernährung, extremer Belastung oder Krankheiten kommt es zu einem Defizit an Glutamin. In der Folgc kann sich die Darmschleimhaut nicht regenerieren. Man vermutet heute, dass Glutaminmangel auch die Ursache für häufige Infektionen und Abwehrschwäche ist. Vor allem bei Hochleistungssportlern, die einen höheren Eiweißbedarf haben, wird oft ein Mangel an Glutamin festgestellt. Glutamin dient zusammen mit Cystein auch als Baustein für Glutathion, einem lebenswichtigen Antioxidans. Sowohl Glutamin als auch Glutathion sind als Nahrungsergänzungsmittel erhältlich und werden kurmäßig zur Unterstützung des Immunsystems eingenommen.

Aloe Vera ist ebenfalls ein natürlicher Blockbuster für das Immunsystem. Die Pflanze, die äußerlich an einen Kaktus erinnert, enthält rund 160 bioaktive Substanzen: Vitamine, Mineralstoffe, Spurenelemente und sekundäre Pflanzenstoffe. Der Hauptwirkstoff Acemanna aktiviert die Fresszellen und die Killerzellen und unterstützt somit aktiv das Immunsystem. Das Gel der Aloe-Vera-Blätter kann äußerlich und innerlich angewandt werden. Die heilende Wirkung der Aloe Vera wurde in zahlreichen Studien nachgewiesen. Zur Steigerung der Körperabwehr nehmen Sie täglich ein bis drei Esslöffel Aloe Vera (als Gel oder Saft) in Wasser oder Fruchtsaft. Ärzte in den USA verordnen die regelmäßige Einnahme von Aloe Vera vor dem Essen zur Heilung von Darmgeschwüren und Reizdarm. Am hochwertigsten sind kontrollierte Aloe-Vera-Produkte aus dem Reformhaus. Manche Apotheken führen auch Aloe-Vera-Kapseln aus den USA.

! SO STÄRKEN SIE DIE ABWEHR

Aktivieren Sie Ihr Immunsystem mit natürlichen Substanzen, die ohne Rezept in der Apotheke und im Reformhaus erhältlich sind.

- **GLUTAMIN. Der körpereigene Eiweißbaustein regeneriert eine geschädigte Darmschleimhaut. Nehmen Sie morgens einen Teelöffel.**
- **GLUTATHION. Die natürliche Eiweißverbindung ist ein starkes Antioxidans. Glutathion hat eine entgiftende Wirkung und unterstützt die körpereigene Abwehr.**
- **ALOE VERA. Sie können das Gel aus den Blättern gewinnen. Für die Einnahme empfiehlt sich aber ein hochwertiges Produkt aus dem Reformhaus.**

Denken Sie sich gesund

Von Geburt an schützt uns unser Immunsystem gegen Krankheitserreger. Im Gegenzug verlangt es von uns, dass wir unser Leben nach Möglichkeit immer wieder in die Balance bringen. Sowohl Unter- als auch Überforderung in jeder Hinsicht wirken sich auf unsere Abwehrkräfte negativ aus: Zu viel und zu wenig Bewegung, Arbeitslosigkeit und Stress, Magersucht und Übergewicht machen anfälliger für Krankheiten. Kleinere Abweichungen von der Ideallinie (die zum Leben gehören) werden toleriert, doch andauernde Belastungen powern das Immunsystem aus. Sie spüren es genau, wenn Sie gegenüber Ihrem Körper im Malus sind und wieder eine Kurskorrektur angesagt wäre.

Entspannung und Meditation unterstützen Sie dabei: Sie kommen innerlich zur Ruhe und werden sensibel für die Bedürfnisse Ihres Körpers und Ihrer Psyche. Sie können aber noch mehr tun: Sie können in entspannten Phasen mit Ihrem Körper kommunizieren und dabei Ihre Abwehrkräfte mobilisieren.

Die Wissenschaft hat die komplizierte Beziehung zwischen Körper und Geist noch längst nicht zur Gänze erforscht. Aber wie die Untersuchungen des amerikanischen Arztes Carl Simonton zeigten, spielt unser Geist eine geheimnisvoll dominierende Rolle bei der Entstehung von Krankheiten wie auch beim Genesungsprozess. Krebspatienten, die unter Simontons Anleitung im Geist ihre Abwehrzellen anfeuerten, konnten ihre Krankheit besser bekämpfen.

Sie können sich diese Forschungsergebnisse jeden Tag zunutze machen. In der Entspannung verändern sich die Hirnstromwellen und sinken in den Alphabereich. In diesem tranceähnlichen Zustand ist das Unterbewusstsein leichter beeinflussbar. Wenn Sie diese Türe einmal geöffnet haben, können Sie auf die Prozesse in Ihrem Körper einwirken. Schicken Sie in der Fantasie Ihre weißen Blutkörperchen zum Angriff gegen Krankheitserreger und Schädlinge. Sehen Sie, wie alles eliminiert wird, was Ihr Körper nicht mehr braucht. Entwickeln Sie innere Bilder von einem Leben in Balance und einem starken Immunsystem.

! MENTALE SELBSTHEILUNG

Sie können Ihre Gesundheit aktiv mit positiven Suggestionen unterstützen. Was der US-Mediziner Carl Simonton in Studien zeigte, gelingt auch Ihnen.

- **MIND CONTROL. Die Psychoneuroimmunologie beschäftigt sich mit dem Zusammenhang zwischen Psyche und Immunsystem. Eine positive Lebenseinstellung hält Sie fit.**
- **INNERE BILDER. Üben Sie die Kunst der Selbstsuggestion und füttern Sie im meditativen Zustand Ihr Unterbewusstsein mit positiven Bildern und Sätzen. Suggerieren Sie sich ein Leben in der Balance.**

Essen mit Genuss-Faktor

Beim Essen wie beim Sex gilt: Der Genuss zählt. Schöne Theorie. In der Praxis haben wir mit dem Genussfaktor beim Essen so unsere Probleme: Was schmeckt, ist entweder ungesund oder macht dick. Und was wir essen sollten, mögen wir nicht so gerne. Freude am Essen und eine ausgewogene Nähr- und Vitalstoffbilanz scheinen einander auszuschließen.

Dass das nicht so sein muss, zeigt das Beispiel der Mittelmeerkost. Die viel gepriesene Kreta-Diät ist bekannt dafür, weder den Genussfaktor noch den Gesundheitsaspekt zu vernachlässigen. Eine Ernährung mit wenig Fleisch und viel Obst und Gemüse schließt offenbar Genuss nicht aus. Doch die Kreter haben uns hier etwas voraus: Diese Ernährungsform ist Teil ihrer Kultur. Die Entscheidung »Grammelknödel oder Salat« müssen sie erst gar nicht treffen. Auch Japaner ernähren sich gesünder als wir und scheinen das nicht als Einbuße an Geschmackserlebnissen zu empfinden.

Das bedeutet: Geschmack ist auch eine Sache der Gewohnheit und der Erziehung. Und Sie können Essgewohnheiten, die Ihrer Gesundheit und Ihrer Figur nicht gut tun, auch langsam umstellen. Ohne in Extreme zu verfallen. Denn die gesunde Haltung zum Essen liegt irgendwo zwischen Völlerei und Askese. Essen ist ein sinnliches Erleben: Bereits bei der Zubereitung oder dem Anblick von Speisen werden die Sinne angesprochen. Das bewusste Erleben von Geruch, Geschmack und visuellen Eindrücken tut nicht nur der Verdauung gut, sondern auch der Stimmung. Vorausgesetzt allerdings, man ist fähig, das Essen bewusst zu erleben. Fanatisches Kalorienzählen ist dabei genauso hinderlich wie bei der Vorspeise schon an den nächsten Menügang zu denken. Nicht nur was Sie essen, ist entscheidend, sondern auch vor allem mit welcher Einstellung Sie es tun. Das Ungesündeste an vermeintlich ungesundem Essen ist das schlechte Gewissen hinterher.

! KEIN ESSEN OHNE GENUSS

Unsere Ernährung sollte gesund und vollgepackt mit Vitalstoffen sein. Trotzdem darf auch der Genussfaktor nicht unterschätzt werden.

- **HIER & JETZT. Nehmen Sie sich Zeit zum Essen und genießen Sie es bewusst. Sie haben mehr davon und sind auch schneller satt.**
- **FATALE ASKESE. Wer sich ständig den Genuss verkneift, neigt in Stress-Situationen zum Frustessen. Gönnen Sie sich ruhig hin und wieder eine Ess-Sünde.**
- **SPORT. Wer regelmäßig Sport betreibt, entwickelt somatische Intelligenz und spürt intuitiv, was ihm gut tut. Gesunde Ernährung schmeckt dann auch besser.**

Ihre optimale Ernährung

Sich gesund essen, geht das? Wie zahlreiche Studien zeigen – ja. Doch dabei geht es weniger um eine sichere Liste einzelner Lebensmittel als um einen Trend in Richtung intelligentes Essen: Dem Körper genau jene Nährstoffe zuzuführen, die die Leistungsfähigkeit steigern, Krankheiten vorbeugen und den Alterungsprozess der Zellen verlangsamen. Clever Essen ist also das Gegenteil vom Selbstmord mit Messer und Gabel.

Eingefahrene Essensgewohnheiten, Bequemlichkeit und ein stressiger Alltag tragen dazu bei, dass der Speiseplan in den meisten Haushalten vom Ideal der intelligenten Ernährung abweicht. Für einen optimal funktionierenden Stoffwechsel brauchen wir eine Vielfalt von Lebensmitteln mit so genannter hoher Nährstoffdichte: Unsere Nahrungsmittel sollten also reich an Vitalstoffen sein (und nicht an Kalorien). Meist ist das Gegenteil der Fall: Fertigpizza enthält nur wenig Vitamine, aber viele Kalorien und viel Fett. Ersetzen Sie den einen oder anderen Snack durch Frischkost, also Obst oder Gemüsesäfte.

! GUT ESSEN MIT KÖPFCHEN

Setzen Sie kleine Schritte in Richtung intelligente Ernährung: Sie enthält viele Pflanzenprodukte und Vitamine, aber wenig Fleisch und Fett.

- **LEICHTE KÜCHE. Schreiben Sie eine Woche lang auf, was Sie essen. Überlegen Sie, ob Sie nicht einige Lebensmittel durch gesündere Alternativen ersetzen könnten.**
- **MEHR POWER. Versuchen Sie eine Woche bewusst mehr Obst und Gemüse zu essen. Verzichten Sie auf raffinierte Lebensmittel, Fertiggerichte und Wurstsemmel. Gehen Sie zum Japaner essen.**

Aber werden Sie auch nicht zum Rohkostfanatiker, denn damit könnten Sie Ihre Verdauungsorgane überfordern. Mitunter kann sogar Gekochtes gesünder sein. Forschungen haben gezeigt, dass Betacarotin (in Karotten, Marillen und Brokkoli) und Lycopen (in Tomaten) vom Körper besser resorbiert, wenn die Lebensmittel vorher zerkleinert oder gekocht wurden. Genießen Sie also Spaghetti mit Tomatensauce oder auch Ketchup. Kochen Sie Gemüse trotzdem nicht tot, sondern dämpfen Sie es am besten im Wok.

Bei einseitiger Ernährung besteht immer die Gefahr, dass der Körper nicht mit allen Vitalstoffen versorgt wird. Obst und Gemüse enthält zum Beispiel Tausende von bioaktiven Substanzen, von denen noch längst nicht alle erforscht sind. Kein einziges Nahrungsmittel kann unserem Körper alles geben, was er braucht. Idealerweise sollte eine moderne Ernährung 60% vorwiegend komplexe, also vollwertige Kohlenhydrate und je 20% Fett und Eiweiß enthalten.

Trinken – aber richtig

Wenn der Stoffwechsel optimal funktionieren soll, braucht er jede Menge Flüssigkeit. Ungefähr 60% unseres Körpergewichts besteht aus Wasser, das der Körper ständig neu regulieren muss. Wassermangel trocknet den Körper aus und kann zu einer Vielzahl von Komplikationen führen. Auch die Haut leidet unter einem Flüssigkeitsdefizit. Wasser ist also für jeden Organismus unentbehrlich. Durch seine besonderen chemischen und physikalischen Eigenschaften ist das Wassermolekül in der Lage, bestimmte Lebensprozesse zu ermöglichen und zu erhalten. Als universelles Lösungsmittel spielt es bei allen Transport- und Ausscheidungssystemen des Körpers die wichtigste Rolle. Zum anderen puffert es den Organismus auf Grund seiner hohen spezifischen Wärmekapazität und Verdauungskälte gegen Temperaturschwankungen ab. Erst mit Wasser können Ihre Zellen Nährstoffe aufnehmen und verwerten, können Abfallprodukte über die Nieren ausgeschieden werden und die Schleimhäute Keime abwehren.

HABEN SIE ZU WENIG DURST?

Die meisten von uns trinken zu wenig Wasser. Frauen haben noch zusätzlich ein schlechter ausgeprägtes Durstgefühl als Männer.

TRICK. Sorgen Sie dafür, dass Sie immer eine Flasche oder einen Krug mit Wasser griffbereit haben, etwa auf dem Schreibtisch. Nehmen Sie auch im Auto Wasser mit.

KAFFEE. Denken Sie daran, dass Kaffee dem Körper Wasser entzieht. Trinken Sie also immer ein Glas Wasser dazu. Auch Milch zählt übrigens nicht zu den Getränken, sondern ist ein Lebensmittel.

Wir brauchen durchschnittlich 2,6 Liter Flüssigkeit pro Tag. Darin enthalten ist Wasser aus diversen Getränken, aus Speisen und jene Flüssigkeit, die bei der Verbrennung der Nahrung entsteht. Grundsätzlich wird empfohlen, rund 1,5 bis 2 Liter Flüssigkeit in Form von kalorienarmen oder -freien Getränken zu sich zu nehmen. Wer abnehmen möchte, Sport treibt oder den ganzen Tag in Räumen mit Klimaanlage verbringt, braucht mehr. Am besten eignen sich dazu ungesüßte Kräuter- und Früchtetees, verdünnte Obst- und Gemüsesäfte, Leitungswasser oder Mineralwässer. Süße Getränke wie Limonaden und Cola liefern hingegen viel Energie und fördern durch den Zuckergehalt u. a. Karies.

Auch Alkohol ist kein Durstlöscher. Wein enthält zwar Pflanzenstoffe mit antioxidativer Wirkung, beansprucht den Körper aber beim Abbau. Wie viel Alkohol der Körper wirklich verträgt, wird meist überschätzt. Tatsächlich vertragen Männer pro Tag 20 g Alkohol (entspricht 0,2 Liter Wein) und Frauen die Hälfte. Hier sollten Sie nicht über Ihren Durst trinken.

Ihrer Gesundheit zuliebe

Unser Körper ist auf Überleben getrimmt. Und verzeiht uns den einen oder anderen Fehltritt in unserem Lebensstil. Unentwegtes Sündigen in puncto Essen macht aber krank. Umgekehrt können wir mit einer gezielten Ernährung vielen zivilisationsbedingten Krankheiten vorbeugen und großen Einfluss auf unseren Gesundheitszustand nehmen. Alles, was wir essen, wirkt sich direkt sowohl auf unser Befinden und auf die Körperfunktionen aus. Mit einer gezielten Ernährung können wir für die Gesunderhaltung unseres Herz-Kreislauf-Systems, unserer Verdauungsorgane und unseres Bewegungsapparats sorgen.

Die Vermeidung gesättigter Fettsäuren, etwa aus Fleisch und Wurst, und die Reduktion von raffinierten Kohlenhydraten, etwa Weißmehl und Zucker, ist nicht nur die beste Methode, sein Leben zu verlängern, sondern auch die effektivste Strategie zur Verbeugung gegen Diabetes. Schon längst ist der Typ-2-Diabetes keine Erkrankung des höheren Lebensalters: Immer mehr junge Menschen in den Industrieländern werden zuckerkrank. Dafür ist neben Bewegungsmagel vor allem die falsche Ernährung schuld: Wir essen zu fett, zu süß und zu viel.

Unter falscher Ernährung leiden aber auch die Verdauungsorgane, die die Unmengen an raffinierten, industriell verarbeiteten und meist ballaststoffarmen Nahrungsmittel abbauen müssen. Bauchspeicheldrüse, Magen und Darm sind überfordert. Der Britische Ernährungswissenschaftler Geoff Bond empfiehlt daher: Kehren Sie zur natürlichen Ernährungsweise zurück, an die der Körper seit Millionen von Jahren angepasst ist.

Essen Sie vor allem vollwertige Nahrungsmittel und vermeiden Sie verarbeitete Lebensmittel mit Unmengen an Zusatzstoffen. Essen Sie, wann immer es möglich ist, biologisch angebaute Lebensmittel, da diese im Allgemeinen mit weniger chemischen Giftstoffen belastet sind. Und essen Sie grundsätzlich mehr pflanzliche und weniger tierische Nahrungsmittel.

! TIPPS FÜR GESUNDES ESSEN

Mit einigen Umstellungen in Ihrem Speiseplan können Sie schon sehr viel für Ihre Gesundheit tun. Askese ist deswegen nicht erforderlich.

- FETT. **Essen Sie Paniertes und Gebackenes möglichst selten. Und wenn, dann tupfen Sie mit einer Serviette das Fett aus der Panier.**
- ZUCKER. **Im Allgemeinen essen wir alle zu viel davon. Viele Fertigprodukte haben Zucker zugesetzt. Verzichten Sie auf das Süßen von Kaffee und Tee.**
- VITAL. **Lassen Sie keinen Tag vorbeigehen, ohne Obst und Gemüse zu essen. Für einen Apfel ist immer Zeit und Gelegenheit. Trinken Sie im Büro Tomatensaft.**

Power Food macht Sie fit

Eine vollwertige und intelligent zusammengestellte Ernährung ist nicht nur eine Voraussetzung für die Gesundheit, sie unterstützt auch die Leistungsfähigkeit. Wichtig bei Power Food: Die optimale Zufuhr an Vitalstoffen. Ein Mangel an B-Vitaminen, Magnesium, Eisen und Vitamin C führt zu Müdigkeit und Antriebsschwäche. Auch ein Defizit an Jod und Zink kann apathisch machen.

Obst und Gemüse bieten neben Ballaststoffen, Vitaminen und Mineralstoffen eine Fülle sekundärer Pflanzenstoffe. Hinter diesem Begriff verbergen sich ganz unterschiedliche Substanzen, wie zum Beispiel natürliche Geschmacks-, Duft- und Farbstoffe, Mikroorganismen oder Enzyme. Die Stoffe, die der Pflanze ihre Farbe geben und die sie vor Schädlingen schützen, bewahrten auch menschliche Zellen vor Giftstoffen aus der Umwelt und freien Radikalen, die ständig im Stoffwechsel vorkommen.

Da das komplizierte Zusammenspiel der verschiedensten Pflanzeninhaltsstoffe im Detail bis jetzt noch ungeklärt ist, gilt: Je mehr vielfältige pflanzliche Kost auf Ihrem Speiseplan steht, umso besser für Ihre Gesundheit.

Kohlenhydrate geben Kraft an anstrengenden Tagen und sorgen für anhaltende Konzentration. Um noch am Vormittag voller Energie zu sein, sollten Sie ein Frühstück aus komplexen Kohlenhydraten essen: Vollkornbrot mit Hüttenkäse, Obst und Milch-Shakes. Die darin reichlich enthaltenen Ballaststoffe halten den Blutzuckerspiegel konstant und sättigen sehr lange.

Eiweiß hingegen macht Sie munter. In den USA dopten sich in den 60er Jahren einige Footballspieler sogar mit acht Steaks pro Tag. Davon ist abzuraten, denn zu viele tierische Fette lagern sich an den Gefäßen im Gehirn ab und beeinträchtigen dadurch die Leistungsfähigkeit. Deshalb sollte die Powernahrung Fleisch höchstens zweimal pro Woche auf den Tisch. Bessere Eiweißlieferanten sind Fisch, mageres Geflügel, Milchprodukte, Soja und Hülsenfrüchte.

! ESSEN SIE MEHR VITALSTOFFE

Um Ihre Leistungsfähigkeit dauerhaft zu steigern, sollten Sie vor allem auf Ihre Versorgung mit Vitaminen und Mineralstoffen achten.

- **PILLEN? Nehmen Sie zur Leistungssteigerung eine Multivitamintablette pro Tag, essen Sie deshalb nicht weniger Obst und Gemüse.**
- **OBST&GEMÜSE. Nur beim Konsum der ganzen Frucht wird das volle Spektrum an essenziellen Nährstoffen aufgenommen, die für mehr Vitalität sorgen.**
- **EIWEISS. Es gilt als Powernahrung und macht munter. Die Meinung über Eiweiß-Präparate ist geteilt. Sie können zur Leistungssteigerung zusätzlich Eiweiß nehmen.**

Was Ihr Gehirn braucht

Obwohl das Gehirn nur etwa 2% des Körpergewichts ausmacht, benötigt es 20% der gesamten Nährstoffzufuhr. Und es ist dabei durchaus anspruchsvoll. 60% der Denkzentrale besteht aus Fett, die Hälfte davon sind Omega-3-Fette. Ohne diese Gehirnschmiere geht gar nichts. Gleichzeitig braucht das Gehirn Kohlenhydrate und Eiweiß.

Zwischen den rund hundert Milliarden Nervenzellen des Gehirns findet unentwegt ein Informationsaustausch statt: Die Nervenzellen nehmen Reize auf, verarbeiten sie und leiten die Erregung zu anderen Nervenzellen weiter. Dieser Informationstransfer ist ein komplizierter, chemisch-elektrischer Vorgang, für den bestimmte Botenstoffe nötig sind. Das sind chemische Eiweißverbindungen, die entweder direkt oder über Zwischenstufen aus der Nahrung aufgebaut werden. Lebensmittel mit einem hohen Eiweißgehalt enthalten die Aminosäure Tyrosin. Dieser Eiweißbaustein fördert die geistige Aktivität. Wenn Sie geistig topfit sein müssen, dann essen Sie Eier, mageres Fleisch, Fisch, Käse und Nüsse. Eine zentrale Rolle für die Gehirnleistung spielt der Botenstoff Acetylcholin. Den Grundstoff Cholin bildet der Körper selbst aus Eiweißbausteinen. Cholin ist ein Bestandteil des Lezithins und kommt reichlich in Sojaprodukten (Tofu, Sojamilch), Bierhefe, Nüssen (Studentenfutter), Weizenkeimen, Hülsenfrüchten, Roten Rüben, Vollkornprodukten und Eiern vor. Acetylcholin fördert die Konzentration und die geistige Leistungsfähigkeit.

! SUSHI HILFT BEIM DENKEN

Das Gehirn verbraucht 20% unserer gesamten Nährstoffaufnahme. Hungern und einseitige Er-nährung mindern die Denkfähigkeit.

- **FISCH. Essen Sie mehr fetten Fisch, um Ihre geistigen Fähigkeiten anzukurbeln: Lachs, Makrele, Thunfisch liefern die Gehirnschmiere und sorgen für schnelles Denken.**
- **LEZITHIN. Sojaprodukte sorgen für die Bildung von genügend Acetylcholin, einen wichtigen Botenstoff im Gehirn. Nehmen Sie Buerlecithin (Apotheke), wenn Sie Ihre Konzentration fördern wollen.**

Damit die Informationen im Gehirn rasch weitergeleitet werden können, müssen auch genügend hoch ungesättigte Fette vorhanden sein: Der Fettstoff für das Gehirn ist DHA (Docosahexaen-Säure), ein Bestandteil der Omega-3-Fette. Die beste Gehirnnahrung ist fetter Fisch. Denn die Kombination von Eiweiß (Aminosäuren) und Omega-3-Fetten mit DHA ist ein Powerduo für die grauen Zellen. Es fördert nach neuen wissenschaftlichen Erkenntnissen den Aufbau der Zellmembranen im Gehirn: Fisch macht, wie Studien zeigen, schlau.

Besser drauf mit Essen?

Iss das Richtige und du wirst glücklich, behauptet die Los Angeles Daily News und fasst die neuesten wissenschaftlichen Erkenntnisse zusammen: Ein ausgetüftelter Mix aus Kohlenhydraten und Eiweiß fördert die Produktion der Glückshormone und hebt die Stimmung. Unsere Gefühle sind wie unsere Gedanken chemische und elektrische Prozesse im Gehirn. Damit diese ungestört ablaufen, braucht der Körper ausreichend Botenstoffe, Hormone, Enzyme, Vitamine, Mineralstoffe und Aminosäuren.

> **! HAPPY-MACHER MIT BISS**
>
> Nahrungsmittel sind der Ausgangsstoff für die Bildung chemischer Botenstoffe im Gehirn, die direkt unsere Stimmung beeinflussen.
>
> **GUTE LAUNE. Fisch, Milchprodukte, mageres Fleisch, Sojamilch, Tofu und Nüsse fördern die Produktion von Serotonin, einem körpereigenen Wohlfühlstoff.**
>
> **STIMMUNG. Gewürze sind reich an ätherischen Ölen, die auf Umwegen wieder auf die Gefühle wirken. Stimmungsmacher sind Zimt, Safran, Vanille, Salbei, Basilikum und auch Pfeffer.**

Zu den bekanntesten Stimmungsmachern gehört der körpereigene Botenstoff Serotonin, der aus der Aminosäure L-Tryptophan gebildet wird. Ein Mangel an Serotonin führt zu depressiven Verstimmungen. Für die Bildung von Serotonin müssen zusätzlich ausreichend Kohlenhydrate, Vitamin B_6 und Magnesium vorhanden sein. Untersuchungen am Massachusetts Institute of Technology haben ergeben, dass kohlenhydratreiche Speisen (und auch von Zucker) die Produktion von Serotonin steigern. So ist also neurobiologisch erwiesen, dass Süßes glücklich macht. Sie können ruhig einmal zu Keksen greifen, um Ihre Stimmung zu heben. Lassen Sie die Nascherei aber nicht zur Gewohnheit werden. Denn Haushaltszucker ist kein ideales Nahrungsmittel. Und die Produktion des Happy-Machers Serotonin gelingt auch mit den so genannten komplexen Kohlenhydraten, wie Teigwaren, Reis, Kartoffeln, Getreideprodukte, Gemüse, Maroni und Trockenfrüchte sorgen für gute Laune.

Aber auch Fisch ist ein natürliches Antidepressionsmittel, denn er enthält sowohl Eiweiß als Ausgangsstoff für Tryptophan wie auch Omega-3-Fettsäuren (vor allem DHA), die die Produktion von Serotonin ebenfalls ankurbeln.

Dass Bananen glücklich machen, ist kein Mythos. Sie weisen nicht nur eine ausgewogene Mischung aus Fruchtzucker und Kohlenhydraten auf, sondern enthalten auch noch Alkaloide, die ähnlich wirken wie die mexikanische Droge Meskalin. Bananen können Sie jederzeit und überall essen.

Was ist der GI-Faktor?

Sich etwas Süßes gönnen? Kein Problem. Wir tun das jeden Tag, wenn wir Kohlenhydrate essen. Ob Apfel, Vollkornbrot oder Schokolade – jede Art von Kohlenhydrat wird im Körper in Traubenzucker oder Glucose zerlegt. Wenn man eine Semmel lang genug kaut, kann man den süßen Geschmack des Zuckers erkennen. Ist die Glucose im Blut angekommen, schickt die Bauchspeicheldrüse Insulin ins Blut, um die Zuckermoleküle zu verteilen. Glucose, die der Körper nicht sofort braucht, wandert in den Speicher der Leber und der Muskulatur für eventuelle Zucker-Notzeiten.

Man könnte nun meinen, es sei egal, in welcher Form dieser Zucker aufgenommen wird. Das ist jedoch nicht der Fall. So genannte komplexe oder auch langsame Kohlenhydrate bestehen aus vielen Zuckerbausteinen, die erst langsam im Körper zu Glucose abgebaut werden. Dazu gehören zum Beispiel Getreideflocken, Reis, Pumpernickel, Süßkartoffeln, Hülsenfrüchte oder die meisten Obstsorten. Ihr gesundheitlicher Vorteil: Sie sättigen gut und halten den Blutzuckerspiegel konstant.

Im Gegensatz dazu schießt Traubenzucker oder weißer Zucker ins Blut. Alle raffinierten Kohlenhydrate überschwemmen das Blut mit Glucose, sodass die Bauchspeicheldrüse Unmengen von Insulin zum Transport abkommandiert. Der Insulinspiegel im Blut schnellt in die Höhe. Die Kohlenhydrate werden nach ihrem glykämischen Index (GI) geordnet: Lebensmittel mit einem hohen GI enthalten Zucker, der rasch in den Blutkreislauf übergeht. Ein niedriger GI bedeutet, dass der bei der Aufspaltung entstehende Zucker nur allmählich ins Blut transportiert wird. Die langsame Zuckeraufnahme wirkt sich günstiger auf den Blutzuckerspiegel aus und führt weniger schnell zu einem erneuten Hungergefühl. Als Faustregel: Raffinierte Kohlenhydrate (Weißmehl, Zucker, süße Getränke) gehen schnell ins Blut, locken zu viel Insulin, erschöpfen die Bauchspeicheldrüse und machen dick.

> **! DAS SOLLTEN SIE WISSEN**
>
> Lebensmittel werden nach ihrem glykämischen Index gelistet, um ihre blutzuckersteigernde Wirkung zu beschreiben.
>
> **GI-FAKTOR. Der glykämische Index gibt an, wie rasch der bei der Aufspaltung entstehende Zucker in den Blutkreislauf geht.**
>
> **HOHER GI. Lebensmittel mit hohem GI lassen den Blutzucker- und Insulinspiegel rasch ansteigen. Nach kurzer Zeit fällt der Blutzuckerspiegel wieder ab.**
>
> **NIEDRIGER GI. Nahrungsmittel mit niedrigem GI werden langsam zu Zucker abgebaut, schonen die Bauchspeicheldrüse und sättigen auch besser.**

Warum Fett gesund ist

Fett ist der Stoff, aus dem kulinarische Träume gemacht werden. Denn Fett ist in erster Linie ein Geschmacksträger. Es ist aber auch ein Risikofaktor für unsere Gesundheit. Doch Fett ist nicht gleich Fett.

Die Eigenschaften und somit auch die Qualität eines Fettes werden durch die Art der Fettsäuren bestimmt. Gesättigte Fettsäuren und bestimmte einfach ungesättigte Fettsäuren kann der Körper durch verschiedene Stoffwechselvorgänge selbst bilden. Bestimmte mehrfach ungesättigte Fettsäuren jedoch kann der Organismus nicht aufbauen. Sie werden auch als lebensnotwendige (essenzielle) Fettsäuren bezeichnet und müssen unbedingt mit der Nahrung zugeführt werden. Ein Mangel an diesen Fetten – wie er etwa bei Crash-Diäten vorkommt – beeinträchtigt die körperliche und geistige Leistungsfähigkeit.

Zu den essenziellen Fettsäuren gehören die Omega-6-Fettsäuren (enthalten vor allem in Pflanzenölen) und die Omega-3-Fettsäuren (in Fisch, grünem Blattgemüse und Nüssen). Omega-6-Fette sollten aber nur in Maßen konsumiert werden, zu viel davon macht die Blutfette ranzig und fördert Entzündungen. Omega-3 hingegen ist das neue Zauberwort für Gesundheitsbewusste. Sie sind der Baustoff für wichtige Gewebehormone, beugen Herzinfarkt vor und sind entzündungshemmend. Möglicherweise können Omega-3-Fettsäuren sogar das Krebsrisiko senken.
Vorsicht geboten ist allerdings bei gehärteten Fetten! Gehärtete Fette erhöhen das Risiko für Herz- und Gefäßerkrankungen und fördern unter Umständen auch Krebs. Gehärtete Fette finden sich zum Beispiel in manchen Margarine-Sorten, in diversen Fertiggerichten und abgepackten Snacks. Auch bei den tierischen Fetten (Butter, Schmalz, Fleisch, Wurst, Schlagobers, fetter Käse) ist Zurückhaltung geboten, denn sie enthalten gesättigte Fettsäuren, die sich an den Zellwänden ablagern können und das Risiko für Herz- und Gefäßerkrankungen erhöhen.

! ESSEN SIE DAS RICHTIGE FETT

Bei Fett sollten Sie wählerisch sein und auf die Fettzusammensetzung achten. Sie können mit »guten« Fetten sehr viel für Ihre Gesundheit tun.

- **ACHTUNG. Meiden Sie Transfettsäuren und reduzieren Sie den Konsum von gesättigten Fettsäuren aus tierischen Fetten.**
- **IRRTUM. Maiskeim-, Sonnenblumen- und Distelöl sind nicht so gesund wie bisher immer angenommen.**
- **SUPER. Die gesündesten Fette sind Olivenöl, Rapsöl, Leinöl sowie die Omega-3-Fettsäuren in fetten Fischen (Lachs, Thunfisch, Makrele) und Algen.**

Ohne Eiweiß geht nichts

Es soll die Fettverbrennung steigern und für geistige Wachheit sorgen. Doch im Grunde ist Eiweiß ein Lebenselexier: Der menschliche Körper verbraucht für Wachstum und Erneuerung der Zellen in jeder Sekunde Eiweiß oder Protein, welches durch die tägliche Nahrung ersetzt werden muss. Ohne Eiweiß keine Hormone, kein Stoffwechsel, kein Fettabbau.

Die kleinsten Eiweißbausteine im Körper sind die Aminosäuren, wobei jede ihre ganz bestimmte Aufgabe im Stoffwechsel erfüllt. Das größte Depot an Aminosäuren sind die Muskeln: Etwa ein Fünftel der Skelettmuskulatur besteht aus Eiweiß. Wird mit der Nahrung zu wenig Eiweiß aufgenommen, etwa bei einer Crash-Diät, dann holt sich der Körper das Eiweiß aus den Muskeln. Auch die Nervenzellen werden aus Eiweiß gebaut. Die Informationskanäle zwischen Körper, Gehirn und Psyche funktionieren ausschließlich auf der Basis von Botenstoffen, die der Körper aus Eiweiß selbst herstellt. Ohne Eiweiß gäbe es keine Gedanken und Gefühle.

Die Menge und Qualität der mit der Nahrung aufgenommenen Aminosäuren ist entscheidend. Von den insgesamt 22 Aminosäuren sind acht essenziell, das heißt, wir müssen sie mit der Nahrung aufnehmen. Dazu gehören Leuzin, Isoleuzin, Lysin, Methionin, Phenylalanin, Threonin, Tryptophan und Valin. Eiweiß ist nicht nur in Fleisch, sondern auch in vielen pflanzlichen Produkten enthalten. Insgesamt nehmen wir mit der Ernährung genügend Eiweiß auf. Hitze bei der Zubereitung kann Eiweiß aber zerstören. Zu wenig Magensäure, Probleme mit Darm und Bauchspeicheldrüse können die Eiweißverdauung behindern. Im Allgemeinen ist es empfehlenswert, verschiedene Eiweißquellen zu mischen. Sie brauchen täglich 0,8 Gramm Eiweiß pro Kilo Körpergewicht. Unter Stress und bei sportlicher Leistung steigt der Bedarf. Essen Sie nicht zu viel tierisches Eiweiß: Die Portionen sollten nicht größer als 60 bis 80 Gramm sein. Geben Sie auf Fleisch oder Fisch ein wenig Zitronensaft, denn die Säure hilft bei der Eiweißverdauung.

! POWERN MIT AMINOSÄUREN

Wir müssen Eiweiß mit der Nahrung aufnehmen. In Einzelfällen können Aminosäuren als Nahrungsergänzungsmittel eingenommen werden.

- CARNITIN. **Ohne Carnitin keine Fettverbrennung. Untersuchungen zeigen, dass Sportler von der Einnahme von Carnitin profitieren, da es die Erholungsphasen verkürzt.**
- LYSIN. **Ist der Vorläufer von Carnitin, unterstützt den Aufbau von Muskelgewebe und von Kollagen. Es schützt außerdem vor Viren und Herpesinfektionen. Ist als L-Lysin in Kapselform erhältlich.**

Besser drauf mit Sport

Haben Sie sich auch schon x-mal vorgenommen, endlich mit dem Laufen anzufangen oder in ein Fitness-Studio zu gehen? Und es dann bei dem Vorsatz belassen? Dann gehören Sie zu den 60% Fitness-Abstinenten, die auf eines der wichtigsten Anti-Aging-Mittel und Aphrodisiaka verzichten. Denn Bewegung ist das A und O jedes Wohlfühlprogramms und außerdem schon in unseren Genen gespeichert. Die Evolution wollte sicher nicht, dass wir unser Leben als Couch potato vor dem Fernseher verbringen. Eine Untersuchung aus den USA hat gezeigt, dass sich bereits nach dreiwöchiger Bettruhe die Herz- und Kreislaufwerte verschlechtern und die Muskelmasse abnimmt. Bewegung ist tatsächlich ein Lebenselexier.

Doch wie kommen »No-Sports-Anhänger« in die Gänge? Vielleicht können wissenschaftliche Argumente Sie überzeugen, dass Sie ohne körperliche Aktivität auf Dauer nur verlieren können. Denn Sport bringt eine Menge Vorteile für Ihr körperliches und psychisches Befinden: Ihr Organismus wird mit Sauerstoff überflutet, sodass alle Organe leistungsfähiger sind. Sportliche Aktivität senkt zu hohe Cholesterin- und Blutdruckwerte und wirkt dem Abbau von Knochenmasse entgegen, der bereits jenseits des 30. Lebensjahres beginnt. Bewegung hebt Ihr Energieniveau und Ihre Stimmung und verändert Ihre Körperwahrnehmung. Und dadurch steigt automatisch auch das Selbstbewusstsein. Sport ist die beste Methode, um die Stresshormone Adrenalin und Noradrenalin abzubauen. Und: Wenn Sie sich körperlich anstrengen, produziert der Organismus ganz automatisch mehr Glückshormone: Endorphine, Serotonin und Dopamin senken die Schmerzempfindlichkeit, wirken antidepressiv und fördern das Wohlbefinden: Sie sind mit Sport ganz einfach besser drauf. Und: Altersforscher haben herausgefunden, dass Bewegung dem Leben nicht nur mehr Qualität, sondern auch mehr Jahre schenkt. Gründe genug, um endlich die Coach zu verlassen?

! NO SPORTS MACHT KRANK

Amerikaner wollen es immer ganz genau wissen: So berechneten sie auch die Vorteile regelmäßiger Bewegung für den Einzelnen und den Staat.

- **TODESURSACHE. In den USA sterben jährlich 300 000 Menschen an Erkrankungen, die durch Bewegungsmangel gefördert werden.**
- **PRÄVENTION. Regelmäßige sportliche Bewegung ist die beste Vorbeugung gegen Diabetes, Übergewicht, gegen Herzinfarkt und Schlaganfall.**
- **KOSTEN. Die Behandlung von Krankheiten, die auf Bewegungsmangel zurückzuführen sind, verursachen in den USA jährliche Kosten von umgerechnet 117 Millionen €.**

Kleine Tricks im Alltag

Ein Trost vorweg: Sie müssen in Zukunft keine Marathonläufe zurücklegen, um körperlich fit zu werden oder um die positiven Auswirkungen körperlicher Aktivität zu spüren. Beginnen Sie mit kleinen Schritten und orientieren Sie sich nicht am Fitness- und Freizeit-Programm Ihrer Bekannten, wenn Sie bisher keinen Sport betrieben haben.

Nach einer amerikanischen Studie fördert bereits ein täglicher Spaziergang das körperliche Wohlbefinden. Nützen Sie immer auch alltägliche Aktivitäten, um mehr Bewegung zu machen: Lassen Sie den Lift links liegen und benützen Sie lieber Treppen und lassen Sie das Auto öfters eingeparkt, um mehr zu Fuß zu gehen. Das klingt zwar banal, aber sogar die Schauspielerin Iris Berben hält sich mit so simplen Tricks in Form. Auch körperlich anstrengende Freizeitaktivitäten, wie etwa Gartenarbeit oder Heimwerkertätigkeiten, haben einen positiven Effekt auf das körperliche Wohlbefinden.

> **! NEUES**
>
> Wenn Sie bisher überhaupt keinen Sport betrieben haben, sollten Sie sich von der Fitness-Welle nicht überrollen lassen.
>
> **WOHLBEFINDEN. Jede Art von körperlicher Aktivität wird Ihr Wohlbefinden und Ihre gesamte Leistungsfähigkeit im Alltag deutlich erhöhen.**
>
> **BLUTDRUCK. Regelmäßige Bewegung ist das beste Kreislauftraining. Sportliche Aktivität kann einen erhöhten Blutdruck senken und einen zu niedrigen Blutdruck normalisieren.**

Beginnen Sie ganz gezielt, mehr Bewegung in Ihren Alltag zu integrieren. Eine sitzende Lebensweise, bei der die Muskeln von Beinen und Armen nicht regelmäßig bewegt werden, verhindert den ungehemmten Fluss der Lymphflüssigkeit und wirkt sich negativ auf das gesamte Kreislauf-System aus. Die Folge davon sind unter anderem Müdigkeit und ein chronischer Energiemangel.

Sobald Sie beginnen, eine geeignete körperliche Betätigung in Ihren Alltag zu integrieren, werden Sie sich energiegeladener und ausgeglichener fühlen. Vielleicht beginnen Sie nur mit einem Spaziergang oder drei Minuten Rückengymnastik am offenen Fenster. Vielleicht schaffen Sie das auch nicht gleich jeden Tag, aber wenigstens an fünf Tagen in der Woche. Tun Sie etwas, egal was. Und halten Sie eine Woche durch. Und dann noch eine Woche. Sie werden den Unterschied merken. Und dieses Wohlgefühl wird Sie motivieren, von da an den nächsten Schritt zu gehen und das für Sie passende Fitness-Programm zu finden.

Wie viel Sport soll's sein?

Wie viel Sport ist gesund? Diese Frage lässt sich nicht so leicht beantworten. Denn das hängt unter anderem von Ihren Lebensumständen, körperlichen Anlagen, Ihrer Kondition und Ihren Bedürfnissen ab. Immerhin gibt es aber aus der Sportwissenschaft eine einfache Formel für jenes Mass an körperlicher Aktivität, das auch langfristig gesehen eine positive Auswirkung auf das Herz-Kreislauf-System und den Stoffwechsel hat. Wie Studien zeigen, genügen bereits 30 Minuten strammes Spazierengehen an fünf Tagen in der Woche oder auch 20 Minuten Ausdauer- beziehungsweise Muskeltraining dreimal pro Woche, um einen echten Gesundheitsbonus zu erhalten.

Wenn Sie glauben, Sie bringen in Ihrem Alltag ohnehin kein Fitness-Training unter, dann versuchen Sie es einmal mit kleinen Schritten: Ein wenig körperliche Aktivität ist besser als gar keine. Beginnen Sie mit Gymnastik- oder Yogaübungen, die Sie jederzeit auch zuhause durchführen können. Ob Sie sich ein Fitness-Video kaufen, nach einem Buch üben oder zu Ihrer Lieblingsmusik tanzen, ist gleich. Beginnen Sie einfach. Und nehmen Sie sich vor, von da aus Ihr ganz persönliches Wohlfühl-Fitness-Programm zu entwickeln und weiter auszubauen.

Für völlig Untrainierte gibt es dabei ein paar sportmedizinische Grundregeln:

- Suchen Sie sich eine Sportart oder Übungen, die Sie auch längerfristig durchhalten können. Sonst geben Sie zu früh auf.
- Lassen Sie sich von Ihrem Arzt durchchecken. Sie können sich auch von einem Sportmediziner oder geprüften Personal Trainer beraten lassen.
- Starten Sie Ihr Fitness-Programm langsam, sonst spielt Ihr Immunsystem nicht mit und Sie fühlen sich dann krank und abgeschlagen.
- Integrieren Sie Ihr Training in den Alltag und nicht umgekehrt – Zeit und Ort müssen passen, damit Sie motiviert bleiben.
- Trainieren Sie regelmäßig, damit sich Ihr Körper auch an die veränderte Stoffwechsellage gewöhnen kann.

! DIE RICHTIGE PLANUNG

Überlassen Sie Ihr Fitness-Programm nicht dem Urlaub oder dem Zufall. Legen Sie sich eine Strategie zurecht, die Sie bei der Stange hält.

- **CHECK-UP. Eine sportärztliche Untersuchung checkt Blut- und Harnwerte, Ihr Herz-Kreislauf-System und ermittelt Ihre optimale Pulsfrequenz für das Training.**
- **PLANUNG. Finden Sie ein Bewegungstraining, das Ihnen nicht nur heute, sondern auch dauerhaft Spaß macht und das sich ohne größere Umstellungen in Ihren Alltag integrieren lässt.**

Kommen Sie auf Touren

Regelmäßige körperliche Aktivität trainiert vor allem vier körperliche Fähigkeiten: Ausdauer, Kraft, Beweglichkeit und Koordination. Doch womit sollen Sie beginnen und wie intensiv sollte Ihr Training ausfallen?

Nach aktuellen sportwissenschaftlichen Erkenntnissen sollten Sie pro Woche mindestens 800 Kalorien allein durch sportliche Aktivität verbrauchen. Die Schwelle für ein wirksames Ausdauertraining wird bei 2000 Kalorien pro Woche erreicht. Wenn Sie wöchentlich 3000 Kalorien bei sportlicher Betätigung verbrennen, dann bieten Sie Ihrem Körper das optimale Vorsorgeprogramm: Mehr Sport kann vielleicht Spaß machen, bringt aber nicht mehr Gesundheit. Hier nun einige Beispiele:

800 Kalorien/Woche werden verbraucht bei: 2 x 30 Minuten Aerobic oder auch 2 x 40 Minuten Laufen oder eine Stunde Schwimmen beziehungsweise zwei bis drei Stunden Radfahren.

2000 Kalorien/Woche verbrennen Sie bei: 2 x 45 Minuten Laufen plus eine Stunde Muskelfunktionstraining inklusive Aufwärmen.

3000 Kalorien/Woche verbrauchen Sie bei: 3 x 45 Minuten Laufen plus eine Stunde Muskelfunktionstraining plus 45 Minuten Stretching.

Gleichgültig, wo Sie Ihr Ziel ansetzen, Sie sollten auf Ihr Training langsam aufbauen und sich dabei eventuell Unterstützung durch einen Freund oder einen Personal Trainer holen, um nicht zu früh aufzugeben.

Die anfängliche Euphorie wird Sie über die ersten drei Wochen bringen. Aber Untersuchungen zeigen, dass nach vier Wochen ein Leistungsknick auftritt und die Motivation in den Keller sinkt. Wenn Sie diese Schwelle meistern und wenn Sie regelmäßig 20 Minuten trainieren, stellt sich langsam der physiologische Gewöhnungsprozess ein: Sie werden Ihr Training nicht mehr missen wollen. Und nach drei Monaten ist Sport zur Routine geworden und gehört zu Ihrem persönlichen Lebensstil.

! IHR TRAININGS-FAHRPLAN

Ein paar Längen gemütliches Schwimmen oder einmal im Monat um den Häuserblock joggen sind noch kein Ausdauertraining.

- **AUSDAUER. Sie müssen jede Woche mindestens 2000 Kalorien allein durch Sport verbrennen, um Ihre Ausdauer zu trainieren.**
- **SCHWELLE. Nach den ersten drei bis vier Wochen Training wird Ihre Ambition nachlassen. Geben Sie aber jetzt nicht auf, sondern bleiben Sie dran.**
- **GESCHAFFT. Wenn Sie regelmäßig trainieren, gewöhnt sich Ihr Körper an das Training. Erst dann wird Sport für Sie zu einer Selbstverständlichkeit.**

Lieben Sie Abwechslung

Bei Fitness und Gesundheit denken wir meistens an Ausdauertraining, wie etwa Laufen oder Radfahren auf dem Hometrainer. Und tatsächlich ist das Ausdauertraining ein unverzichtbarer Faktor im Wellness-Training: Es optimiert die Leistungsfähigkeit und die Arbeitsökonomie des Herzmuskels, verbessert die Fließeigenschaften des Blutes und verändert den Fettstoffwechsel. Sie können mit Ausdauertraining Ihr Herz-Kreislauf-System kräftigen, freie Fettsäuren verbrauchen und Sauerstoff in die Muskulatur schicken.

Doch ein optimales Fitness-Programm trainiert neben der körperlichen Ausdauer auch Kraft, Beweglichkeit und Koordination. Ein richtig dosiertes Kraft- oder Muskeltraining in Kombination mit Dehnungsübungen kann Muskelverkürzungen beseitigen. Es hilft auch bei Verspannungen in Problemzonen, wie Nacken oder Lendenwirbelsäule. Wichtig für Untrainierte ist der allmähliche Aufbau des Muskeltrainings ohne Überforderung. Zu Beginn reichen zweimal fünf bis zehn Minuten mit dem Theraband oder mit Hanteln. Diese Zeit kann auf 30 bis 45 Minuten gesteigert werden. Kraftübungen sollten Sie nicht täglich machen, denn Muskeln und Bänder brauchen Pausen zur Erholung – ausgenommen Sie üben nur 10 Minuten.

Das Koordinationstraining verbessert die Reaktionsfähigkeit, Orientierung und Rhythmik. Wir brauchen und benützen diese Fähigkeiten beim Tanzen ebenso wie beim Minigolf oder Tischtennisspielen.

Idealerweise sollte Ihr Fitness-Training alle vier Komponenten Ausdauer, Beweglichkeit, Kraft und Koordination enthalten. Der Einstieg könnte etwa so aussehen:

- 15 bis 30 Minuten Walking
- 5 bis 10 Minuten Muskelübungen mit dem gelben Theraband
- Dehnübungen
- Ballspiele, Minigolf oder Tischtennis

! SO TRAINIEREN SIE RICHTIG

Ausdauertraining ist der wichtigste Faktor im Fitness-Programm. Sie sollten aber auch andere körperliche Fähigkeiten trainieren.

- KRAFT. **Muskel-Workouts helfen bei der Fettverbrennung und bei der Abwehr von Krankheiten. Sie können dabei sogar fernsehen.**
- BEWEGLICHKEIT. **Die meisten von uns haben jede Menge verkürzter Muskeln, die wieder beweglich gemacht werden sollten. Dehnübungen helfen dabei.**
- KOORDINATION. **Trainieren Sie Ihre Koordinationsfähigkeit mit Darts, Tischtennis, Kegeln, Tennis, Tanzen oder Golf. Das ist ein auch gutes Anti-Aging-Mittel.**

Walking oder Jogging?

Je mehr Muskeln bei einer Ausdauersportart aktiviert werden, desto wirksamer ist sie. Joggen und Skilanglauf zählen daher zu den gesündesten Sportarten. Laufen bietet überhaupt gleich mehrere Vorteile: Es ist unabhängig von der Jahreszeit, kann überall durchgeführt werden und bedarf keiner aufwendigen Ausstattung. Trotzdem ist es nicht jedermanns Sache.

Wer sich dem Lauf-Boom nicht anschließen will, stark übergewichtig ist oder Probleme mit Gelenken oder Bändern hat, kann es auch mit der leichteren Variante, dem Walking, versuchen. Und es eignet sich auch gut als Einstieg in ein Laufprogramm.

Doch Walking ist nicht einfach nur ein schnelles Spazierengehen. Wie beim Joggen sollten Sie auch beim Walken immer eine Pulsuhr tragen. Und trainieren Sie in einem Bereich, der 50 bis 60% Ihrer maximalen Herzfrequenz ausmacht. Diese ergibt sich aus 220 minus Lebensalter. Sie sollten sich beim Walken noch problemlos mit jemandem unterhalten können.

Die richtige Technik ist auch beim Walking wesentlich:

Verändern Sie nicht Ihre normale Schrittlänge, nur weil Sie sportlich unterwegs sind. Und steigern Sie Ihr Tempo nur langsam von einer Woche zur nächsten.

Gehen Sie mit kräftigen Schritten: Setzen Sie den Fuß bei leicht gebeugtem Knie mit der Außenseite der Ferse zuerst auf und rollen Sie sanft auf den ganzen Fuß ab. Beim Beinabdruck achten Sie immer darauf, dass Sie das ganze Bein bis zur Gesäßmuskulatur durchstrecken.

Schwingen Sie die im Ellbogen angewinkelten Arme dynamisch und gegengleich zu den Beinen. Halten Sie sich dabei aufrecht und richten Sie Ihren Blick nach vorne, um Ihre Atmung nicht zu beeinträchtigen.

Der wichtigste Unterschied zwischen Walken und Laufen: Beim Walking trifft die Ferse in einem spitzeren Winkel auf den Boden als beim Laufen und Sie brauchen weniger Kraft, um das Körpergewicht abzustützen.

! DAS SOLLTEN SIE WISSEN

Ob Sie sich für Walken oder Laufen entscheiden: Beide Sportarten haben ihre Vorteile und pumpen Sauerstoff in Ihren Kreislauf.

- **SCHLAU. Ausdauertraining fördert die Durchblutung des Gehirns um bis zu 25%. Was sich sehr positiv auf die Gedächtnisleistung auswirkt.**
- **WALKING. Das schnelle und rhythmische Gehen schont Gelenke, Bänder und Knorpel. Sie sollten beim Walken nie außer Atem kommen. Trainieren Sie daher immer mit einer Pulsuhr.**

Laufen Sie mit Strategie

Laufen sieht zwar kinderleicht aus, sollte aber trotzdem gelernt werden. Lassen Sie sich von einem Trainer die richtige Technik zeigen oder kaufen Sie sich ein Lauf-Video. Das Wichtigste zuerst: Laufen Sie nie einfach drauflos.

Besorgen Sie sich zuerst eine Pulsuhr, um immer mit dem richtigen Puls zu laufen. Denn Sie versorgen Ihren Körper beim Training nur dann mit genügend Sauerstoff, wenn Sie sich nicht überfordern. Sie sind dann im so genannten »aeroben« Bereich. Bei zu großer Belastung hingegen können die Zellen keinen Sauerstoff mehr aufnehmen: Sie sind im »anaeroben« Bereich. Die Grenze dafür liegt bei ungefähr 140 Herzschlägen. Die empfohlene Herzfrequenz (HF) für das Lauftraining ist individuell sehr unterschiedlich. Sie können Ihren optimalen Trainingspuls selbst berechnen: $HF_{TR} = HF_{RUHE} + (HF_{MAX} - HF_{RUHE}) \times 0{,}6 + 5/min$ (TR = Ihre Trainings HF; MAX = Ihre maximale HF bei Ergometertest)

! DARAUF SOLLTEN SIE ACHTEN

Überfordern Sie sich nicht beim Laufen. Kaufen Sie sich eine Pulsuhr, um immer mit Ihrer richtigen Pulsfrequenz zu laufen.

- **GRENZPULS. Bis zu einem bestimmten Puls verbrennen Sie Fett und sind im Sauerstoffüberschuss. Der Trainingspuls kann zwischen 120 und 150 Herzschlägen liegen.**
- **ATMUNG. Laufen Sie langsam los. Atmen Sie drei Schritte ein und drei Schritte aus, drei ein, drei aus ... Nach fünf Minuten können Sie auf der Pulsuhr ablesen, mit welchem Puls Sie laufen sollen.**

Laufen Sie langsam und locker mit Ihrem richtigen Puls, machen Sie kurze Schritte und halten Sie den Oberkörper aufrecht. Beim Laufstil haben Sie zwei Möglichkeiten: Sie können entweder die Ferse bei leicht gebeugten Knien zuerst aufsetzen oder Sie setzen den Vorfuß zuerst auf, federn weich durch und berühren erst dann mit der Ferse den Boden. Spannen Sie die Bauch- und Gesäßmuskulatur an, um den Rücken nicht zu belasten. Die Arme schwingen immer entspannt neben dem Körper. Laufen Sie gleichmäßig, nonstop, aber immer mit dem richtigen Puls. Bleibt Ihnen die Luft weg, dann machen Sie mit Sicherheit etwas falsch.

Wenn Sie hechelnd im anaeroben Bereich laufen, werden in Ihrem Körper eine Unmenge freier Radikale produziert und Sie schädigen Ihr Immunsystem. Laufen Sie anfangs nicht länger als 10 bis 15 Minuten. Wenn Sie das nicht schaffen, dann beginnen Sie mit 3 Minuten. Seigern Sie sich ganz langsam auf 30 Minuten. Wann immer Sie merken, dass Ihr Puls zu rasen beginnt, gehen Sie so lange, bis Sie wieder in Ihrer Trainingsfrequenz sind.

Yoga ist mehr als Turnen

Eine besondere Form der Fitness ist Yoga, ein über tausend Jahre altes Übungssystem, das körperliches Training mit Atemtechniken und Entspannung kombiniert. Für die alten Yogis war der Körper das Fahrzeug der Seele und musste dementsprechend wertgeschätzt und mit Aufmerksamkeit behandelt werden. Am bekanntesten bei uns ist Hatha-Yoga, eine sehr körperorientierte Richtung innerhalb der verschiedenen Yoga-Schulen.

Yoga hat sich in den letzten Jahren als Teil der Wellness-Bewegung etabliert. Was gute Gründe hat: Es ist eine ausgezeichnete Methode zum Stressabbau und harmonisiert Körper und Geist. Studien haben gezeigt, dass Yoga auch Migräne, Rücken- und Nackenschmerzen beseitigen kann.

Yoga-Übungen, so genannte Asanas, sind nicht bloße Gymnastik mit esoterischem Touch, sondern eine Abfolge von Streck- und Dehnübungen, die auf alle Funktionsbereiche des Körpers einwirken. Mit nur 10 Minuten Yoga täglich können Sie ein neues Körperbewusstsein entwickeln und die Selbstheilungskräfte Ihres Körpers aktivieren. Mit Yoga können Sie sowohl Muskeln als auch Kondition aufbauen und außerdem Ihre Koordination und Beweglichkeit fördern.

Am besten eignet man sich die Techniken in einem Kurs an. Es gibt aber auch Bücher, CDs und Videos, um zuhause Yoga praktizieren zu können. Sie können in jedem Alter mit Yoga beginnen und es Ihr ganzes Leben praktizieren. In Indien gilt Yoga als Anti-Aging-Mittel, das Körper und Geist bis ins hohe Alter hinein leistungsfähig und flexibel hält.

Folgendes sollten Sie beachten: Üben Sie immer langsam. Vor den Übungen sollten Sie sich mit Dehnübungen aufwärmen. Atmen Sie immer langsam durch die Nase und in das Zwerchfell hinein. Überdehnen Sie den Körper nicht. Wenn Sie unter akuten Schmerzen, etwa Rückenschmerzen, leiden, dürfen Sie kein Yoga praktizieren. Und überfordern Sie sich anfangs nicht mit schwierigen Übungen.

! EINFACHE YOGA-ÜBUNGEN

Mit diesen einfachen, aber effektiven Yoga-Übungen können Sie rasch Energie auftanken und Ihre Muskeln entspannen.

- **ATMEN. Im Yoga atmet man immer aus dem Zwerchfell und nicht aus dem Brustkorb. Ein- und Ausatmen erfolgen nur durch die Nase.**
- **DEHNEN. Strecken Sie sich morgens im Liegen oder Stehen, indem Sie sich so lang wie möglich machen. Dehnen Sie sich auch tagsüber, wann immer möglich.**
- **ENTSPANNEN. Legen Sie sich entspannt auf den Rücken. Augen zu. Mit jedem Atemzug wird der Körper schwerer und schwerer. Bleiben Sie drei Minuten so liegen.**

Von Tai-Chi bis Massage

Die Verbindung von körperlicher Fitness mit Entspannung steht auch bei Tai-Chi und Qigong im Vordergrund. Die asiatischen Körperübungen wollen, ähnlich wie Yoga, Blockaden lösen und die Lebensenergie Chi zum Fließen bringen. Regelmäßig angewandt wirken sie sowohl entspannend wie auch energetisierend.

Tai-Chi, auch als Schattenboxen bekannt, besteht aus einer genauen Abfolge von fließenden Bewegungen, die fast zeitlupenartig durchgeführt werden. Tai-Chi fördert nicht so sehr Kraft oder Kondition, dafür aber Beweglichkeit, Konzentration und Koordination. Regelmäßiges Training fördert die Elastizität der Muskeln und stärkt die Rückenmuskulatur. Tai-Chi wird auch bei Stress, Bluthochdruck und Herzbeschwerden empfohlen.

Qigong ist eine traditionelle chinesische Heilgymnastik, die im Westen zunehmend an Bedeutung gewinnt. Es gleicht einer Bewegungsmeditation, die sich auf den Atem konzentriert und sehr bewusst ausgeführt wird. Untersuchungen zeigen, dass regelmäßiges Qigong das Immunsystem stärkt.

Kurse für Tai-Chi und Qigong werden heute fast überall angeboten.

Die Auflösung von Energieblockaden ist auch das Ziel der Massage. Ob es die auf Muskulatur und Bindegewebe zielenden westlichen Techniken oder die energetisierenden asiatischen Techniken, wie etwa Shiatsu, sind: Massagen haben mittlerweile ihren festen Platz in der Wellness-Gesellschaft. Und das mit gutem Grund. Studien zeigen: Eine Massage pro Woche stärkt das Immunsystem und macht weniger anfällig gegen Erkältungen. Massagen fördern die Durchblutung, entspannen die Muskulatur und wirken auf die inneren Organe. Sie sind zwar eine passive Form der Fitness, erhöhen aber die Körperwahrnehmung und Spannkraft der Muskulatur. Wenn möglich, sollten Sie sich diesen Luxus hin und wieder gönnen. Die Krankenkassen bezahlen allerdings nur klassische Heilmassagen, etwa bei chronischen Nacken- oder Rückenschmerzen.

! MASSAGEN MIT WIRKUNG

Die westliche Massage wirkt vor allem durchblutungsfördernd. Asiatische Techniken können ähnliche Wirkungen wie die Akupunktur haben.

- **SHIATSU. Die japanische Massage zielt auf Akupunkturpunkte und kann auch als Selbstbehandlung angewandt werden.**
- **THAI. Die thailändische Massage kombiniert Shiatsu und Reflexzonentherapie. Sie wirkt auf innere Organe ein und zeigt sehr gute Erfolge bei Migräne.**
- **LYMPHDRAINAGE. Durch diese manuelle Behandlung werden Stauungen im Lymphsystem aufgehoben. Sie wirkt gut gegen geschwollene Beine und Tränensäcke.**

Ihre Tricks für alle Fälle

Die Zeiten, in denen man sich in den Kraftkammern fast k.o. trainierte, sind schon längst vorbei. Heute zählt das individuelle Körpertraining, das zwar die Figur formt und stressresistent macht, aber nicht auspowert. Fitness mit Wohlfühlcharakter muss außerdem alltagstauglich und unkompliziert sein.

Legen Sie sich ein Repertoire an Übungen zurecht, die Sie immer anwenden können, wenn Sie sich müde fühlen und mehr Energie brauchen. Kaufen Sie sich ein Theraband, das Sie problemlos einstecken und jederzeit hervorholen können. Plus: Eine Anleitung mit leichten Übungen.

Zuhause können Sie auch mit Mini-Hanteln üben: Stellen Sie sich aufrecht hin, nehmen Sie in jede Hand eine Hantel und strecken Sie die Arme nach vorne aus. Nun senken und heben Sie die Arme abwechselnd und atmen dabei ruhig ein und aus.

Treffen Sie eine Abmachung mit sich: Wenn Sie sich das nächste Mal down fühlen, gehen Sie einfach 15 Minuten spazieren. Egal wohin und egal, ob Sie dazu Lust haben oder nicht. Oder kaufen Sie sich eine Springschnur und hüpfen Sie 3 Minuten auf der Stelle. Damit können Sie Ärger, Frust und auch einen zu niedrigen Blutdruck loswerden.

> **! FANGEN SIE HEUTE DAMIT AN**
>
> Ein wenig körperliche Bewegung macht einen großen Unterschied: Sie können auch mit geringem Aufwand Ihre Lebensqualität verbessern.
>
> **KEINE AUSREDEN.** **Was Sie ab heute lassen sollten, sind all die kleinen und unnötigen Ausreden für Ihr Nichtstun. Sie beringen sich nur um Ihren Wohlfühl-Faktor.**
>
> **KURZE TRIPS.** **Eine US-Studie zeigt, dass ein strammer Spaziergang von nur 10 Minuten jeden Tag gegen Depression hilft. Bewegung an der frischen Luft fördert die Ausschüttung von Neurotransmittern.**

Nach wie vor eine gute Sache sind Mini-Stepper, auf die man auch während der Nachrichten im Fernsehen steigen kann. Sie bringen die Beinmuskeln in Form und trainieren den Kreislauf. Das funktioniert übrigens auch mit einem Mini-Trampolin.

Wenn gar nichts mehr geht und Sie sich mit Bewegung nicht mehr dopen können, dann greifen Sie zum Nothelfer: Nehmen Sie sich eine Auszeit von 5 Minuten. Setzen Sie sich bequem hin, schließen Sie die Augen und atmen Sie ruhig ein und aus. Lassen Sie vor Ihrem Auge ein Bild entstehen: Sie treiben auf einer Luftmatratze zu einer kleinen Insel. Sie sind völlig entspannt und ungestört. Tauchen Sie für 10 Minuten ab. Danach sind Sie wieder wach. Ein Kurzschlaf zwischendurch kann zwei Stunden Schlaf ersetzen.

XXL ist ein Risikofaktor

Übergewicht ist einer der größten gesundheitlichen Risikofaktoren in den westlichen Industrieländern. Jeder zweite Österreicher und Deutsche bringt bereits zu viele Kilos auf die Waage. Und hat damit ein höheres Risiko für Herzinfarkt,Schlaganfall, Gelenkserkrankungen, Diabetes und sogar Krebs. Aber auch Libidoverlust und Impotenz gehen oft auf das Konto überflüssiger Fettzellen.

Doch Übergewicht ist nicht gleich Übergewicht. Zunächst ist es sehr wichtig, zwischen wirklich gefährlichen Fettpölsterchen und Pölsterchen, die nur ein kosmetisches Problem darstellen, zu unterscheiden. Der Body-Mass-Index ist eine rechnerische Einheit, um den Grad von Normal- und Übergewicht anzugeben. Man differenziert zwischen der Apfelform, bei der sich die Pölsterchen vor allem am Bauch ablagern, und der Birnenform, bei der das Fettgewebe vor allem an Hüften, Po und Oberschenkeln überwiegt. Männer neigen in der Regel häufiger zur Apfelform (Bierbauch), während Frauen figurmäßig meistens dem Birnentyp zuzuschreiben sind. Der Männerbauch ist jedoch für die Gesundheit weit riskanter. Der maximale Bauchumfang sollte bei Frauen 90 cm und bei Männern 100 cm nicht überschreiten. Übergewichtige »Apfelmenschen« haben häufig besonders hohe Blutzucker- und Blutfettwerte. Die Fettzellen am Bauch geben nämlich ihren Inhalt ständig in die Blutbahn ab. Dadurch steigt der Cholesterinspiegel an, das Risiko für Gefäßverkalkungen nimmt zu.

Sie können Ihre Figurprobleme durch Gewichtsreduktion lösen, aber kein anderer Typus werden: Aus Birnen lassen sich keine Äpfel machen und umgekehrt. Ernährungsexperten plädieren heute immer öfter dafür, nicht so sehr einem Idealgewicht nachzueifern, sondern viel eher ein persönliches Wohlfühlgewicht anzustreben. Untergewicht und ständige Hungerkuren erhöhen ebenfalls das Krankheitsrisiko. Streben Sie einfach Ihr Wohlfühlgewicht an, also das Gewicht, mit dem Sie sich wohl fühlen und das kein Gesundheitsrisiko für Sie darstellt.

! WIE VIEL WIEGEN SIE HEUTE?

Übergewicht beeinträchtigt die Lebensqualität und ist ein Risikofaktor für viele Erkrankungen. Wollen Sie mit Ihren Kilos wirklich leben?

- **RECHNEN. Berechnen Sie Ihren Body-Mass-Index: Dividieren Sie Ihr Gewicht durch das Quadrat Ihrer Körpergröße.**
- **RISIKO. Ist Ihr Body-Mass-Index größer als 25, so sollten Sie Ihr Gewicht reduzieren. Ab einem Index von 30 leiden Sie unter Adipositas, krankhafter Fettsucht.**
- **TAILLE. Messen Sie Ihren Taillenumfang. Frauen ist ein Krankheitsrisiko ab Taille 80 cm, bei Männern ab 94 gegeben. Mit jedem Zentimeter mehr steigt Ihr Infarktrisiko.**

Ohne Aussicht auf Erfolg

Um Ihr Wohlfühlgewicht zu erreichen, brauchen Sie allerdings auch eine Strategie. Auch wenn viele so genannte Crash-Diäten zunächst schnelle Erfolge mit sich bringen, bleibt dieser Erfolg meist nicht lange erhalten. Viele Diät-Profis kennen das: Man nimmt schon bald wieder zu, was man sich mühevoll abgehungert hat – und gar nicht selten wiegt man am Ende mehr als zuvor.

Die Kilos, die in den ersten Tagen schwinden, sind eigentlich ein Scheinerfolg. Denn was verschwindet, ist nicht Fett, sondern Flüssigkeit. Sie wird ausgeschieden, sobald der Körper damit beginnt, Zucker aus Blut und Leber und anschließend Muskeleiweiß abzubauen. Erst nach einer Woche beginnt die eigentliche Fettreduktion.

Der Körper wurde in Tausenden von Jahren darauf programmiert, Notzeiten mit Hilfe eigener Reserven zu überstehen. Immerhin kann er etwa zwei bis drei Monate ganz ohne feste Nahrung durchhalten und während dieser Zeit von den eigenen Fettdepots leben. Der Körper ist von Natur aus darauf getrimmt, sparsam mit Energie umzugehen. Jede Diät hat einmal ein Ende. Und was dann geschieht, kennt fast jeder aus eigener Erfahrung: Der Organismus erlebt die unerwartete Nahrungszufuhr als plötzlichen Überfluss und beginnt mit der nun kostbaren Energie besonders rationell umzugehen. Denn der Körper kann eine gezielte Diät nicht von einer Hungerkatastrophe unterscheiden. Wenig Nahrung zu bekommen signalisiert dem Körper vor allem, dass er in Zukunft noch mehr und noch größere Reserven anlegen muss, um Durststrecken zu überstehen. Deswegen werden solche Gewichtszunahmen treffend als Jo-Jo-Effekt bezeichnet. Hungerkuren haben also keinen dauerhaften Effekt und erhöhen das Risiko, immer schneller zuzunehmen.

Sinnvolle Gewichtsreduktion bei ausgewogener Ernährung ist im Laufe einiger Tage oder Wochen nicht zu erreichen. Sie brauchen neben dem festen Willen, wirklich einige Kilos abzunehmen, vor allem Geduld. Zahlreiche Beispiele zeigen: Mit einer Umstellung in der Ernährung und mit etwas Sport schafft es jeder.

> **! SO ERREICHEN SIE DAS ZIEL**
>
> Gut Ding braucht Weile. Pro Woche geht nur ein halber bis maximal ein Kilo herunter. Lassen Sie also Crash-Diäten lieber bleiben.
>
> **TAGEBUCH. Notieren Sie ein bis zwei Wochen ganz genau, was Sie essen. Den wenigsten ist bewusst, was sie über den Tag verteilt wirklich zu sich nehmen.**
>
> **ZIELGEWICHT. Setzen Sie sich ein realistisches Zielgewicht. Sie müssen kein Model werden. Für die meisten Menschen liegt das Zielgewicht bei 10 bis 15% unter ihrem Ausgangsgewicht.**

Wann Diätpillen helfen

Abnehmen ohne Hungern ist der Traum aller, die zu viele Kilos mit sich tragen. Doch vorerst wird dieser Traum nicht wahr. Denn Medikamente zur Gewichtsreduktion wirken nur bei gleichzeitiger Lifestyle-Änderung. Sie können diese aber sehr unterstützen.

! DIE SCHLANKHEITSPILLEN

Wenn Sie stark übergewichtig sind, können Sie unter Anleitung Ihres Arztes mit den neuen Medikamenten gezielt abnehmen.

- **XENICAL. Die Pille vermindert die Fettaufnahme aus dem Darm um 30%. Trotzdem muss man die Fettaufnahme im Essen reduzieren, um Durchfall zu vermeiden.**
- **REDUCTIL. Die Pille hemmt im Gehirn die Wiederaufnahme der Botenstoffe Serotonin und Noradrenalin und erhöht so das Sättigungsgefühl. Unterstützt wird das Abnehmen durch ein Verhaltenstraining.**

Als die erste Diätpille mit dem Namen Xenical (Wirkstoff Orlistat) des Pharmaunternehmens Hoffmann-La-Roche auf den Markt kam, war sie die Hoffnung für all jene, die vergeblich gegen ihr Übergewicht kämpften. Wirtschaftlich wurde die Abspeckpille tatsächlich ein Erfolg. Weltweit haben bisher mehr als drei Millionen Anwender die Diätpille geschluckt. Xenical wird zum Essen eingenommen und hemmt im Darm ein Enzym, das für die Fettaufnahme wichtig ist. Dadurch wird ein Drittel des Nahrungsfetts wieder unverdaut ausgeschieden und schlägt kalorienmäßig nicht zu Buche. Disziplin ist trotzdem gefragt: Bei zu fettreicher Nahrung kann die Pilleneinnahme zu Magenkrämpfen und Durchfall führen. Der verschreibungspflichtige Fettblocker ist allerdings Menschen vorbehalten, die an Fettsucht leiden (ab einem BMI von 30). Wer nur ein paar Kilos zu viel hat und in die neue Garderobe passen möchte, für den ist das Medikament ungeeignet. Xenical-Patienten nehmen innerhalb eines Jahres rund 10% ihres Gewichts ab. Sie müssen allerdings zusätzlich ihre Ernährung umstellen und sich regelmäßig sportlich bewegen.

Das gilt auch für jene, die mit der Diätpille Reductil abnehmen wollen. Das Präparat mit dem Wirkstoff Sibutramin ist ebenfalls nur rezeptpflichtig erhältlich. Reductil wirkt im Gehirn auf die Botenstoffe Serotonin und Noradrenalin ein und zügelt dadurch den Appetit. Auch Patienten, die mit Reductil abnehmen wollen, erhalten einen Fahrplan für kalorienreduzierte Ernährung und mehr Bewegung.

Diätpillen sind Medikamente und können eine Gewichtsreduktion unter ärztlicher Aufsicht unterstützen. Sie sind keine Lifestyle-Pillen, die sich nach Belieben schlucken lassen, um eine ungesunde Lebensweise mit kalorienreicher Ernährung und Bewegungsmangel zu korrigieren.

Abnehmen ohne Stress

Es führt kein Weg daran vorbei: Wer sein Idealgewicht erreichen und halten möchte, muss seine Essgewohnheiten auf Dauer grundsätzlich verändern. Der Grundsatz »FdH« (Friss die Hälfte) wurde dabei längst vom Grundsatz »FdR« (Friss das Richtige) überholt. Experten sind sich einig, dass die bewusste Auswahl der Lebensmittel die Grundvoraussetzung zum Abnehmen ausmacht.

Die Grundregeln für eine intelligente Ernährung sind also der Weg zum Schlankwerden und Schlankbleiben. Eiweiß spielt dabei eine wichtige Rolle – aber nicht in Form großer Fleischportionen. Denn damit nehmen Sie auch jede Menge gesättigter Fettsäuren auf. Und die machen das Abnehmen fast unmöglich. Essen Sie statt Fleisch lieber Fisch, Geflügel und Tofu.

Einschränken sollten Sie Ihren Konsum an leicht verwertbaren Kohlenhydraten wie Weißmehl und Zucker. Sie lassen den Insulinspiegel in die Höhe und Fettzellen ins Gewebe schießen. Ein weiterer Fettmacher ist selbstverständlich Fett selbst. Schmalzbrot und Grammeln sind ohnehin out. Tückisch sind aber die versteckten Fette in Fleisch, Wurst und Käse, auf die man meistens nicht achtet. Eine besonders schlimme Kombination ist Fett plus Zucker, also Torte mit Schlagobers oder Pizza mit Cola. Der durch den Zucker ausgelöste Insulinschub im Körper erleichtert die Aufnahme von Fettzellen.

Japaner sind nicht übergewichtig. Ihr Trick: Die japanische Küche ist reich an Gemüse, Sojabohnen, Algen und Fisch. Dafür gibt es kaum Fleisch und Nachspeisen. Versuchen Sie Ihre tägliche Nahrung so gut wie möglich der japanischen anzupassen. Und Sie werden sehen, wie einfach es ist, zu genießen und dennoch die Pfunde purzeln zu sehen.

Vermeiden Sie zu viel Alkohol. Er ist sehr kalorienreich und bremst den Stoffwechsel. Trinken Sie dafür ausreichend Wasser. Drei Liter Wasser pro Tag unterstützen den Stoffwechsel, füllen den Magen und helfen so indirekt beim Abnehmen.

! DAS SOLLTEN SIE WISSEN

Wenn Sie wirklich abnehmen wollen, sollten Sie einige wissenschaftliche Erkenntnisse und Ernährungsregeln beachten. Dann haben Sie Erfolg!

- **FETT. Auch wenn Fett den Gaumen umschmeichelt, schränken Sie fette Mahlzeiten ein. Essen Sie wenig tierische Fette.**
- **KOMBI. Fett plus Zucker ist ein diabolisches Duo. Solche Kombinationen zählen beim Zunehmen doppelt. Schwelgen Sie also nicht in Torten und geilen Mehlspeisen.**
- **ALKOHOL. Er bremst den Stoffwechsel und hat außerdem noch Kalorien: Ein Achtel Wein hat 93 Kalorien, ein kleines Bier 180 und ein großes Bier schon 250.**

Abnehmen mit Strategie

Abnehmen ohne Diät ist möglich: Sie brauchen nur Ihre Essensgewohnheiten ändern und eine Zeit lang weniger Kalorien aufnehmen, als Sie brauchen. Wenn Sie doch eine genaue Anleitung zum Abnehmen haben möchten, können Sie derzeit unter rund 2000 Diäten wählen.

Zu den Abspeckprogrammen mit Chance auf Erfolg gehört die »Kreta-Diät«. Bestehend aus viel Obst, Gemüse, Pasta, Fisch und viel Salat mit Olivenöl ist die positive Wirkung dieser Diät (die eigentlich keine ist) in vielen Studien belegt. Zur Gewichtsreduktion sollten täglich nur 1200 bis 1600 Kalorien aufgenommen werden. Das verwendete Olivenöl senkt den Blutdruck und wirkt günstig auf den Cholesterinspiegel. Wer seine Ernährung auf diese Weise umstellt, kann mit dauerhaften Ergebnissen rechnen, ohne dabei jedoch hungern zu müssen. Und auch der Genuss bleibt bei dieser Form des Essens sicherlich nicht auf der Strecke!

Formula-Diäten erfreuen sich immer größerer Beliebtheit. Dabei werden ausschließlich pulverisierte Nährstoffkonzentrate in Form von Suppen oder Getränken konsumiert (z. B. Slimfast, Modifast u. ä.). Diese Shakes oder Ersatzmahlzeiten enthalten Eiweiß, Vitamine und Mineralstoffe, sind aber sehr kalorienreduziert. Formula-Diäten sind zwar einfach in der Zubereitung, aber eintönig und sehr teuer. Der genussvolle und gesundheitsbewusste Umgang mit Nahrungsmitteln wird nicht gelernt. Auf Dauer ist diese Form der Diät daher keine sinnvolle Abnehm-Variante.

INTELLIGENT ABNEHMEN

Es gibt rund 2000 Diäten. Keine davon brauchen Sie um abzunehmen. Allerdings brauchen Sie eine gute Strategie für Ihr Abspeckprogramm.

- **REALISTISCH. Programme zum Abnehmen müssen realistisch sein. Verbote von bestimmten Lebensmitteln führen zu Heißhungerattacken und Rückschlägen.**
- **OBSTTAGE. Ein Obsttag in der Woche unterstützt den Körper beim Abnehmen und versorgt ihn gleichzeitig mit wichtigen Vitalstoffen.**
- **FALLE. Machen Sie nicht den Fehler, täglich auf die Waage zu steigen. Sonst sind Sie nur entmutigt und verlieren die Motivation: Echtes Abnehmen braucht Zeit.**

Jede Form des Abnehmens, die zu einseitig ist, bringt den Stoffwechsel aus der Balance. Eine Ernährung ohne Milchprodukte (Fit-for-Life-Diät) oder ohne Kohlenhydrate (Atkins-Diät) ist keinesfalls gesund und kann zu Mangelerscheinungen führen. Achten Sie daher auf ausgewogene Ernährung – auch in der Abnehmphase. Sobald sich Ihr Körper an den Verzehr von gesunden Lebensmitteln gewöhnt hat, wird Ihnen Fettes und Süßes gar nicht mehr so sehr abgehen!

Macht Eiweiß schlank?

Neben dem Jo-Jo-Effekt gibt es noch einen Grund, warum Diäten nicht wirken: Der Körper baut nicht Fett ab, sondern Eiweiß (vor allem, wenn Sie sich nicht bewegen). Drehen Sie den Spieß lieber um: Essen Sie mehr Eiweiß um abzunehmen. Denn um das Eiweiß aus der Nahrung in Körpereiweiss umzuwandeln, aktiviert der Körper seinen Stoffwechsel und verbrennt dabei Kalorien.

Eiweiß baut Muskelmasse auf und Fett ab. Mit Schnitzel-Eiweiß lässt sich das allerdings nicht erreichen. Sie brauchen für diese Strategie Eiweiß ohne Fett. Essen Sie mageres Geflügel, Fisch, Topfen- und Sojaprodukte und Hüttenkäse.

Um abzunehmen können Sie einige Mahlzeiten auch durch einen Shake mit Eiweißpulver ersetzen. Wenn Sie das Pulver in Obst- und Gemüsesäften auflösen, haben Sie einen Eiweiß-Drink, der schmeckt, sättigt und Sie beim Abnehmen unterstützt. Da Eiweiß über die Nieren ausgeschieden wird, sollten Sie aber zusätzlich drei Liter Wasser oder Mineralwasser trinken.

Eiweiß besteht aus 18 Aminosäuren oder Eiweißbausteinen, von denen einige das Abnehmen noch zusätzlich fördern: Carnitin und Methionin sind an der Fettverbrennung beteiligt. Carnitin ist nicht nur ein Bestandteil von Eiweißpräparaten, sondern auch allein als Nahrungsergänzungsmittel erhältlich. Ob die Einnahme von Carnitin einen Effekt auf das Körpergewicht hat, ist derzeit wissenschaftlich nicht nachweisbar. Untersuchungen an Sportlern lassen aber vermuten, dass die Fettverbrennung durch die Einnahme von Carnitin angeregt wird. Ein weiterer Bestandteil von Eiweiß ist Taurin, das ebenfalls bei der Fettverbrennung mitmischt.

Wenn Sie genügend Eiweiß aufnehmen und gleichzeitig Bewegung machen, greift der Körper bei der Gewichtsreduktion nicht auf die eigenen Eiweißdepots zurück. Achten Sie aber darauf, dass Eiweiß sehr häufig mit Fett vergesellschaftet ist. Essen Sie also keine Unmengen an Eiern oder Fleisch, weil Sie dann auf jeden Fall zu viele Kalorien aufnehmen.

! IHRE LETZTE ZIGARETTE

Wenn Sie einfach drauflos hungern, bekommt Ihr Körper nicht genug Eiweiß. Die Folge: Sie werden müde und antriebslos.

- **OHNE FETT. Essen Sie mehr Eiweiß, aber ohne Fett. Essen Sie statt Schweine- oder Rindfleisch lieber Geflügel, Hülsenfrüchte oder Sojaprodukte wie etwa Tofu.**
- **ERGÄNZEN? Es gibt noch keine Studien, die eindeutig belegen, dass zusätzliches Carnitin beim Abspecken hilft. Sie Können aber gute Eiweisspräparate einnehmen, wenn Sie Ihr Gewicht reduzieren.**

Vitalstoffe bremsen Fett

Nicht jede Esssünde schlägt sich unmittelbar als Fettring um den Bauch nieder. Und nicht jeder Diättag lässt die Kilos verschwinden. Denn wir haben eingespeicherte Mechanismen für die Gewichtsregulation, mit denen der Körper ein gewisses Ungleichgewicht in der Nahrungsaufnahme kompensiert.

Bei Übergewichtigen ist diese Selbstregulation gestört: Sie nehmen schneller zu oder brauchen für ihre Energiebilanz einfach weniger Kalorien. Zu etwa 25% gibt es dafür genetische Gründe, doch auch der persönliche Lifestyle kann die Automatik der Gewichtsregulation aus dem Lot bringen: Dazu zählen falsche Ernährungsgewohnheiten, zuviele Diäten und Bewegungsmangel.

Seit einiger Zeit wird auch der Einfluss von Hormonen und Vitalstoffen auf den Stoffwechsel wissenschaftlich untersucht. Um optimal zu funktionieren, brauchen unsere Zellen genügend Vitamine, Mineralstoffe und Spurenelemente. Untersuchungen haben aber gezeigt, dass ein Mangel an Selen, Zink, Magnesium, Chrom, Jod und Eisen weit verbreitet ist. Stressbedingt sind auch viele Menschen mit B-Vitaminen unterversorgt, die der Körper braucht, um Nahrungseiweiß in körpereigenes Eiweiß umzubauen. Größere Defizite kann man sicherlich mit Nahrungsergänzungsmitteln ausgleichen, aber um den Stoffwechsel auf Trab zu bringen, sollte man den Anteil natürlicher Vitalstoffe in der Ernährung heben. Denn neue Untersuchungen zeigen auch, dass in natürlichen Lebensmitteln Tausende Nährstoffe stecken, die sich in ihrer Wirkung gegenseitig unterstützen. Beim Abnehmen sollten Sie also darauf achten, dass mindestens die Hälfte der täglichen Ernährung aus Frischkost besteht. Obst und Gemüse sind die besten Vitalstoff-Spender. Vollkornprodukte versorgen Sie mit den B-Vitaminen. Essen Sie Algen, Meeresfrüchte und Fisch, um Ihre Jod-Zufuhr zu erhöhen. Erhöhen Sie beim Abnehmen auch Ihre Dosis an Vitamin C: Nehmen Sie in dieser Zeit mindestens 1000 Milligramm über den Tag verteilt. Ihren Mineralstoff-Bedarf decken Sie mit einem guten Säure-Basen-Mittel.

! DAS SOLLTEN SIE WISSEN

Der Stoffwechsel funktioniert nicht bei jedem Menschen gleich. Es gibt gute und schlechte Futterverwerter. Aber man kann auch gegensteuern.

- **CHROM. Das Spurenelement ist am Zucker- und Fettstoffwechsel beteiligt. Bei Übergewicht ist eine Ergänzung mit Chrom und Zink durchaus sinnvoll.**
- **NO STRESS. Die Stresshormone Adrenalin und Cortisol regen die Ausschüttung von Insulin an. Und Insulin ist ein Hormon, das die Einlagerung von Fett begünstigt. Schalten Sie also den Turbo ab.**

Drosseln Sie Fettspender

Fett macht fett. Diese Aussage kennen Sie sicher, aber was steckt wirklich dahinter? Grundsätzlich ist es dem Körper egal, woher die Kalorien kommen, die er zu Fettpolstern umwandelt. Der Nachteil von Fett: Es liefert 100% mehr Kalorien: Während ein Gramm Kohlenhydrate und ein Gramm Eiweiß je 4,1 Kalorien liefern, bringt ein Gramm Fett dem Körper 9,3 Kalorien. Außerdem macht Fett nicht satt (das schaffen die Kohlenhydrate).

Und zu viel Fett erhöht allerdings das Risiko für Diabetes: Fett enthält Cholesterin und Triglyzeride, die in freie Fettsäuren umgewandelt werden. Für den Fettstoffwechsel braucht der Körper aber Insulin. Schwimmen nun zu viele freie Fettsäuren im Blut, so schuften sich die Insulin produzierenden Zellen zu Tode. Den fatalen Kreislauf von Übergewicht, Fettstoffwechsel- und Zuckerkrankheit durchbrechen Sie nur, wenn Sie Fettzellen abbauen und die Fettzufuhr beschränken. Bei Fett zu sparen um abzunehmen macht also durchaus Sinn.

Allerdings weisen immer mehr Studien darauf hin, dass eine strenge Reduktion von Fett über eine längere Zeit zu einer einseitigen Ernährung führt und keinesfalls den erhofften Erfolg verspricht. Denn der Körper braucht Fett (siehe auch Tipp 59). Doch Fett ist nicht gleich Fett. Es gibt Fette, die Sie während einer Gewichtsreduktion und Ernährungsumstellung von Ihrer Einkaufsliste streichen sollten. Dazu gehören gehärtete pflanzliche Fette, die in Fertigprodukten, Schokobrotaufstrichen, Backmargarine oder Chips enthalten sind. Zurückhaltend sollten Sie auch bei tierischen Fetten sein, da sie gesättigte Fettsäuren enthalten. Wiener Schnitzel, Stelze und Pizza mit fettem Käse gehören nicht in ein Abnehmprogramm. Geben Sie statt Butter lieber Topfen auf das Frühstücksbrot und verwenden Sie während der Abspeckphase nur Olivenöl und Rapsöl in Maßen. Halten Sie sich auch an die Fett-Tipps der gesunden Ernährung (siehe Tipp 59).

! GUTE UND SCHLECHTE FETTE

Auf Fett können Sie auch während des Abnehmens nicht verzichten. Da Fett kalorienreich ist, sollten Sie sparsamer als sonst damit umgehen.

- **BUTTER. Ist zwar ein natürliches Produkt, aber reich an gesättigten Fettsäuren und Kalorien. Sie sollten jetzt eher wenig davon essen.**
- **OLIVENÖL. Das dürfen Sie auch beim Abnehmen genießen, denn es gehört zu den gesunden Fetten. Trotzdem: Auch Olivenöl hat jede Menge Kalorien.**
- **GEMÜSE. Wussten Sie, dass auch grünes Blattgemüse Fett enthält? Davon können Sie jetzt nicht zu viel essen: Wenig Kalorien und viele gesunde Omega-3-Fettsäuren.**

Denken Sie sich schlank

Sie möchten abnehmen, in eine kleinere Kleidergröße passen und fitter werden? Dann stellen Sie sich im Geist ganz genau vor, wie Sie sich ohne Hüftspeck oder Bierbauch fühlen, wie Sie mehr Selbstbewusstsein ausstrahlen und einfach gut drauf sind. Diese Gedanken werden Sie motivieren, Ihre Vorsätze auch wirklich umzusetzen. So funktioniert nun einmal das Gehirn: Es steuert uns beständig in jene Richtung, die wir schon mental eingeschlagen haben.

Im Sport sind mentale Techniken zur Leistungssteigerung schon seit langem ein fixer Bestandteil des Trainings. Hochleistungssportler üben beim Visualisieren oder Imaginieren alle Bewegungsabläufe so lange, bis sie perfektioniert sind. Der Trick dabei: Das Bild im Kopf stellt die Verbindung zwischen Geist und Körper her.

Gerade beim Abnehmen, wenn der Geist zwar willig, der Körper aber oft schwach wird, kann Visualisieren Wunder bewirken. Sie müssen allerdings täglich 10 bis 20 Minuten im entspannten Zustand üben. Bei Entspannung schaltet das Gehirn auf eine andere Frequenz um und erzeugt Alpha-Wellen. In dieser Phase haben wir einen besseren Zugang zu unserem Unterbewusstsein: Was wir ihm dann eingeben, fällt auf fruchtbaren Boden.

Setzen oder legen Sie sich entspannt hin, schließen Sie die Augen und atmen Sie tief und regelmäßig ein und aus. Wenn Sie eine Entspannungstechnik beherrschen, können Sie sie jetzt anwenden. Oder Sie zählen von 10 rückwärts und stellen sich vor, wie Ihr Körper schwerer und schwerer wird. Mit jeder Zahl entspannen Sie sich mehr, bis Sie bei null ankommen. Dann malen Sie sich im Geist Ihr Bild aus: Sehen Sie sich so schlank, wie Sie sein wollen. Stellen Sie sich vor, wie Sie fit sind und sich körperlich wohl fühlen. Schwelgen Sie in Bildern von Ihrem neuen und schlanken Ich. Nach einigen Minuten lassen Sie diese Bilder schwächer werden, um langsam in die Realität zurückzukehren. Strecken Sie sich und öffnen Sie die Augen.

! ABNEHMEN MIT FANTASIE

Unser Gehirn setzt jeden Gedanken und jede Stimmung in eine körperliche Reaktion um. Setzen Sie Ihre Vorstellungskraft bewusst ein.

- **BILD IM KOPF. Bildliche Informationen wirken besser auf das Unterbewusstsein als sprachliche. Sehen Sie sich im Geist bereits schlank.**
- **UMSCHALTEN. Statt ständig über Ihr Gewicht zu jammern, sollten Sie lieber im Geist umschalten und die Zukunft vorwegnehmen: Sehen Sie sich bereits heute schlank.**
- **MOTIVATION. Sie können mit dieser Technik nicht die Gesetze der Physik außer Kraft setzen. Sie müssen die Kalorien schon drosseln, aber es fällt Ihnen viel leichter.**

Muskeln verbrennen Fett

Ernährungsumstellung – das gilt heute als wissenschaftlich erwiesen – ist nur der halbe Weg zum Idealgewicht. Denn die Muskulatur ist die Fettverbrennungsanlage des Körpers: Während ein Kilo Körperfett nur zwei bis drei Kalorien pro Tag verbrennt, verbraucht ein Kilo Muskelgewebe zwischen 35 und 50 Kalorien. Fazit: Wer mehr Muskeln hat, verbrennt mehr Fett.

Wer sein Gewicht allein mit gedrosselter Ernährung senken will, macht es sich also schwer. Denn beim Fasten baut der Körper Muskelmasse ab und nicht auf. Die Folge: Weniger Fettverbrennung. Aus dem Teufelskreis kommen Sie nur, wenn Sie Ihre »Diät« mit Sport unterstützen. So sind nun einmal die Gesetze des Körpers.

Und: Ohne Bewegung verbrennen Sie Kohlenhydrate, aber nicht Fett. Erst wenn Sie körperlich aktiv werden, stellt sich der Stoffwechsel um und Sie verbrennen in der Muskulatur nicht Zucker, sondern Fett.

Wenn Sie übergewichtig sind und in den letzten Jahren keinen Sport betrieben haben, sollten Sie sich zuerst von einem Arzt untersuchen lassen. Und dann beginnen Sie ein sanftes Bewegungsprogramm, das Sie allmählich steigern.

! TRAINIEREN SIE KILOS WEG

Abnehmen ohne sportliche Aktivität ist wie Kämpfen gegen Windmühlen. Unterstützen Sie Ihre Ernährungsumstellung durch ein Sportprogramm.

- RELATION. **Der Fettanteil am gesamten Körpergewicht sollte bei Frauen maximal 30, bei Männern nur 20% ausmachen. Der Weg dorthin führt nur über Sport.**
- GEWICHT HALTEN. **Wer nur dreimal in der Woche 45 bis 60 Minuten Sport treibt, kann sein Wohlfühlgewicht auch auf Dauer halten. Wenn Sie also schlank bleiben wollen: Nicht ohne Bewegung.**

Auch beim Abnehmen ist eine Kombination von Ausdauersport und Muskeltraining günstig. Starten Sie morgens nach dem Aufstehen mit einer Runde Walken oder Laufen. Oder setzen Sie sich auf den Hometrainer. Aber mit nüchternem Magen, denn dann kurbeln Sie Ihre Fettverbrennung an. Unterstützen Sie Ihr Abspeckprogramm zusätzlich mit Muskelübungen: Jeden Tag fünf bis zehn Minuten genügen. Mehr sollte es auch nicht sein. Das Mini-Workout hilft beim Muskelaufbau, unterstützt die Fettverbrennung und kurbelt den Hormonhaushalt an, was sich wiederum günstig auf das Körpergewicht auswirkt.

Und das Allerbeste: Sport weckt auch den Appetit auf Lebensmittel, die auf einem gesunden Speiseplan ohnehin ganz oben stehen: frisches Obst, Kohlenhydrate, Obstsäfte und Mineralwasser.

Warum Sex gesund ist

Die Evolution meinte es wohl gut mit uns: Sex ist nicht nur eine angenehme Angelegenheit, sondern auch eine sehr gesunde. Wenn es nach den neuesten wissenschaftlichen Untersuchungen geht, dann ist Sex fast ein Allheilmittel und eine der besten Anti-Aging-Strategien.

Der schottische Neuropsychologe David Weeks ging der Frage nach, warum manche Menschen jünger aussehen, als sie ihrem biografischen Alter nach sind, und kommt zu dem Ergebnis: Sie haben um 50% mehr Sex als der Durchschnitt der Bevölkerung. Die Medizin führt diesen Verjüngerungseffekt auf die gesteigerte Hormonproduktion zurück. Bei leidenschaftlich erfülltem Sex produziert der Körper Endorphine und Wachstumshormon. Von beiden Hormonen ist bekannt, dass sie die biologische Uhr um Jahre zurückdrehen. Auch die Ausschüttung der Sexualhormone ist bei regelmäßigem Geschlechtsverkehr intensiver: Frauen produzieren mehr Östrogen und Männer mehr Testosteron. Insgesamt wirkt der körpereigene Hormoncocktail wie ein Jungbrunnen.

Doch guter Sex kann noch viel mehr: Er lindert Schmerzen, hält das Immunsystem auf Trab, fördert die Fettverbrennung und senkt das Risiko für Herz-Kreislauf-Erkrankungen. Sogar zur Linderung von Migräne und Kreuzweh wird Sex vom medizinischen Gesichtspunkt aus empfohlen. Auch unser Gehirn profitiert von leidenschaftlichen Nächten. Nach der Ausschüttung der Sexualhormone arbeiten auch die Hirnanhangsdrüse und die Zirbeldrüse intensiver. Und das kommt wieder den grauen Zellen zugute.

Erfüllender und regelmäßiger Sex kann also eine ganze Menge für Ihre Lebensqualität und Ihre Gesundheit tun. Wie oft? Laut Studien zwei- bis dreimal in der Woche. Mehr bringt nichts, weniger ist nicht gesund. So die harten Daten aus der Wissenschaft. Aber vielleicht sollten Sie sich nicht nur fragen, was Sex für Sie tun kann, sondern auch was Sie für Ihr Sexleben tun können.

! DAS KANN SEX FÜR SIE TUN

Alle internationalen Studien zeigen: Sex hat zahlreiche positive Auswirkungen auf Ihre Gesundheit und Ihr Aussehen.

- **IMMUN. Sex fördert die Bildung von Antikörpern in der Schleimhaut von Mund, Vagina, Lunge und im Magen-Darm-Trakt.**
- **ALTER. Sex kennt kein Alter. Auch im höheren Lebensalter haben Frauen und Männer sexuelle Bedürfnisse und Wünsche. Sprechen Sie miteinander.**
- **SCHÖN. Die Ausschüttung von Östrogen und Testosteron wirkt sich bei Männern und Frauen sehr positiv auf das äußere Erscheinungsbild aus.**

Zünden Sie das Feuer an

Bei Sex spielt sich im Körper ein Feuerwerk ab. Sexuelle Erregung gipfelt zwar im Genitalbereich, entsteht aber im Gehirn. Die sexuelle Erregung kommt nicht aus dem Nichts, sondern ihr geht immer ein Stimulus in der Außenwelt oder ein Bild in der Fantasie voraus.

Das Gehirn nimmt diese Reize auf und programmiert sich auf Erotik und Sex. Die erotische Kommandozentrale sitzt im Hypothalamus, der sofort die Ausschüttung von Botenstoffen veranlasst. Daraufhin produziert die Hirnanhangsdrüse wie auf Befehl die beiden Hormone FSH und LH. Über die Blutbahn gelangen sie beim Mann zu den Hoden und bei der Frau zum Eierstock. Blitzartig werden daraufhin die Sexualhormone Testosteron beziehungsweise Östrogen gebildet. Testosteron durchflutet den ganzen Körper, der nun auf Sex schaltet: Der Puls steigt. Blut strömt zu den Schwellkörpern in Penis und Vagina.

Diese autonomen Abläufe in Ihrem Körper können Sie nicht beeinflussen. Doch Sie haben Macht darüber, wann dieses Orchester von Hormonen und Botenstoffen zu spielen beginnt. Sie wollen den energetisierenden Effekt von Sex möglichst oft genießen? Dann müssen Sie auch etwas dafür tun.

! VERFÜHRUNG

Schaffen Sie in Ihrem Leben Raum für Lust und Leidenschaft. Inszenieren Sie Erotik in Ihrer Fantasie und in Ihrem Leben.

- **AMBIENTE. Schaffen Sie um sich eine erotische Atmosphäre, setzen Sie auf die Verführung durch Dessous, Düfte und gute Filme. Üben Sie die Kunst der Verführung.**
- **TOUCH ME. Berühren Sie Ihren Partner bewusst und zärtlich (und sich selbst ebenso) an den erogenen Zonen. Auch die Haut nimmt Reize wahr und leitet die Impulse umgehend weiter an das Gehirn.**

Bringen Sie Ihren Partner und sich selbst in Stimmung, indem Sie entweder für genügend sexuelle Reize sorgen oder sich für die Anregung von außen öffnen. Es ist Ihre Entscheidung: Sie können Ihre Erotik und Libido entweder fördern oder verkümmern lassen. Desinteresse, Stress, Leistungsdruck und Egozentrik sind auf dem Weg zur erfüllenden Sexualität hinderlich. Offenheit, Emotionalität, Mut und Kreativität können die sexuelle Leidenschaft unterstützen. Bringen Sie sich selbst und Ihren Partner bewusst und liebevoll in Stimmung. Und denken Sie daran, dass die Steuerungszentrale für die Lust im Gehirn sitzt: Denken Sie sich in die Leidenschaft hinein.

Die Chemie der Liebe

Die US-Wissenschaftlerin Candice Pert sorgte für Aufregung, als sie das Phänomen Liebe im Labor analysierte. Es klingt ziemlich unromantisch: Die Hardware der Lust bilden rund hundert Millionen Nervenzellen im Gehirn, die unentwegt Botenstoffe abfeuern. Alle Gefühle, Empfindungen und Stimmungen werden auf die eine oder andere Weise durch diese körpereigenen Botenstoffe gesteuert. Das ist die Chemie in unserem Körper.

> **! HELFEN SIE DER LIEBE NACH**
>
> Hormone steuern unsere Lust und Leidenschaft. Bei Hormondefiziten können natürliche Produkte die körpereigenen Botenstoffe stimulieren.
>
> **GELÉE ROYALE. Sowohl Gelée royale als auch Blütenpollen lassen die Hormonwerte ansteigen. Denn sie enthalten Substanzen, die das Hormonsystem stimulieren.**
>
> **YAMSWURZEL. Die Pflanze wächst in Nordamerika und Mexiko und enthält Diosgenin, eine Substanz, die dem Progesteron ähnlich ist. Aus Diosgenin kann der Körper selbst DHEA herstellen.**

Neurotransmitter, Sexualhormone, Opiate und Duftstoffe steuern auch die sexuelle Begierde. Erst nach und nach entschlüsselt die Wissenschaft die zahlreichen Verbindungen zwischen den Nervenzellen im Gehirn in der Hoffnung, mehr über den Sitz der Leidenschaften und der Gefühle zu erfahren.

Man weiß aber bereits, dass die Chemie der Lust von Frauen und Männern unterschiedlich ist. So verläuft die Erregungskurve beim Mann ganz anders als bei der Frau, weil jeweils andere Botenstoffe zum Zug kommen.

Auch die Bedeutung der einzelnen Hormone für ein erfüllendes Sexualleben wird zunehmend erforscht. Kommt es zu einem Abfall der Sexualhormone Östrogen, Testosteron oder DHEA, so bleibt auch die Libido auf der Strecke. Man muss nicht erst in die Wechseljahre kommen, um die Folgen eines Hormonmangels zu spüren. Denn bereits ab dem 35. Lebensjahr lässt die Bildung der Botenstoffe allmählich nach. Stress, einseitige Ernährung, Diäten und Bewegungsmangel bremsen den Hormonhaushalt aber ebenfalls aus.

Doch was tun gegen den Hormonmangel? Eine Ergänzung mit künstlichen Hormonen ist nach dem derzeitigen Stand der Wissenschaft nicht die Lösung des Problems. Sie können die Produktion der körpereigenen Botenstoffe durch körperliche Aktivität, intelligente Ernährung und Nahrungsergänzungsmittel fördern. Produkte aus der Yamswurzel unterstützen die Bildung von DHEA, dem Vorläuferhormon von Östrogen und Testosteron. Und 30 Minuten Ausdauersport jeden Tag verhelfen ebenfalls zu mehr Östrogen und Testosteron.

Die besten Aphrodisiaka

Casanovas Trick wurde oft belächelt, aber nun ist es wissenschaftlich erwiesen: Austern können die Potenz fördern. Denn der Körper bildet das Sex-Hormon Testosteron aus Eiweiß, Zink, Mangan und Vitamin B. Werden diese Stoffe nicht ausreichend über die Nahrung aufgenommen, sinkt die Libido. Meeresfrüchte wie Austern, Muscheln, Krabben, Garnelen sind reich an Zink und Eiweiß. In orientalischen Ländern gelten auch Gewürze wegen ihrer ätherischen Öle als Aphrodisiaka. Die bekanntesten sind Paprika, Chili, Ingwer, Muskat, Safran und Kardamom.

Potenzfördernd sind auch Extrakte aus Ginseng und Maca. Studien konnten zeigen, dass nach einer Kur mit koreanischem Ginseng (Panax ginseng) die Erektionsfähigkeit von Männern deutlich zugenommen hat. Ginseng ist eine Art natürliches Viagra. Nehmen Sie es aber nicht gemeinsam mit Vitamin C ein. Extrakte aus dem Ginkgo-Biloba-Baum zeigten ebenfalls eine potenzfördernde Wirkung. Sie wirken im ganzen Körper durchblutungsfördernd und gefäßerweiternd. Aus diesem Grund ist Gingko in den USA auch in pflanzlichen Potenzmitteln enthalten. Maca ist eine dem Meerrettich verwandte Pflanze, die in den Anden heimisch ist. Die Wurzelfasern der Pflanze enthalten anregende Substanzen, die sowohl bei Frauen als auch bei Männern die Libido fördert.

Der natürlich vorkommenden Aminosäure Arginin wird nach neueren Studien ebenfalls ein Viagra-Effekt zugesprochen. Überraschend: Arginin unterstützt auch bei Frauen die Orgasmusfähigkeit. In den USA ist der Eiweißbaustein zusammen mit anderen Substanzen als Potenzmittel erhältlich. Bei uns ist Arginin ein Bestandteil von Aminosäurengetränken und Eiweißpulver.

! HILFE OHNE NEBENWIRKUNG

Mixen Sie sich einen Cocktail aus Nahrungsmitteln und Pflanzenprodukten, um Ihrer Libido etwas auf die Sprünge zu helfen.

- **KÜRBISKERNE. Sie enthalten vor allem Zink und Vitamin E. Zink wird auch als Sex-Mineral bezeichnet und baut Testosteron auf.**
- **JOHANNISKRAUT. Der Tee aus Johanniskraut wirkt gegen Depressionen. Bei Libidoverlust und sexuellem Desinteresse kann Johanniskraut manchmal helfen.**
- **MUIRA PUAMA. Der Extrakt aus dem südamerikanischen Baum steigert bei Männern und Frauen die Libido. Erhältlich unter dem Handelsnamen Ero-Bonsal.**

Eine wichtige Rolle für den Hormonhaushalt spielt Vitamin E (enthalten in Weizenkeim, Nüssen, Samen und Ölen). Studien zeigen, dass Vitamin E bei Frauen die Produktion von Östrogen unterstützt und die Libido fördert.

Hilfe aus der Forschung

Weltweit leiden heute mehr als 152 Millionen Männer unter Erektionsproblemen. Viagra mit der Substanz Sildenafil war die erste Pille, die der männlichen Potenz auf die Sprünge helfen sollte. Die Ursache von Potenzstörungen sind in den meisten Fällen Krankheiten, vor allem Diabetes. Aber auch manche Medikamente, Stress und länger andauernde psychische Belastungen können zu Erektionsproblemen führen.

Die Entstehung und die Aufrechterhaltung einer Erektion ist die Folge einer vermehrten Blutfülle im Schwellkörper und im Penis. Hinter dieser Aktion steht ein winziges Molekül: Stickstoffmonoxid. Es steigert in den glatten Muskelzellen des Schwellkörpers die Produktion von cyclischem Guanosinmonophosphat cGMP, das über die Erschlaffung der Muskelzellen zur Erektion führt. Viagra unterstützt diesen Vorgang und fördert damit lokal die Blutzufuhr, indem es ein Enzym hemmt, das cGMP abbaut. Viagra darf nicht gleichzeitig mit Nitratpräparaten eingenommen werden. Die Nachfolgeprodukte Tadalafil und Vardenafil gehören in dieselbe Substanzgruppe wie Viagra, sollen aber weniger Nebenwirkungen haben.

Uprima mit dem Wirkstoff Apomorphine ist eine Potenzpille, die im Gegensatz zu Viagra im Zentralnervensystem ansetzt. Nach sexueller Stimulation werden Dopaminrezeptoren im Hypothalamus und im limbischen System verstärkt aktiviert. Die kleine Tablette wird unter die Zunge gelegt, sodass der Wirkstoff über die Mundschleimhaut aufgenommen wird.

Die Potenzpillen haben ihren Stellenwert in der Therapie von Erektionsstörungen erobert. Potenzfördernde Medikamente sollten nicht leichtfertig, sondern nur bei Vorliegen einer echten Störung genommen werden. Bei Übergewicht, zu viel Alkohol oder stressbedingten Belastungen als Ursache für Erektionsprobleme ist eine Änderung des Lebensstils die bessere Lösung.

! DIE NEUEN POTENZMITTEL

Seit einigen Jahren gibt es gegen Potenzprobleme auch medikamentöse Hilfe. Neue Präparate gegen Impotenz werden laufend entwickelt.

- **VIAGRA. Laut einer Studie aus Catania soll die Potenzpille auch bei Frauen die sexuelle Begierde und die Zahl der Orgasmen steigern.**
- **CIALIS. In die Entwicklung des neuen Potenzmittels investierte sogar Bill Gates. Cialis wirkt ähnlich wie Viagra, hat angeblich weit weniger Nebenwirkungen.**
- **ZUKUNFT. An Potenzmitteln für Männer und Frauen wird weiter geforscht. In den nächsten Jahren werden daher Nachfolgeprodukte auf den Markt kommen.**

Fördert Sport die Libido?

Regelmäßige sportliche Aktivität kann schlaffe Körper zu neuer Hochform bringen. Kurbelt sie aber auch die Libido an?

Wissenschaftliche Untersuchungen zeigen: Männer und Frauen, die regelmäßig Sport betreiben, haben besseren Sex als Coach-Potatoes. Und das ist auch gar nicht verwunderlich. Denn wer regelmäßig trainiert, unterstützt die Produktion seiner Sexualhormone. Sowohl Östrogen als auch Testosteron lassen sich mit körperlicher Aktivität pushen. Und mehr Hormone bedeuten besseren Sex.

Studien zeigen auch, dass sportliche Menschen, die Kraft, Ausdauer, Beweglichkeit und Koordination trainieren, automatisch ein besseres Körperbewusstsein entwickeln. Und diese Fähigkeit ist für das Liebesleben auf jeden Fall von großem Vorteil.

Ein weiter Vorteil von Sport: Er baut mit Sicherheit Stresshormone ab. Und Stress ist wiederum ein Killer von Erotik und Beziehung. Cortisol unterdrückt die Produktion von DHEA, dem Vorläufer der Sexualhormone Östrogen und Testosteron und von Progesteron.

Wenn Sie bisher eher ein Sportmuffel waren und Sie nun Ihr Sexleben intensivieren wollen, dann machen Sie sich jetzt einen Trainingsplan. Kombinieren Sie ein Ausdauertraining wie Walking oder Laufen mit Muskelübungen. Aber überfordern Sie sich nicht und schrauben Sie Ihre Erwartungen nicht zu hoch. Wenn Sie sich unter Druck setzen, haben Sie weder Freude am Sport noch am Sex.

Es gibt aber auch Sportarten, die nach den neuesten sportmedizinischen Erkenntnissen einen gegenteiligen Effekt auf das Sexualleben haben könnten und daher als bedenklich gelten. So zeigte eine Studie an fast 2000 Radsportlern: Wer mehr als 400 Kilometer pro Woche Rad fährt, hat dreimal so häufig Potenzstörungen. Auch für Frauen kann der Radsport ein Problem darstellen. Eine Untersuchung der Boston University kommt zu dem Schluss, dass Radfahren bei Frauen auf Dauer sogar Taubheitsgefühle in der Scheidenregion auslösen kann.

! DAS SOLLTEN SIE BEACHTEN

Ihr Lebensstil hat großen Einfluss auf Ihr Sexleben. Schon kleine positive Veränderungen können Ihr Sexleben erfüllender machen.

- **SCHLAF. Studien zeigen, dass Schlafmangel auf Dauer die Libido schwächt. Bereits eine Stunde zu wenig Schlaf pro Tag macht weniger Lust auf Sex.**
- **STRESS. Chronische Belastung ist bei Männern und Frauen eine der Hauptursachen von Libido- und Orgasmusproblemen. Werden die Belastungen abgebaut, dann steigt auch wieder das Vergnügen an Sex.**

Achtung vor der Zeitfalle

Das Interesse an Sex ist in unserer Gesellschaft zwar groß, der Kunst der Erotik wird allerdings weniger Aufmerksamkeit geschenkt. Lustkiller wie Stress, Leistungszwang, chronischer Zeitmangel und auch Schlafdefizite wirken sich äußerst negativ auf die Qualität von Beziehungen aus und untergraben auf Dauer auch die sexuelle Zufriedenheit. Wer zu viel Zeit in die Karriere und den Job investiert, riskiert zwangsläufig Probleme in der Partnerschaft. Workaholics sind selten gute Liebende.

Nach einer Gallup-Umfrage nehmen bereits 66% aller Handybesitzer das mobile Kommunikationsmittel auch ins Bett mit. Wer Alltag und Beruf ins Schlafzimmer bringt, braucht sich über mangelnde Spannung in seinem Sexleben aber nicht zu wundern. Die Fähigkeit, genießen zu können, ist die wichtigste Voraussetzung für sexuelle Befriedigung. Erfüllende Sexualität braucht die uneingeschränkte Aufmerksamkeit, die Hingabe an das Jetzt und das Loslassen.

Vor allem: Sexualität und Erotik brauchen Zeit. Abends ist der Zeitpunkt für Sex vor dem Essen oft günstiger als am späten Abend, wenn die Müdigkeit aufkommt. Die Traditionelle Chinesische Medizin empfiehlt auch Sex am Morgen nach dem Aufwachen, wenn die Lebensenergie Chi noch ungehindert fließt.

Ebenso hinderlich für eine erfüllende Sexualität ist die Fixierung auf einen möglichst raschen Orgasmus. Gerade in der Sexualität gilt: Der Weg ist das Ziel. Sexualtherapeuten empfehlen bei nachlassender Libido einige Wochen Sex ohne Orgasmus. Diese Strategie steigert die Empfänglichkeit für erotische Signale und die Fähigkeit zum Austauschen von Zärtlichkeit.

Investieren Sie Zeit in Sex: Legen Sie sich dafür eine bewusste Strategie zurecht und schaffen Sie in Ihrem Leben bewusst auch Raum für mehr Sexualität und Erotik. Sehen Sie Sex nicht als Fast Food an, sondern als ein Luxus-Menü, für das Sie Vorbereitungen treffen. Erotik ist mehr als die Summe von Sex-Techniken und Orgasmus-Regeln.

! RAUM UND ZEIT FÜR SEX

Hormone steuern unsere Lust und Leidenschaft. Bei Hormondefiziten können natürliche Produkte die körpereigenen Botenstoffe stimulieren.

- **ABSTAND. Lassen Sie Ihre beruflichen Probleme und Ihren Alltag aus dem Schlafzimmer draußen. Liebe und Erotik brauchen Ihre uneingeschränkte Wahrnehmung.**
- **RUHE. Chronische Überlastung und Müdigkeit sind Libido-Killer. Untersuchungen haben gezeigt, dass acht Stunden Schlaf pro Nacht und mehr Freizeit die sexuell Leistungsfähigkeit deutlich erhöhen.**

Im Rausch der Gefühle

Nach dem Neurologen Michael Liebowitz liegen Verliebtheit und Wahnsinn nahe zusammen. Er liefert dafür auch eine wissenschaftliche Begründung: Beide Zustände werden im Gehirn durch dieselben biochemischen Botenstoffe hervorgerufen: Phenylethylamin (PEA) ist eine anregende Substanz, die uns auf Erotik programmiert und uns in rauschähnliche Zustände versetzen kann. Die körpereigene Droge wirkt wie Doping und verleiht ungeahnte Kräfte. Evolutionsbiologen vermuten, dass der Botenstoff ein Trick der Natur ist, um die Fortpflanzung zu sichern. Genauere Untersuchungen zu Phenylethylamin und seiner Rolle im Körper stehen allerdings noch aus. Man weiß auch nicht, wann und warum es zu einem Abfall von PEA kommt.

Eine Schlüsselfunktion bei Zuständen von Verliebtheit und sexueller Ekstase spielen auch die Endorphine. Besonders viele Rezeptoren für diese Glücksmoleküle sitzen nicht nur im Lustzentrum des Gehirns, sondern auch auf der Haut, auf der Zunge und in den Genitalorganen. Endorphine steuern eine Vielfalt von Funktionen und wirken ebenfalls wie natürliche Drogen. Sie können Schmerzen lindern, das Wohlbefinden steigern und Euphorie auslösen. Kreative Tätigkeit, Sport und Sex fördern die Ausschüttung der Endorphine. Untersuchungen zeigen, dass die Endorphin-Produktion im Laufe einer Partnerschaft nicht abnimmt. Im Gegenteil: Je glücklicher die Beziehung, desto mehr Endorphine.

Doch für die Botenstoffe der Liebe gilt offenbar dasselbe wie für Stresshormone: Sie müssen auch wieder abgebaut werden. Das ist der Fall, wenn wir uns nach einer liebestollen Nacht wieder unseren Aufgaben im Alltag nachkommen. Eine ständige Endorphinausschüttung wäre ebenso schädlich wie ein unentwegtes Adrenalin-Bombardement. Trösten Sie sich, wenn Hochgefühle nachlassen: Zu viel Phenylethylamin und Euphorie sind auf Dauer ungesund und könnten zu einer Art von biochemischem Stau im Körper führen.

! BALANCE DER BOTENSTOFFE

Das Auf und Ab der Neurotransmitter und Botenstoffe wirkt auf Stimmung und Libido. Nahrungsmittel können Defizite ein wenig ausgleichen.

- **DOPING.** **Phenylethylamin steckt auch in Schokolade und ist der Grund, warum wir bei Liebeskummer zum Naschen neigen.**
- **ENDORPHINE.** **Für die Bildung der Endorphine brauchen Sie Noradrenalin und genug Eiweiß. Essen Sie viel Seefisch, Meeresfrüchte und Geflügel.**
- **STRESSABBAU.** **Bei Stress und Konflikten werden mehr Endorphine vom Stoffwechsel in Anspruch genommen. Dann bleiben weniger Endorphine für die Liebe.**

Kein Sex ohne Intimität

One-Night-Stands sind zwar Abenteuer pur, aber nicht der beste Weg zu den Höhen und Tiefen, die erfüllende Sexualbeziehungen ausmachen. Auch dafür sorgt wieder ein körpereigener Botenstoff: Oxytocin, ein aus chemischer Sicht kurzkettiges Hormon, das in der Hirnanhangsdrüse gebildet wird.

Oxytocin hat bei der Frau mehrere Aufgaben zu erfüllen: Es fördert einerseits die Kontraktionen der Gebärmutter, um beim Geburtsgang die Wehentätigkeit einzuleiten, und andererseits die Entleerung der weiblichen Brustdrüse beim Stillen. Wissenschafler gehen davon aus, dass Oxytocin die Muttergefühle positiv beeinflusst und dadurch die Mutter-Kind-Beziehung unterstützt, was evolutionsbiologisch auch durchaus Sinn macht.

Doch Oxytocin gilt auch als Liebeshormon. Erst vor einigen Jahren konnten Wissenschaftler nachweisen, dass Oxytocin auch beim Orgasmus gebildet wird. Worüber sich die Forscher allerdings nicht einig sind, ist die Frage, ob der weibliche Körper mehr Oxytocin produziert als der männliche. Wenn beide Partner in den Genuss des Liebeshormons kommen, wird die Beziehung zwischen ihnen verstärkt.

Die Gefühle, die mit der Ausschüttung von Oxytocin verbunden sind, sind Entspannung, Nähe, Vertrautheit und Intimität. Es könnte durchaus sein, dass die Natur mit diesem Hormontrick die Bindung zwischen Sexualpartnern absichert. Erotik wird demnach durch Nähe und Bindung genährt. Das wäre auch eine Erklärung dafür, warum One-Night-Stands so oft ein unbefriedigtes Gefühl hinterlassen. Weil dann die Hormongleichung von Sex und Bindung nicht mehr stimmt.

Liebe und Stress schließen einander aus: Oxytocin und Cortisol sind Gegenspieler. Sie können zwar Sex zur Entspannung einsetzen und damit Ihren Cortisolspiegel senken, aber denken Sie auch daran, dass zu viele Stresshormone dem Schmusehormon keinen Platz mehr lassen.

! LIEBESHORMON UND EROTIK

Oxytocin ist ein körpereigener Botenstoff, dessen Funktion im Körper von der Wissenschaft erst jetzt genauer untersucht wird.

- **DENKEN. Oxytocin fördert die Vernetzung von Gehirnzellen und unterstützt auch unsere Fähigkeit zum assoziativen Denken.**
- **NÄHE. Oxytocin schenkt Befriedigung und das Gefühl von Nähe. Daher ist Orgasmus von Natur aus mehr als eine technisch perfekte Leistung zwischen zwei Fremden.**
- **BOOSTER. Die Qualität eines Orgasmus hängt entscheidend von der Konzentration von Oxytocin im Blut ab. Je mehr Oxytocin und Zärtlichkeit, desto besser der Sex.**

Viele Wege zu einem Ziel

Männliche und weibliche Sexualität sind von Natur aus unterschiedlich angelegt. Was den Weg zu gutem Sex nicht gerade einfach macht. Ein Mangel an Kommunikation, Mythen über Sex und eine komplexe weibliche Anatomie machen es für viele Paare noch schwieriger, ihre Sexualität zu entwickeln.

Zahlreiche Forschungsarbeiten über den weiblichen Orgasmus konnten das Rätsel über die erregbaren Zonen bei der Frau noch immer nicht ganz lösen. So war etwa der so genannte G-Punkt in der Vagina lange Zeit umstritten. Denn manche Frauen kommen durch Stimulation dieser Zone zum Orgasmus, andere nicht. Erst kürzlich wies der Urologe Irwin Goldstein die Existenz des G-Punkts nach: Die Stelle befindet sich ein bis zwei Zentimeter vom Scheideneingang entfernt in der Nähe der Harnröhre und ist von zahlreichen Blutgefäßen und Nervenenden umgeben. Ebenfalls erst vor kurzer Zeit entdeckten Wissenschaftler, dass die Schenkel der Klitoris mit ihren Nervenenden viel weiter in die Vagina hineinreichen, als früher angenommen wurde. Warum manche Frauen eher zum klitoralen und andere zum vaginalen Orgasmus neigen, kann wissenschaftlich derzeit nicht beantwortet werden. Jenen Frauen, die Probleme mit ihrer Orgasmusfähigkeit haben, können Beckenübungen und auch Akupunktur helfen. Sie bringen die sexuelle Energie im Becken wieder in Fluss. Für viele Männer ist die weibliche Anatomie noch immer ein Buch mit sieben Siegeln. Vor allem weil es den meisten Paaren nach wie vor schwer fällt, offen über intime Wünsche und persönliche Bedürfnisse zu sprechen. Und es gibt nur ein Ziel: Lieben.

Auch bei Männern verläuft ein Orgasmus nicht immer gleich, was viele Frauen ebenfalls verunsichert. Aber Sexualität ist komplex und wird von vielen Faktoren beeinflusst. Sie entzieht sich allen messbaren Tests und Leistungsparametern. Je spielerischer man damit umgeht, desto erfüllender wird sie. Stellen Sie sich diese Fragen: Bin ich in meiner gelebten Sexualität glücklich? Habe ich noch Lust? Was bin ich (nicht mein Partner) bereit, in die Erotik zu investieren?

> **! WAS IST IHNEN SEX WERT?**
>
> Laut Studien dauert der durchschnittliche Geschlechtsverkehr nur 7,5 Minuten. Hier bleibt die Befriedigung auf der Strecke.
>
> **INVESTMENT.** **Planen Sie Zeit für Erotik und Sex in Ihrem Leben ein. Setzen Sie sich mehr mit den Wünschen Ihres Partners auseinander. Auch wenn es Mühe kostet.**
>
> **RELAXEN.** **Sex auf der Leinwand wird immer anders sein. Wenn Sie bestimmte Erwartungen an sich oder den anderen haben, unterbrechen Sie den Fluss Ihrer Gefühle und machen aus Sex eine Leistung.**

Machen Hormone jung?

Traurig, aber wahr: Lässt die Produktion der Sexualhormone mit zunehmendem Alter nach, dann schwinden auch Schönheit und Power. Kein Wunder also, wenn Hormone als der Jungbrunnen des 21. Jahrhunderts gelten. Doch ganz so einfach ist das Doping mit den Botenstoffen auch wieder nicht, da Hormone in zu hoher Dosierung eine Reihe unerwünschter Nebenwirkungen haben können. Einfacher ist da schon der Nachschub auf natürlicher Basis: Zahlreiche Pflanzen enthalten hormonähnliche Substanzen, die völlig unbedenklich sind. Phytoöstrogene etwa finden sich vor allem in Rotklee und Soja. Sie sind als Tabletten in Drogerien und Apotheken erhältlich und können auch ohne ärztliche Verordnung eingenommen werden. Rotklee gleicht nicht nur einen Östrogenmangel aus, sondern ist auch ein starker Radikalfänger mit antioxidativer Wirkung gegen Zellalterung.

Ein schon lange bekanntes Anti-Aging-Hormon ist DHEA, ein Vorläufer der männlichen und weiblichen Sexualhormone. Ab dem 40. Lebensjahr drosselt der Körper allerdings die Produktion von DHEA, was zu Konzentrationsmangel, schlechter Immunabwehr und Libidomangel führen kann. Eine Substitution mit DHEA-Kapseln (rezeptpflichtig) kann diese Defizite beseitigen. Allerdings sollte das Hormon nur unter ärztlicher Aufsicht genommen werden. Empfohlene Menge: 25–50 mg/Tag. Komplizierter ist die Sache mit dem Wachstumshormon Somatotropin, das in den USA als Jungmacher hochgejubelt wird. Nachteil: Die Substanz wirkt nur, solange sie regelmäßig injiziert wird, und kann bei Überdosierung Krebs auslösen. Sie können die körpereigene Produktion des Wachstumshormons aber auch durch eine eiweißreiche und zuckerarme Ernährung ankurbeln. Die Aminosäuren Arginin, Ornithin, Glutamin, Lysin, Glycin und Tryptophan sind in guten Nahrungsergänzungsmitteln und Eiweißpräparaten enthalten. Auch Gelée royale und Blütenpollen können die Ausschüttung des Wachstumshormons fördern.

! ANTI-AGING MIT HORMONEN

Schon ab dem 35. Lebensjahr beginnt die Produktion körperähnlicher Hormone nachzulassen. Sie können diesen Prozess aber verlangsamen.

- SEXUALHORMONE. **Östrogen, Progesteron und Testosteron sollte nicht ohne genauen Hormonstatus ersetzt werden.**
- NATUR PUR. **Gute Präparate mit Ginseng, Blütenpollen, Maca und Yamswurzel bringen einen müden Hormonhaushalt wieder auf Trab.**
- DHEA. **Lassen Libido und Konzentration zu wünschen übrig, so lassen Sie Ihre DHEA-Werte im Blut checken. Sind Sie extrem niedrig, können Sie sich DHEA-Kapseln vom Facharzt verschreiben lassen.**

Sex als Anti-Aging-Mittel

Guter Sex, so das Ergebnis zahlreicher Studien, ist eines der besten Anti-Aging-Mittel. Soweit nicht verwunderlich. Die Wissenschaftler wollten es aber ganz genau wissen und berechneten Sex als Anti-Altersfaktor. Sie kamen zu dem verblüffend exakten Ergebnis: Wer mindestens dreimal pro Woche Sex hat, schaut im Durchschnitt um zehn Jahre jünger aus: Frauen um 9,7 und Männer sogar um ganze 12,1 Jahre.

Der wissenschaftliche Hintergrund dieser Beobachtung: Regelmäßiger Geschlechtsverkehr unterstützt die Produktion der Sexualhormone Östrogen und Testosteron. Die Forscher fanden heraus, dass Sex bei Männern den Testosteronspiegel sogar über einen Zeitraum von bis zu zwei Tagen anhebt. Die intensive Ausschüttung der körpereigenen Hormone fungiert als echter Jungbrunnen. Die Wirkung der natürlichen Botenstoffe auf einzelne Organe und Gewebe, vor allem auf das Hautbild übertrifft bei weitem die positiven Effekte einer Hormontherapie.

Nach neuen Erkenntnissen fördert guter Sex nicht nur die Ausschüttung der bekannten Sexualhormone, sondern beschleunigt auch die Bildung des Wachstumshormons Somatotropin, das nach dem derzeitigen Stand der Wissenschaft als echter Jungbrunnen gilt. Ähnlich wie beim Sport gilt auch bei Sex: Je regelmäßiger und intensiver, desto mehr Wachstumshormon wird gebildet. Doch gerade bei der Sexualität geht es nicht um Quantität, sondern vor allem um Qualität: Es sind die Emotionen und die Befriedigung, die zählen. Sexualwissenschaftler vermuten, dass die emotionale Komponente bei gutem Sex ein wesentliches Asset ist: Denn positive Gefühle wirken auf die Chemie des Gehirns.

Eine befriedigende Beziehung ist sicher die beste Quelle für den körpereigenen Hormonstatus. Aber auch Singles müssen auf den Verjüngungseffekt nicht verzichten. Denn Forscher haben herausgefunden, dass auch bei der Selbstbefriedigung jede Menge Hormone freigesetzt werden. Sex for one ist noch immer besser als eine Hormontherapie.

! SEX ALS HORMONTHERAPIE

Eine befriedigende Sexualität ist eines der besten Anti-Aging-Mittel. Dabei zählt nicht die Leistung, sondern die emotionale Befriedigung.

- **WIE OFT? Sex zwei- bis dreimal pro Woche hält gesund. Halten Sie sich aber nicht sklavisch an die Vorgaben der Wissenschaftler: Sex ist viel mehr als nur Medizin.**
- **SEX FOR ONE. Sehen Sie in der Selbstbefriedigung keine Notlösung für schlechte Zeiten. Betrachten Sie sie doch als eine intime Beziehung zu Ihrem eigenen Körper.**

Die Geschichte der Eicos

Fett ist nicht gleich Fett. Welche Art von Fett Sie täglich konsumieren, entscheidet darüber, wie schnell Ihre Zellen altern. Fettsäuren greifen direkt in die Chemie des Körpers ein und sind an zahlreichen Stoffwechselvorgängen beteiligt. Unter anderem sind sie für die Produktion der so genannten Eicosanoide verantwortlich. Diese Gewebehormone, die erst 1982 entdeckt wurden, sind eine Art Eilbotendienst, um Informationen zwischen den einzelnen Körperzellen auszutauschen. Sie beeinflussen die Blutgerinnung, schalten das Immunsystem ein oder aus und kontrollieren die Zellteilung. Eicosanoide werden häufig in »gute« und »schlechte« Eicos eingeteilt, obwohl sie alle bestimmte Aufgaben im Körper zu erfüllen haben. Wichtig ist allerdings die richtige Balance der flinken Botenstoffe. Denn ein Ungleichgewicht beschleunigt den Alterungsprozess der Zellen und fördert die Entstehung chronischer Erkrankungen von Arteriosklerose bis zu Krebs.

! EIN WENIG WISSENSCHAFT

Für die Umwandlung von Fettsäuren in Eicos benötigt der Körper das Enzym Delta-6-Desaturase. Dieses bekommen Sie mit folgenden Tricks:

- **VITAMINE. Essen Sie mehr Vitamin B_3 (Fisch, Nüsse und Avocados) sowie Vitamin B_6 (Lachs, Kohlgemüse oder Bierhefe). Plus: Täglich zwei Zink-Kapseln.**
- **STOPP. Meiden Sie gehärtete Fette (Backmargarine) und Transfettsäuren (Fertigprodukte, Chips, Kekse). Die veränderte Struktur der Fettmoleküle ist sehr ungünstig für die Enzym-Synthese.**

Da Eicos aus essenziellen Fettsäuren hergestellt werden, können Sie mit Ihrer Ernährung die Produktion dieser Hormone direkt beeinflussen. Damit die Balance der Eicos stimmt, muss auch das Verhältnis der ungesättigten Fettsäuren Omega-3 und Omega-6 stimmen. Omega-3-Fettsäuren sind reichlich in fetten Kaltwasserfischen, Leinsamen und Algen vorhanden. Omega-6-Fettsäuren finden sich vor allem in Pflanzenmargarine und Sonnenblumenöl.

Unsere Ernährung enthält heute im Durchschnitt bis zu zwanzig Mal mehr Omega-6-Fette als wünschenswert. Idealerweise sollte das Verhältnis von Omega-3-Fetten zu Omega-6-Fetten bei 1:1 oder maximal 1:4 liegen. Um sich vor altersbedingten Krankheiten zu schützen und den Zellen die optimale Energie zukommen zu lassen, sollten Sie Ihre Ernährung umstellen: Essen Sie möglichst oft Fisch. Die besten Lieferanten für Omega-3-Fettsäuren sind Thunfisch, Hering, Lachs, Makrele, Bückling und Sardine. Etwas weniger von dem guten Fett steckt in Forelle, Scholle, Seezunge oder Kabeljau.

Nicht in die Zuckerfalle

Weißer Zucker ist nach den neuesten wissenschaftlichen Erkenntnissen viel schlechter als bisher angenommen, denn er ist der Hauptfeind des verjüngenden Wachstumshormons Somatotropin.

Wenn Sie viel raffinierte Kohlenhydrate wie weißen Zucker oder auch Weißmehl essen, wird das Blut sehr rasch mit Zuckermolekülen überschwemmt. Die Bauchspeicheldrüse muss daraufhin Unmengen an Insulin ausschütten, um die Glucose aus dem Blut zu den Zellen, wo sie benötigt wird, zu transportieren. Die Folge: Der Insulinspiegel im Blut steigt gewaltig an. Insulin ist im Körper aber ein Gegenspieler des Wachstumshormons und daher ein echter Altmacher.

Zucker hat aber noch eine weitere fatale Eigenschaft: Er verbindet sich im Körper mit einem aggressiven Eiweißmolekül zu einer Art Karamel, in der Fachsprache auch Advanced Glycosylated Endproducts, kurz AGEs, genannt. Diese zähen Moleküle kleben an den Zellwänden und stören die Kommunikation zwischen den einzelnen Körperzellen. Die AGEs beschleunigen nach dem heutigen Stand der Forschung den Alterungsprozess, schwächen das Immunsystem und fördern die Bildung von bräunlichen Altersflecken auf der Haut.

Sie müssen auf Süßigkeiten in Ihrem Leben sicher nicht ganz verzichten, aber Sie sollten Ihren Zuckerkonsum, so gut es geht, einschränken. Es hat wohl seinen Grund, dass alle Anti-Aging-Gurus selbst keinen weißen Zucker essen.

Verwenden Sie beim Backen den etwas weniger raffinierten Rohrzucker und zum Süßen von Desserts Honig oder Obstdicksäfte. Ersetzen Sie zuckerhältige Softdrinks durch frisch gepresste Fruchtsäfte. Trinken Sie Tee und Kaffee ohne Zucker – es ist nur eine Frage der Gewohnheit. Unterschätzen Sie auch nicht den Zuckergehalt in Marmeladen, Limonaden oder Fruchtjogurt. Sogar verschiedene Mineralwasser-Getränke mit Zusatz enthalten Zucker.

! ZUCKER IST EIN ALTMACHER

Pro Kopf und Jahr werden heute 60 Kilo Zucker konsumiert. Der Körper leidet allerdings unter der massiven Insulin-Ausschüttung.

- ACHTUNG. **Zucker ist nur leere Energie ohne Ballaststoffe, Vitamine, Spurenelemente oder Mineralstoffe. Und liefert viele Kalorien.**
- LOW SUGAR. **Senken Sie nach und nach die Schwelle für Süßes in Ihrer Ernährung. Kaffee und Tee schmeckt auch ohne Zucker. Essen Sie zuckerreduzierte Marmelade.**
- FAKE. **Zuckeraustauschstoffe wie Fruchtzucker, Xylit, Mannit oder Sorbit werden im Körper anders aufgeschlossen als weißer Zucker und sind eine Zucker-Alternative.**

Warum Diät Sie jung hält

Dass dicke Menschen glücklich sind, ist ein Mythos. Das Gegenteil ist der Fall: Die meisten Übergewichtigen tragen schwer an ihren überflüssigen Kilos. Eine amerikanische Studie konnte sogar einen direkten Zusammenhang zwischen Übergewicht und Depression nachweisen. In einer Umfrage unter übergewichtigen Erwachsenen behaupteten 24% der Frauen und 17% der Männer, sie würden drei Jahre und mehr ihres Lebens geben, wenn sie dafür dünner wären. Dabei könnten sie Jahre gewinnnen, wenn sie ihr Gewicht reduzierten. Den Zusammenhang zwischen Gewicht und Lebenserwartung zeigt die am häufigsten zitierte Studie zu diesem Thema: Forscher kürzten die Essensrationen von Ratten um mehr als 60%. Fazit: Die Labortiere auf Diät lebten um ein Drittel länger als ihre futternden Kollegen.

Die Zusammenhänge zwischen Stoffwechsel und Alterungsprozess sind sehr komplex und noch lange nicht völlig erforscht. Doch die meisten wissenschaftlichen Studien zu diesem Thema zeigen: Was und wie Sie essen, hat Einfluss darauf, wie Sie altern. Die beste Anti-Aging-Ernährung kommt für uns aus dem Ausland: die Mittelmeerkost und die asiatische Küche. Dieser kulinarische Import bringt eine Menge Vorteile auf den Tisch: Viel Gemüse und Fisch, aber um 30% weniger Fleisch und kaum Zucker. Mehlspeisen – die Altmacher – als Hauptspeise sind bei dieser Ernährung absolut unüblich. So holen Sie sich das Beste aus beiden Küchen: Essen Sie zu jeder Mahlzeit Gemüse, kochen Sie ausschließlich mit kaltgepresstem Olivenöl, reduzieren Sie den Fleischanteil und essen Sie dafür mehr Fisch. Sparen Sie bei Rind- und Schweinefleisch und essen Sie dafür lieber Huhn- und Putenfleisch. Experimentieren Sie mit Tofu, Miso, Algenprodukten und Shiitake-Pilzen. Sie brauchen Kaiserschmarrn, Topfenknödel und Pommes frites nicht für immer abschwören, aber heben Sie sich ungesunde Lieblingsspeisen für ganz besondere Tage auf.

> **! KENNEN SIE IHRE WERTE?**
>
> Übergewicht ist ein Risikofaktor und verkürzt Ihr Leben. Streben Sie Ihr Wohlfühlgewicht an.
>
> ▶ **INTERVALLDIÄT. Legen Sie hin und wieder einen Diättag ein mit Obst- und Gemüsesaft, Suppe und Eiweißshake.**
>
> ▶ **TRICK DER ITALIENER. Machen Sie es wie die Italiener. Knabbern Sie zwischendurch Grissini oder Vollkorncracker, um die Lust auf große Portionen zu dämpfen.**
>
> ▶ **DINNER CANCELLING. Das Geheimnis der Anti-Aging-Gurus: Lassen Sie hin und wieder das Abendessen ausfallen!**

Schlafen Sie sich gesund

Schlaflos in Österreich. Der moderne Lebensstil fordert seinen Tribut: Immer mehr Menschen leiden unter Schlafstörungen. Ärzte warnen nun vor den Folgen durchwachter Nächte, die das Risiko für Herzinfarkt, Konzentrationsstörungen (und in der Folge Unfälle), Krebs und vorzeitiges Altern erhöhen.

Oft ist eine Schlafstörung ein Alarmsignal, das einer Depression oder Angststörung vorausgeht. Leider werden Schlafstörungen noch immer bagatellisiert.

Eine einfache Anti-Aging-Strategie ist die goldene Regel vom »8-Stunden-Schlaf«. Denn während der Nachtruhe sind zahlreiche Reparaturenzyme aktiv, die Zellschäden beheben oder alte Zellen durch neue ersetzen.

Auch die Haut profitiert davon: Sie wird während des Schlafs mit Nährstoffen versorgt. Und: In der ersten Nachthälfte produziert die Hirnanhangsdrüse während der Tiefschlafphasen das Wachstumshormon – das beste körpereigene Anti-Aging-Mittel.

Doch genau dann, wenn wir diesen Jungbrunnen benötigen, scheint sich der Körper auszuklinken: Mit zunehmendem Alter nehmen die Tiefschlafphasen und damit das Wachstumshormon kontinuierlich ab, denn ab dem 40. Lebensjahr produziert die Zirbeldrüse weniger vom Schlafhormon Melatonin. Bemühen Sie sich trotzdem, jede Nacht möglichst 7 Stunden zu schlafen, auch wenn Sie dafür Ihre nächtlichen Fernsehgewohnheiten ändern müssen. In Summe verjüngt Sie diese Lebensstiländerung um ganze drei Jahre.

! WAS SIE ALT AUSSEHEN LÄSST

Nikotin, Stress, Bewegungsmangel und falsche Ernährung lassen Sie schneller altern. Echtes Anti-Aging beginnt immer beim Lebensstil.

- SCHLAF. **Wissenschaftler warnen bereits vor den Folgen chronischen Schlafmangels. Wenn Sie jünger aussehen wollen, müssen Sie jede Nacht 7 Stunden schlafen.**
- GEFAHR. **Ständiges Schnarchen und Tagesmüdigkeit sind ein Frühwarnzeichen für Schlafprobleme. Lassen Sie das rasch durch Ihren Arzt abklären!**

Falten sind vermeidbar

Bereits ab dem 20. Lebensjahr beginnt unsere Haut an Elastizität zu verlieren, wenn auch noch kaum sichtbar. Ab dem 30. Lebensjahr ist der Alterungsprozess unübersehbar und ab 35 schlägt jede Lifestylesünde, wie Stress, durchzechte Nächte mit zu viel Alkohol und Nikotin, Bewegungsmangel und einseitige Ernährung unbarmherzig zu. Die Haut reagiert äußerst sensibel: Umweltgifte, Veränderungen im Hormonhaushalt, zu wenig Vitamine oder Mineralstoffe und zuviel UV-Strahlen hinterlassen ihre Spuren. Doch da alle diese Faktoren heute genau bekannt sind, können Sie einiges tun, um Ihre Haut vor vorzeitiger Alterung zu schützen.

STRATEGIEN GEGEN FALTEN

Japanische und israelische Forscher fanden heraus, dass Vitamin C und eine optimale Verdauung von Eiweiß das Hautbild positiv beeinflussen.

- **VITAMIN C. Täglich eine Zitrone reicht schon aus, um Ihre Haut zu regenerieren. Trinken Sie zu den Mahlzeiten Mineralwasser mit einem Schuss Zitronensaft.**
- **ENZYME. Ein gestörter Stoffwechsel hinterlässt Spuren in der Haut. Nehmen Sie Enzym-Präparate, trinken Sie Ananassaft und essen Sie zu jeder eiweißreichen Mahlzeit saures Obst.**

Der größte Feind eines jugendlichen Teints ist die Sonne: Kurzwellige UV-B-Strahlen sind für die Schäden in den oberen Hautschichten verantwortlich, während die langwelligen UV-A-Strahlen bis zur tieferen Basallzellschicht vordringen und Brüche in der Erbsubstanz verursachen. UV-bedingte Hautschäden, wie starke Pigmentierungen oder raue und schuppende Stellen sollten Sie von einem Hautarzt untersuchen lassen. Mit Fruchtsäure-Peelings und Vitamin-A-Säure-Präparaten können Sie vorzeitige Alterserscheinungen beseitigen. Produkte mit Coenzym Q10 und Vitamin A, C und E füttern die Zellen von außen mit Nährstoffen.

Doch Ihre Haut braucht auch Ernährung von innen. Essen Sie möglichst wenige Lebensmittel, die im Stoffwechsel Säuren entstehen lassen und dadurch den Alterungsprozess der Zellen fördern. Dazu zählen: Kaffee, Zucker, Süßigkeiten, Soft Drinks, Alkohol, polierter Reis und Weißmehlprodukte. Auch wenn Sie sich gesund ernähren, kann das zusätzliche Plus an Vitalstoffen einen Unterschied machen: Nehmen Sie jeden Tag 100 mg Vitamin C, 100 Mikrogramm Biotin, 15 mg Eisen, 20 mg Zink und 1 Esslöffel Kieselsäure. Diese Biosubstanzen aktivieren die Kollagenproduktion in der Haut. Wie Wissenschaftler herausgefunden haben, wirkt Vitamin C sowohl innerlich als auch äußerlich auf das Erscheinungsbild der Haut.

Biostoffe halten Sie jung

Auf der Liste der von den Altersforschern favorisierten Biostoffe stehen Antioxidantien, Enzyme und Phytohormone.

Vitamin C gilt nach wie vor als das Super-Antioxidans. Da es im Körper nicht gespeichert werden kann, muss es regelmäßig zugeführt werden. Doch wie viel von dem Power-Vitamin brauchen wir überhaupt? Diese Frage ist bis heute wissenschaftlich nicht exakt zu beantworten. Die Amerikanische Gesellschaft für Ernährung hat die ursprünglich empfohlene Tagesdosis von 60 mg auf 100–200 mg erhöht. Für manche Anti-Aging-Gurus liegt die tägliche Vitamin-C-Dosis sogar bei 1000 mg. Zu viel Vitamin C kann allerdings zu Übelkeit, Magenkrämpfen, Durchfall und zur Entstehung von Nierensteinen führen. Wenn Sie Vitamin C einnehmen, starten Sie mit einer Dosierung von 100–200 mg täglich. Steigern Sie langsam die Dosierung und achten Sie drauf, ob Sie die Menge gut vertragen. Es gibt heute auch Ester-Vitamin-C, eine Form der Ascorbinsäure, die für den Magen wesentlich besser verträglich ist.

Coenzym Q10 gilt inzwischen ebenfalls als Jungmacher. Das körpereigene Enzym ist im gesamten Stoffwechsel aktiv und nimmt mit zunehmendem Alter leider ab. Eine zusätzliche Einnahme von Q10 ist ab dem 35. Lebensjahr empfehlenswert. Coenzym NADH ist ebenfalls eine Substanz, die überall im Körper vorkommt und deren Produktion mit zunehmendem Alter nachlässt. Studien zeigen, dass die Einnahme von NADH das Altern verzögern und sich positiv auf den Hormonhaushalt auswirken kann.

Rotklee ist der neue Pflanzenstoff, dem verjüngende Eigenschaften zugeschrieben werden. Das Phytoöstrogen ist ein natürlicher Hormonersatz bei Wechseljahrebeschwerden, beugt Brustkrebs vor und enthält Antioxidantien. In den USA wird Rotklee bereits in Kosmetika gegen Hautalterung eingeschleust. Bei uns sind derzeit Rotklee-Tabletten erhältlich.

! POWERN SIE SICH JUNG

Vitamine, Enzyme und Vitalstoffe sind der Sprit für den Stoffwechsel. Tanken Sie möglichst viele bioaktive und natürliche Substanzen.

- **YAMSWURZEL. Die Pflanze mit dem skurrilen Namen unterstützt die Produktion des Hormons DHEA und ist erhältlich als Kapsel.**
- **BIERHEFE. Sie enthält Enzyme, Spurenelemente und B-Vitamine und hat einen günstigen Einfluss auf den Zellstoffwechsel. Bierhefe ist im Reformhaus erhältlich.**
- **VORSICHT DIÄT! Alle einseitigen Diäten sowie der Missbrauch von Abführmitteln führen zu einem Mangel an Enzymen und Biostoffen und machen daher alt.**

Bleiben Sie jung im Kopf

Unser Gehirn ist ein hochkomplexes System der Informationsverarbeitung mit rund hundert Milliarden Nervenzellen, die ständig miteinander kommunizieren. Winzige Botenstoffe, so genannte Neurotransmitter, feuern unentwegt Signale von einer Nervenzelle zur anderen.

Mit den Jahren lässt allerdings die Leistungsfähigkeit dieses Wunderwerks nach. Und doch: Sie können eine ganze Menge dagegen tun – mit intelligenter Ernährung, Vitaminen und Brain Jogging. Fangen Sie aber nicht erst übermorgen damit an.

Wenn Sie die folgenden Fragen mit Ja beantworten können, dann trainieren Sie Ihr Gehirn richtig:

- Lesen Sie regelmäßig Bücher oder Zeitungen?
- Lösen Sie gerne Rätsel oder Rechenbeispiele?
- Interessieren Sie sich generell für Gesellschaft und Politik?
- Trainieren Sie Telefonnummern auswendig zu lernen?
- Können Sie sich vom beruflichen Dauerstress frei machen?
- Gelingt es Ihnen, Unangenehmes zu vergessen oder zu verarbeiten?
- Schlafen Sie genug?
- Schaffen Sie es, ab und zu zu entspannen?

Und das können Sie auch noch tun: Sportliche Aktivität ohne Übertreibung (dadurch kommt mehr Sauerstoff ins Gehirn) und Fitness-Übungen für das Gehirn. Lernen Sie hin und wieder einen Text auswendig, nur um Ihr Gedächtnis zu fördern. Schreiben Sie keine Einkaufsliste, sondern stellen Sie sich im Geist bildlich vor, was Sie einkaufen. Und kultivieren Sie Ihre geistige Flexibilität und Offenheit dem Leben gegenüber.

! TRAINING FÜR GRAUE ZELEN

Auch Ihr Gehirn braucht ein Fitness-Training. Mit regelmäßigen Konzentrationsübungen können Sie Ihr Gedächtnis fit halten.

- **MEMORY. Suchen Sie sich ein Lieblingsspiel, das das Gedächtnis trainiert. Zum Beispiel: Memory oder Scrabble.**
- **ANRUFEN. Benutzen Sie nicht den Kurzwahlspeicher Ihres Telefons oder Handys, sondern merken Sie sich wichtige Telefonnummern auswendig.**
- **ÜBEN. Konzentrieren Sie sich auf einen Raum oder einen Gegenstand, schließen Sie die Augen und rekapitulieren Sie die Bilder vor Ihrem geistigen Auge.**

Wann, wenn nicht jetzt?

Menschen, die überdurchschnittlich alt werden, besitzen eine positive und offene Einstellung zum Leben. Sie können sich auch noch im Alter für eine Sache begeistern und Leidenschaft empfinden. Laut einer Untersuchung des US-Mediziners Michael Roizen hat auch herzliches Lachen einen verjüngenden Effekt. Fazit: Ein sonniges Gemüt hält jung.

Warum blieben Michelangelo, Guiseppe Verdi, Johann Wolfgang Goethe, Simone de Beauvoir, Pablo Picasso, Arthur Rubinstein, Marc Chagall, Charly Chaplin, Greta Garbo, Winston Churchill, Konrad Adenauer, Billy Wilder, Albert Einstein und viele andere berühmte Persönlichkeiten bis ins hohe Alter leistungsfähig? Weil sie die Leidenschaft nie verloren. Und weil sie für das, was sie taten, Feuer und Flamme waren. Passion ist nicht Fortunas Segen für Privilegierte. Jedes Kind ist begeisterungsfähig. Wenn die Leidenschaft im Laufe des Lebens vergeht, dann ist sie aber auch wieder erlernbar. Ein gewisses Mass an Anregungen hält jung, fördert die Ausschüttung körpereigener Hormone und aktiviert den Zellstoffwechsel. Wenn Sie dagegen emotional oder geistig abschalten, verliert auch der Körper an Attraktivität.

! LIEBEN SIE HEUTE IHR LEBEN

Bevor Sie sich völlig ausgebrannt und leer fühlen, sollten Sie Ihre innere Flamme wieder anzünden. Passion ist der Königsweg zum Jungsein.

- HEUTE. **Sinn im Leben finden: »Wenn du fühlst, dass in deinem Herzen etwas fehlt, dann kannst du, auch wenn du im Luxus lebst, nicht glücklich sein.« Dalai Lama**
- LUST. **Um alt zu werden, müssen Sie Lust für das Leben entwickeln. Werfen Sie hin und wieder Ballast ab und trainieren Sie Ihre Glücksgefühle. Es gibt sicher etwas, das Sie bereichern kann.**

Füllen Sie Ihr Leben wieder mit Leidenschaft. Was – außer den täglichen Verpflichtungen – hält Sie am Leben? Wofür könnten Sie sich wirklich begeistern? Gibt es etwas, das Sie gerne tun würden, aber aus Bequemlichkeit immer wieder verschieben? Begeben Sie sich auf die Suche nach einer Inspiration, auch wenn Sie heute noch nicht wissen, wonach Sie suchen sollen. Bringen Sie vor allem Qualität in Ihre Beziehungen. Nehmen Sie sich eine Auszeit und erfüllen Sie sich einen besonderen Wunsch. Lassen Sie das Leben nicht einfach vorbeigehen. Bleiben Sie einmal stehen und stellen Sie sich die einzig wichtige Frage: Wann, wenn nicht jetzt?

Danksagung

Dieses Buch ist meiner Familie und im Besonderen meiner Frau Claudia und in ewiger Liebe meinen Eltern Leontine und Marian Meryn gewidmet.
Besonders möchte ich mich auch beim ORF (Österreichischer Rundfunk), bei Frau Generaldirektorin Dr. Monika Lindner und bei Herrn Informationsdirektor Gerhard Draxler für die Unterstützung beim Zustandekommen dieses Buches und für die langjährige gute Zusammenarbeit bedanken.
Mein besonderer Dank gilt Herrn Erich Pfneisl für die ausgezeichnete und unermüdliche sekretarielle Mithilfe an der Erstellung des Manuskripts, Frau Mag. Margarete Steiner für ihre konstruktive Kritik und die anregenden Diskussionen sowie meinen Mitautorinnen Frau Dr. Claudia Semrau und Frau Nora Stuhlpfarrer, die in einem engen Zeitrahmen Unglaubliches geleistet und dieses Buch für mich zu etwas Besonderem gemacht haben. Mein Dank gilt auch Elisabeth Lagger für ihre unermüdliche Unterstützung.

ISBN 3-8000-3932-X

Umschlaggestaltung: Edda Bauer; Bilder: Corbis – C/B Productions (Paar),
Gerhard Sokol (Meryn)

Druck: Druckerei Theiss GmbH, A-9431 St. Stefan i. L.
7 6 5 4 3 2 1

Ueberreuter im Internet: www.ueberreuter.at